— 全国高等职业教育医学影像技术专业新形态规划教材 —

X线摄影检查技术

（供医学影像技术等专业使用）

主　编　张益兰

中国协和医科大学出版社
北　京

内容提要

本教材是“全国高等职业教育医学影像技术专业新形态规划教材”之一，系根据本套教材的编写指导思想和原则要求，结合专业培养目标和本课程要求的教学目标编写而成，内容涵盖了X线摄影检查基础、常用部位的X线摄影检查技术、X线造影检查技术三篇十七章，包括绪论、X线的物理基础、辐射防护与安全、X线摄影原理、X线影像质量管理及控制、图像后处理及打印技术、X线摄影检查的基本操作、人体各部位的X线摄影检查技术、X线对比剂和各部位造影检查技术等。此外，本教材还增加了丰富的数字资源，包括微课、课件、思维导图、岗位对标考试等知识点总结、能力测试等，丰富了教材内容，增强了线上和线下教学的联动性，以提升学生学习的主动性和积极性。

本教材主要供医学影像技术等专业使用，还可作为医学影像技术行业从业人员培训、自学的参考用书。

图书在版编目（CIP）数据

X线摄影检查技术 / 张益兰主编. -- 北京 ：中国协和医科大学出版社，2025. 7. --（全国高等职业教育医学影像技术专业新形态规划教材）. -- ISBN 978-7-5679-2617-2

Ⅰ. R814

中国国家版本馆CIP数据核字第2025UF0230号

主　　编 张益兰
策划编辑 刘　婷
责任编辑 魏亚萌　王雅玮
封面设计 邱晓俐
责任校对 张　麓
责任印制 黄艳霞
出版发行 **中国协和医科大学出版社**
（北京市东城区东单三条9号　邮编100730　电话010-65260431）
网　　址 www. pumcp. com
印　　刷 北京中科印刷有限公司
开　　本 889mm×1194mm　1/16
印　　张 18. 5
字　　数 480千字
版　　次 2025年7月第1版
印　　次 2025年7月第1次印刷
定　　价 62. 00元

编者名单

主　　编 张益兰

副 主 编 杨海静　王　平　潘炳灿

编　　者（按姓氏笔画排序）

王　平（沧州医学高等专科学校）

王百爽（濮阳市安阳地区医院）

刘海强（洛阳职业技术学院）

刘翠玲（潍坊护理职业学院）

闫　悦（安阳职业技术学院）

许建国（毕节医学高等专科学校）

李凌玮（齐鲁医药学院）

杨海静（齐鲁医药学院）

张艺帆（周口职业技术学院）

张明冉（山东省淄博市桓台县妇幼保健院）

张益兰（江苏医药职业学院）

赵慧慧［山东第一医科大学（山东省医学科学院）］

胡蓓蓓（江苏医药职业学院）

潘炳灿（菏泽医学专科学校）

数字教材编者名单

主　　编　张益兰

编　　者　(按姓氏笔画排序)

杨　新（陕西能源职业技术学院）

杨亚振（襄阳职业技术学院）

张益兰（江苏医药职业学院）

侯亚会（济宁市第一人民医院）

出版说明

随着医学影像技术在现代医疗中的核心地位日益凸显，行业对高素质应用型人才的需求持续攀升。当前，我国医学影像技术领域呈现“设备智能化加速升级”与“复合型人才结构性短缺”并存的现状，人工智能、多模态影像融合、精准医疗等技术的广泛应用，使得传统教材已难以匹配快速迭代的行业需求。高等职业教育作为技术技能型人才培养的主阵地，其新型教材体系的建设，不仅是实现职业教育类型化发展的关键举措，更是推动医学影像技术国产化进程、助力“健康中国 2030”目标达成的重要基石。

本套教材以实践科学发展观为指导思想，以服务教学、指导教学、规范教学、适应我国医学教育改革为宗旨，立足高等职业教育教学实际，以胜任能力培养为目标，使课程设置与理论实践紧密衔接，突出教材内容的实用性、先进性、科学性和通用性。本套教材为新形态教材，具体体现为：体现教育改革精神与职业教育特色；注重产教融合，突出实践教学；以实际操作技能为导向，融入新技术、新方法；融合思政，强化价值引领；以学生为中心，丰富模块设计；纸质教材与数字教材融合；教材编写在贯彻职业教育理念的同时，亦充分体现现代化的教育思想和方法，以全面提升学生的创新精神、人文素养、胜任能力等综合素质，培养适应医疗卫生体制改革的复合型和应用型人才。

同时，本套教材的编写遵循教材编写的基本规律，秉持“三基、五性、三特定”的原则，注重基础理论、基本知识和基本技能的培养，内容深度和广度适应全国高等职业教育的需求。教材编写以医学影像技术专业的培养目标为导向，着重培养学生的职业技能，满足职业岗位需求、学生学习需求和社会需求。教材内容涵盖了医学影像技术领域工作岗位所需的知识、技能和素质，帮助学生全面理解工作岗位，培养学生科学的临床思维和学习方法，以满足社会对学生知识和技能的要求，强调培养学生的创新能力、信息获取技能和终身学习能力，确保教材的启发性。在编写过程中，我们充分考虑到高等职业教育的多样性，确保教材既能适应不同院校的需求，又能满足学生毕业时的知识和技能要求。

本套教材涵盖医学影像解剖学、医学影像诊断学、X 线摄影检查技术等 12 门课程，定位清晰、特色鲜明，具有以下特点。

一、构建高质量、互动性强的创新形态教材体系

本系列教材为创新形态教材，教材所有内容，均实现数字化呈现；同时，为纸质教材提供配套教学视频、微课、思维导图、教学课件、在线练习等丰富教学资源，学生可直接获取与教材内容相关联的课程资源；支持多媒体资源嵌入与实时更新；配套的数字教材平台，支持在线教学、资源共享、数据分析等功能，实现教学全流程数字化管理，满足多样化教学需求。这种创新的学习方式，不仅提高了教学效果，也丰富了学习体验，使学习更加便捷，提升了学生的学习积极性和主动性。

二、强化价值引领，助推专业教育与思政教育相融合

本套教材以专业知识为载体，以思政教育为引领，深度挖掘专业课程蕴含的思政资源，巧妙融入教材内容，全方位助推专业教育与思政教育深度交融，培育德技兼修人才。在教材编写中，我们注重以影像案例为切入点，将社会主义核心价值观、医者仁心的职业精神、中华优秀传统文化等思政元素自然融入专业知识点。引导学生树立正确的职业价值观，具备社会责任感，在实践教学环节强化人文关怀培养，使学生在掌握专业技能的同时，自觉践行“健康所系，性命相托”的医者担当。

三、体现教育改革精神与职业教育特色

本套教材深入贯彻国家职业教育改革精神，坚持以人为本、能力为重，强调实践操作和技能培训，注重培养学生的职业素养和实际工作能力。内容贴近职业实践，力求使学生能够顺利进入职业领域，成为胜任基层医疗机构或医学影像相关岗位的高级技术型专业人才。编写过程中，我们注重教材内容与实际工作岗位匹配，确保教材内容符合基层实际工作的需求。

四、注重产教融合，突出实践教学

高等职业教育强调产教深度融合，创新培养模式，这是职业教育的重要发展方向。本套教材的建设始终把提高人才培养质量放在首位，密切联系实际，突出实践教学，将专业内容设置与行业需求对接；推动教学与行业技术发展同步，使课程内容与职业标准对接；完善职业教育教学过程机制，使教学过程与实际工作过程对接。

五、贴合考试，对接行业需求

本教材严格遵循《国家职业教育改革实施方案》及职业教育规划教材建设要求，以医学影像技师职业标准为核心，将岗位技能、职业技能竞赛、职业资格考试内容有机融入教材，实现“岗课赛证”融通，助力学生无缝对接行业需求。

六、以学生为中心，丰富模块设计

考虑到职业教育学生的年龄和学习特点，本套教材的模块设置丰富多样，包括案例导入、思维导图、考试知识点总结、习题等模块。这种结构不仅有助于学生理解和记忆知识点，还能提高学生的学习兴趣和学习效果。每个模块设计精细，既有理论讲解，又有实践应用，旨在全面提升学生的综合素质。

希望本套教材的出版，能够推动高质量医学影像技术专业人才的培养，促进我国医学影像技术专业领域的教材建设与教育发展，为促进我国医学影像事业的发展和保障人民健康作出积极贡献。

前　言

根据全国高等职业教育医学影像技术专业培养目标、主要就业方向及职业能力要求，按照本套教材编写指导思想和原则要求，结合本课程的课程标准，我们组织了全国十五所院校从事教学和临床一线的教师、学者悉心编写了本教材。

此教材作为医学影像技术专业核心课程教材，编写意义重大。其学习过程不仅为后续的“医学影像诊断学”“CT 检查技术”“MRI 检查技术”等课程铸牢坚实理论根基，更为学生将来从事 X 线摄影技师岗位工作提供了必备的技能铺垫。教材涵盖了 X 线摄影检查基础、常用部位的 X 线摄影检查技术、X 线造影检查技术共计三篇十七章。具体包括绪论，X 线的物理基础，辐射防护与安全，X 线摄影原理，X 线影像质量管理及控制，图像后处理及打印技术，X 线摄影检查的基本操作，四肢、脊柱、胸部、腹部、骨盆、头部、口腔、乳腺 X 线摄影检查技术，X 线对比剂和各部位造影检查技术。

教材的编写过程严格遵循“三基、五性、三特定”的基本原则。既注重 X 线摄影检查技术的基本理论知识介绍，又强化实践操作技能的训练，借助大量实例和案例分析，使学生能够学以致用。语言简洁明了，图表丰富直观，结构清晰合理，便于学生理解和记忆。同时，以知识拓展形式融入新技术、新方法及课程思政。此外，本教材配套提供了丰富的数字资源，包括微课、课件、思维导图、习题等多种学习资源，能够为学生提供丰富的学习体验，方便学生自主学习和复习巩固，极大地提高了学习效率。

本教材主要适用于全国高等职业院校医学影像技术专业及相关专业，也可作为医学影像技术行业从业人员培训、自学的参考书。

在教材编写过程中，承蒙众多专家、学者的悉心指导和无私帮助，以及各参编院校的大力支持和配合，在此深表衷心感谢。尽管我们力求教材内容的准确与完善，但难免存在疏漏之处，恳请广大读者在使用过程中不吝提出宝贵意见，以便我们不断修订完善。

编　者

2025 年 4 月

目　录

第三篇 X 线造影检查技术

第一章　绪　论

教学课件

学习目标

素质目标

（1）树立积极参与X线摄影检查科普的意识，帮助社会大众消除对X线摄影检查的恐惧，理解其医学价值，选择合适X线摄影检查方式，达到早发现、早诊断、早治疗的健康目标。

（2）具备辩证唯物主义思维，以整体、发展的观点看待X线摄影检查技术的发展。

知识目标

（1）掌握：X线摄影检查技术的基本原理和基本方法。

（2）熟悉：X线摄影检查技术的研究内容。

（3）了解：X线摄影检查技术的发展历程。

能力目标

（1）能根据患者的临床表现、病史及X线摄影检查申请单，明确患者检查的目的，正确选择X线摄影检查方法。

（2）能学以致用，以X线摄影检查的基础知识解释人体不同组织器官的X线表现正常与否。

案例导入

【案例】

患者，男，15岁，骑自行车摔倒后右手腕部疼痛，活动受限。查体：T 36.4℃，P 80次/分，R 18次/分，BP 132/70mmHg，皮肤未见出血，腹软，移动性浊音（-）。右手腕部轻度肿胀，活动明显受限。尺桡骨远端压痛（+），腕关节功能障碍。临床初步诊断：腕关节骨折。

【问题】

1. 作为技师你认为该患者应该选择哪种X线摄影检查方法最佳？
2. 选择该种X线摄影检查方法有何优势？

· 核心知识拆解 ·

X 线摄影检查技术是医学影像技术专业的一门专业核心课程，也是学习医学影像检查技术的基础。本章的主要内容是介绍 X 线摄影检查技术的概念、研究内容及其发展历程。

第一节　X 线摄影检查技术的概念和研究内容

一、 X 线摄影检查技术的概念

（一）定义

X 线摄影检查技术是利用医用 X 线摄影设备产生的 X 线照射到人体时，不同组织、器官对 X 线的吸收程度不同，透过后的 X 线强度不同，被影像接收器（image receptor，IR），如胶片、影像板、平板探测器等，记录、处理，最终获取人体各部位的解剖结构、功能等信息，为临床诊疗和科学研究提供优质影像资料的一门技术。X 线摄影检查技术是临床上应用最广泛、最方便快捷的医学影像检查技术，也是医学影像检查技术的基础。

（二）基本原理

X 线摄影检查技术的基本原理是利用 X 线的穿透作用、感光作用等特性及人体组织结构的差异性，使人体组织结构成像。

1. 穿透与吸收　X 线是一种波长很短的电磁波，具有一定的穿透力，能够穿透人体组织。由于人体组织存在结构、密度、厚度的差异，当它穿透人体时，X 线被吸收的程度也不同。

2. 感光与成像　被人体组织吸收后的 X 线，其剩余部分照射到影像接收器上，通过光电转换、感光或荧光作用，将 X 线的分布信息转换为可见的图像。

3. 电离与生物效应　X 线对人体还有电离作用和生物效应，可能对人体造成损害，如白细胞减少，因此使用时需注意防护。

4. 自然对比与人工对比　由于人体各组织器官之间的密度和厚度不同，导致对 X 线的吸收程度不同，从而在影像上形成黑白明暗的对比，这种自然存在的对比差异称为自然对比（图 1-1）。对于缺乏自然对比的组织或器官，人为引入密度高于或低于它的物质，使它们产生明显对比，这种通过引入外来物质来增强影像对比的方法称为人工对比（图 1-2）。

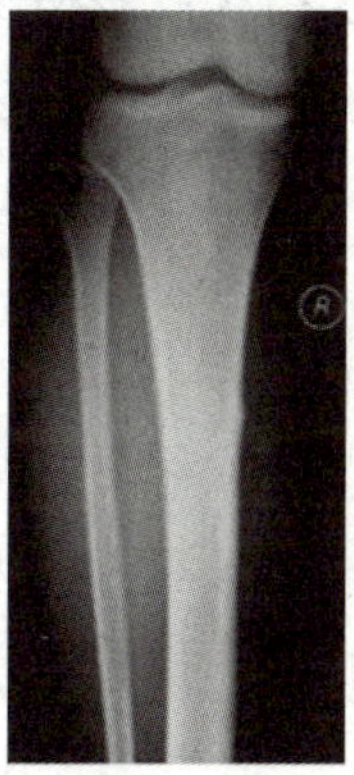

图 1-1　右侧胫腓骨前后位片（自然对比）

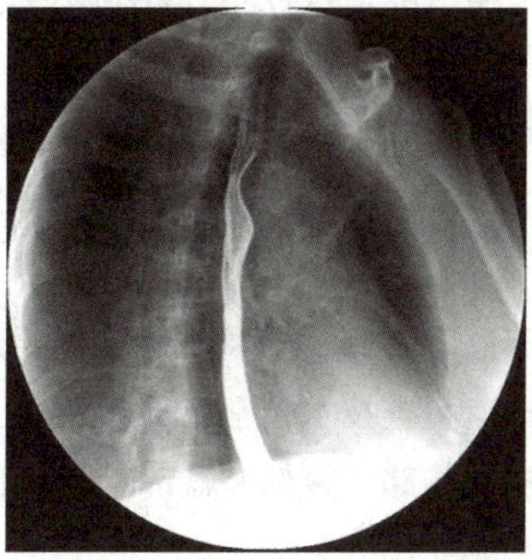

图 1-2　食管钡检右前位片（人工对比）

（三）基本方法

X 线摄影检查的基本方法主要包括透视和摄影两种。

1. 透视　是将受检者置于 X 线球管与荧光屏（或平板探测器）之间，通过转动受检者身体，多方位、多角度动态观察，立即得到检查部位形态及功能信息的检查方法。主要优点是操作简便、实时成像，可观察动态脏器的运动功能，并可通过转动体位多角度观察显示的结构或病变，达到对显示结构或病变的准确定位。透视是常用的检查方法，主要用于观察内脏的解剖形态和病理改变，以及人体器官的动态变化，如膈肌的呼吸运动、心脏大血管的搏动、胃肠道的蠕动和排空功能等。透视的缺点是不能显示细微病变，不能留下永久记录，不便于复查对比。

2. 摄影（平片）　是将受检者置于 X 线球管与影像接收器之间，通过曝光，获得检查部位在摄影方向上一瞬间形态学信息的检查方法。主要优点是影像清晰、图像可保存，操作人员接受的 X 线照射量少（对 X 线的防护较好），人体大部分部位均可进行且应用广泛。X 线摄影是 X 线检查的主要方法，成像对比度及清晰度较好，有利于病灶的观察，并且可以留作客观记录，便于复查对比，其缺点是不能观察功能改变。

X 线摄影检查技术广泛应用于医学影像学领域，主要用于疾病的初步检查，便于发现较明显病变的组织和结构，是疾病初筛的首选检查方式。胸部 X 线检查用于评估心肺疾病，如肺炎、肺气肿、肺结核等；骨骼 X 线检查用于评估骨骼系统的疾病和损伤，如骨折、关节炎、骨肿瘤等；消化道 X 线检查用于评估消化道的解剖结构，如胃肠道病变、肠梗阻等；乳腺 X 线检查用于早期发现乳腺癌和其他乳腺疾病，输卵管造影可判断输卵管是否通畅等。

二、X 线摄影检查技术的研究内容

X 线摄影检查技术的研究内容分为 X 线摄影检查基础、常用部位的 X 线摄影检查技术、X 线造影检查技术三个模块。

（一）X 线摄影检查基础

X 线摄影检查基础主要研究在 X 线摄影检查过程中，如何正确选择合适的曝光条件、防护措施，如何进行图像后处理与打印、X 线影像质量管理及控制，从而为临床提供优质影像图像。X 线摄影检查基础的主要内容包括 X 线的物理基础、辐射安全和防护、X 线摄影原理、X 线影像质量管理及控制、图像后处理与打印技术等方面的内容。

（二）常用部位的 X 线摄影检查技术

常用部位的 X 线摄影检查技术主要研究各种 X 线摄影设备的规范操作流程及人体各部位常用摄影位置的规范检查技术，常用部位的 X 线摄影检查技术的主要内容包括 X 线摄影检查的基本操作，四肢、脊柱、胸部、腹部、盆部、乳腺、口腔等各部位摄影体表定位标志、摄影注意事项、常用摄影位置及其临床应用等。

（三）X 线造影检查技术

X 线造影检查技术主要研究在 X 线造影检查过程中，如何选择对比剂、如何将对比剂引入人体、如何识别与预防对比剂产生的不良反应，心血管、消化系统和泌尿生殖系统等各部位规范造影检查方法，为确保患者及时诊治提供优质影像资料。X 线造影检查技术主要内容包括 X 线对比剂的分类和应用、不良反应及其预防、各部位 X 线造影检查技术。

视频：X 射线的发现和 X 光机的发展

第二节　X 线摄影检查技术的发展历程

X 线摄影检查技术的发展历程可以追溯到 19 世纪末，自德国物理学家威廉·康拉德·伦琴（Wilhelm Conrad Röntgen，1845—1923）发现 X 射线以来，X 线摄影检查技术逐渐在医学领域得到广泛应用，并经历了从模拟化到数字化，再到三维化、智能化等多个阶段的演变。以下是 X 线摄影检查技术的主要发展历程。

一、模拟化时代（19 世纪末至 20 世纪末）

1. X 线的发现　德国物理学家伦琴于 1895 年 11 月 8 日在暗室内用高压电流通过低压气体的克鲁克斯管做阴极射线研究，偶然发现了 X 射线，并因此于 1901 年获得首次颁发的诺贝尔物理学奖。1895 年 12 月 22 日，伦琴拍下全人类历史上第一张 X 线摄影照片，该照片为其夫人手的照片，首次将其应用于医学领域，实现了人体内部结构的透视。

2. 初期应用　1896 年，美国物理教授爱德文·B. 弗罗斯特（Edwin B. Frost）制造出第一台 X 线设备，其后不久，数家国际著名厂商迅速生产出医用 X 线机，将 X 线摄影检查用于全身各部位疾病的检查。最初，X 线摄影检查主要用于骨骼系统和胸部疾病的检查，X 线摄影主要采用胶片作为记录介质，通过 X 线穿透人体后，在胶片上形成影像，这种方式虽然能够提供人体内部的影像信息，但存在操作复杂、成像时间长、辐射剂量较大等缺点。随着技术的不断发展，人们逐渐发明出各种造影方法，通过引入对比剂人为增加自然对比度不佳部位的对比度，进而能显示心血管系统、胃肠道、脊髓、脑室和脑池等结构，极大地扩展了 X 线的临床应用领域。其后，伴随 X 线管、变压器、滤线器、增感屏、X 线影像增强器、自动洗片机等设备和对比剂不断开发应用，模拟 X 线检查技术于 20 世纪

60 年代中末期进入发展的鼎盛时期，在医学检查中发挥重要作用。

二、数字化时代（2000 年至今）

进入 21 世纪后，随着计算机技术的快速发展，X 线摄影检查技术逐渐进入数字化时代，这一时代又可以分为多个阶段。

1. 间接数字化时代（2000 年左右） 2000 年，影像板（imaging plate，IP）作为探测器工具，开启了间接数字化 X 线摄影时代，即计算机 X 射线摄影（computed radiography，CR）时代。CR 技术的原理是通过一个可反复读取的影像板来替代传统的胶片和增感屏。曝光后，IP 上生成潜影，再将其放入 CR 扫描仪中，用激光束进行扫描并读取信息，将信息转换为数字影像。CR 技术相对于传统胶片摄影具有操作简便、成像速度快、辐射剂量低、操作便捷等优点。然而，由于其本质上仍属于间接转换技术，在摄片效率、影像质量及图像后处理上仍存在一定的局限性。

2. 直接数字化时代（2004 年左右） 随着技术的进一步发展，直接数字 X 射线摄影（digital radiography，DR）技术应运而生。2004 年，基于电荷耦合检测器（charge coupled detector，CCD）的 DR 技术获得快速发展，并迅速在国内得到广泛应用。CCD 的基本原理是 X 线透过人体受检部位后，经滤线栅滤除散射线到达荧光板，将 X 线图像转换成荧光图像，再通过镜头聚焦将可见光投射到 CCD 芯片上，最终获得数字化图像。相较于 CR 技术，CCD-DR 具有更快的成像速度、更高的成像分辨率、更便捷的操作和更低的辐射剂量等优点。然而，由于 CCD 在数字化成像过程中需要经过将 X 线图像转换成荧光图像，再经透镜反射和镜头聚焦等步骤，转换效率无法发挥到更高水平，因此在影像的空间分辨率和密度分辨率上仍有一定的提升空间。

3. 平板数字化时代（2010 年左右） 2010 年，基于非晶硅平板探测器的直接数字化成像 X 线机在行业内获得快速发展，标志着平板数字化时代的到来。平板 DR 主要由 X 线发生器（球管）、平板探测器、采集工作站和机械装置等部分组成。其工作原理是 X 线穿过人体投射到探测器上，探测器将 X 线影像信息直接转化为数字影像信息并同步传输到采集工作站上，最后利用工作站的医用专业软件进行图像的后处理。平板 DR 技术具有动态范围广、曝光宽容度宽的特点，允许摄影中的技术误差，并能根据临床需要进行各种图像后处理，极大地提高了胶片的清晰度及细节分辨率。

4. 动态数字化时代（2016 年左右） 随着技术的不断进步，动态数字 X 射线摄影技术（动态 DR）应运而生。相较于常规 DR，动态 DR 能够在任意转动体位时结合呼吸运动进行动态观察，极大地提升了 X 线影像的质量控制效果和诊断精准性。动态 DR 在胸部影像诊断中尤其具有优势，能够排除胸部骨骼、心影和肺门大血管重叠或遮盖的问题，提供细节观察、前后对比和定量分析等技术支持。

5. 三维数字化时代（2020 年左右） 近年来，三维数字化 X 线摄影技术逐渐兴起。2020 年，出现悬吊 3D 数字化 X 线设备，其通过双悬吊球管机械臂与探测器机械臂的联合环绕运动，实现对骨关节的三维扫描并重建三维数字化影像。三维数字化 X 线摄影技术不仅提高了病变检出率，还能对受遮挡的病灶、隐匿性病灶及部分微小病灶进行精准识别，为临床诊断提供了更为丰富的信息。

针对常规 X 线摄影检查中患者需保持固定姿势的局限性，立位三维检查技术逐渐崭露头角。这种技术允许患者在自然站立或负重状态下进行三维 X 线扫描，从而更真实地反映人体在日常生活中的骨骼和关节状态。立位三维检查技术在脊柱侧弯、下肢力线异常、关节脱位等疾病的评估中展现出独特的优势，为医生提供了更为准确、全面的诊断信息。

三、智能化时代（未来趋势）

1. 技术展望 随着人工智能（artificial intelligence，AI）技术的不断发展，X 线摄影检查技术正逐步向智能化迈进。人工智能技术可以应用于 X 线影像的自动识别、标注、疾病诊断、预后评估等多个方面，提高医疗诊断的准确性和效率。

2. 应用前景 未来，X 线摄影检查技术将与 AI 技术更加紧密地结合，为患者提供更加优质、个性化的医疗服务。同时，随着远程医疗和互联网医疗的兴起，X 线摄影检查技术也将实现更加便捷、高效的远程会诊和图像传输。

综上所述，X 线摄影检查技术的发展历程是一个从模拟化到数字化，再到三维化、智能化的演进过程。随着技术的不断进步和应用领域的不断拓展，X 线摄影检查技术将在医学领域发挥更加重要的作用。

▶知识拓展

医学影像技术专业誓词

我是放射影像技师和医学影像技术专业人员：

我决心献身医学影像技术事业，大医精诚、全心全意，待患如亲，维护患者权益。

我衷心感谢父母师长，善结同道同仁，博学强志，仁爱奉献，感恩回报社会。

我誓言秉承勤研技术，致力减少辐射，科普放射知识之理想，提升专业与人文素养。

我牢记实践团结互信，医技护工信协作，精益精准之信念，追求影像品质。

—• 考试知识点总结 •—

—• 本章小结 •—

—• 协和云课堂…… 拓展练习及参考答案 •—

（张益兰）

第一篇

X 线摄影检查基础

第二章　X 线的物理基础

教学课件

微课：X 线的物理特性

学习目标

素质目标

（1）具备科学思维和严谨态度，从 X 线的发现、产生条件、X 线的本质、X 线的特性及其与物质的相互作用，对 X 线的物理基础形成系统的认知。

（2）树立知行合一的意识，综合运用所学知识，分析 X 线在临床应用中的利弊。

知识目标

（1）掌握：X 线的产生、X 线的特性、X 线的本质及其与物质的相互作用。

（2）熟悉：X 线强度的影响因素。

（3）了解：X 线吸收和衰减的相关知识。

能力目标

（1）能学以致用，以 X 线的物理基础知识解释 X 线在医学和工业等领域中的应用。

（2）能根据 X 线的产生条件，正确应用 X 线设备规范曝光。

案例导入

【案例】

患者，男，65 岁，建筑工人，BMI 28（肥胖），吸烟史 40 年。车祸后左侧胸壁撞击方向盘，VAS 疼痛评分 7 分，呼吸浅快（24 次/分）。听诊：左肺呼吸音消失，叩诊鼓音，血氧饱和度 92%（鼻导管吸氧 4L/min）。

医生立即开具胸片检查，但技术员面临选择：①常规胸片，120kV，高穿透力，低对比度，可快速完成；②低千伏胸片，80kV，软组织对比度高，但患者辐射剂量增加 30%。

【问题】

1. 胸片检查中，为什么提高管电压会降低骨骼与软组织的对比度？
2. 若患者疑似肋骨骨折合并少量气胸，应如何平衡穿透力与组织对比度需求？

· 核心知识拆解 ·

本章的主要内容是介绍 X 线的产生、空间分布，X 线的本质及其与物质的相互作用，X 线的质量、强度、硬度，以及 X 线的吸收和衰减。

第一节　概　　述

一、 X 线的产生

X 线的发现源于稀薄气体放电及阴极射线实验的过程。从 X 线被首次识别以来，研究者们致力于开发能够产生 X 线的设备，并发现了这样一个现象：每当快速运动的带电粒子在物质中遭遇阻碍，便会产生 X 线。目前，所有的人造 X 线源均是通过高速电子流打击靶材来生成 X 线的。鉴于此，以下将从 X 线产生的要素和 X 线产生装置的结构两个层面展开对 X 线生成机制的讨论。

（一） X 线产生的要素

1. 电子源　提供可被加速的电子。阴极钨丝通电加热至白炽状态（约 2200℃），使电子获得足够能量脱离金属表面，形成电子云。通过调节灯丝电流大小，精确控制单位时间内发射的电子数量。

2. 高速电子流　赋予电子高动能。在阴极与阳极之间施加数万至数十万伏特电压，形成强电场。电场力对电子做功，使电子加速至接近光速，动能显著增大。

3. 金属靶面　采用高原子序数金属（利用其原子核强库仑场与高熔点特性）。

4. 真空环境　利用密封真空玻璃管（或金属陶瓷管）维持高真空状态。

（二） X 线产生装置

一般情况下，X 线的产生装置主要包括三部分：X 线管、低压电源及高压电源（图 2-1）。低压电源的作用是将 220V 交流电经变压器 T2 降为 5~7V，为灯丝提供工作电压；高压电源是通过升压变压器 T1 和桥式整流电路为 X 线管提供所需的直流高压。

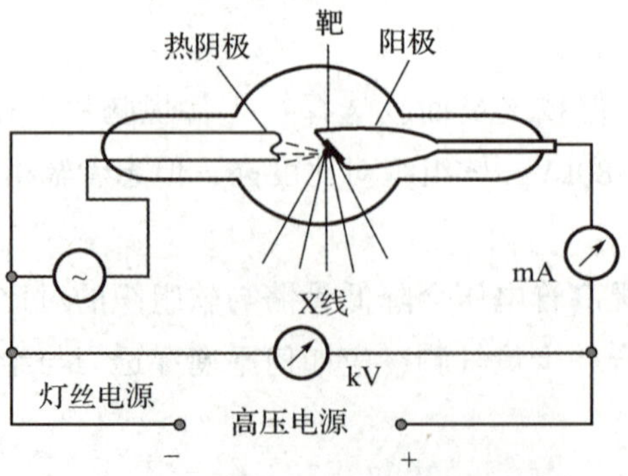

图 2-1　X 线管及其工作原理

X 线管是 X 线发生装置的核心部件。X 线是在真空环境中，高速电子流撞击钨质靶面而产生的。X 线生成装置主要由以下几个部分构成：X 线管、变压器及控制台。X 线管是一个内部达到高真空状态的双极电子器件，其阴极部分呈杯状，内部置有灯丝，而阳极部分则由带有倾斜面的钨靶及其冷却系统构成。此外，一个用于降低电压的变压器负责为 X 线管的灯丝供电。在产生 X 线的过程中，变压器首先对 X 线管的灯丝进行供电加热，进而在阴极区域激发出自由电子。随后，施加高电压于 X 线管的两极，使得阴极与阳极之间的电位差急剧上升，导致电子以极高的速度从阴极飞向阳极，撞击阳极的钨靶并实现能量转换。在这一过程中，少于 1% 的能量转化为 X 线，而超过 99% 的能量转化为热量。X 线主要是通过 X 线管的窗口释放，而热量则由散热系统进行释放。X 线管主要分为固定阳极 X 线管和旋转阳极 X 线管两大类。

1. 固定阳极 X 线管

（1）阳极：核心功能在于拦截快速移动的电子束，进而在其表面激发 X 线的生成，并且能够把摄影过程中产生的热量通过辐射或传递的方式释放。此外，它还负责吸纳二次电子及散射射线。固定阳极 X 线管其阳极部分由阳极头、阳极帽、玻璃圈和阳极柄这四个主要部分构成。

（2）阴极：功能在于释放电子并且汇聚电子流，确保作用于靶面的电子束保持特定的尺寸和形态。该部件主要由以下四个要素构成：灯丝、阴极头、阴极套和玻璃芯柱。

2. 旋转阳极 X 线管 采用旋转阳极的 X 线管有效地协调了提升功率与减小焦点尺寸之间的冲突。通过适当减小靶面角度，可以实现有效焦点的缩小。

旋转阳极 X 线管的主要优势在于其高瞬时负载能力及较小的焦点尺寸。现阶段，此类射线管的功率通常在 20~50 千瓦，最高能够达到 150 千瓦，其有效焦点直径一般在 1~2mm，而超微焦点能够达到 0.05~0.30mm，这极大地增强了图像的清晰度。

旋转阳极 X 线管主要由阳极、阴极和玻璃壳三个部分构成。相较于固定阳极 X 线管，其差异主要体现在阳极构造上，其他部分则基本相同。

二、 X 线的空间分布

X 线的空间辐射呈非均匀特性，即射线的强度会随着空间方位的不同而有所变化，这种变化特征被称作射线强度的空间角分布，亦称为辐射场的角度分布特性。

X 线的空间强度分布受到多种因素的影响，包括撞击电子的能量、靶材的种类及靶材的厚度等关键要素。在管电压不高的情况下，若使用的是薄靶，选用反射式靶在技术层面上更为适宜。然而当管电压升高时，需要考虑到能量的分布特性，此时穿透式靶便成为更合适的选择。至于较厚的靶材，不仅表面会发射 X 线，其内部深处同样会有 X 线的辐射现象。

当高速电子撞击不同倾角的阳极靶面时，会产生不同的 X 线空间分布。靶面的倾角称为阳极倾角，即垂直于 X 线轴的平面与靶面的夹角。阳极倾角与有效焦点的尺寸紧密相连，具体表现为阳极倾角减小，其对应的有效焦点也随之缩小。

1. 实际焦点 在 X 线管内，由灯丝释放的电子在高压作用下撞击阳极靶面，这一撞击区域即为实际焦点。实际焦点的大小与灯丝的物理形态紧密相连，长形灯丝产生的是大焦点，而短形灯丝产生的是小焦点。实际焦点的尺寸直接决定了 X 线成像的清晰度，小焦点能够得到更清晰的图像，而大焦点则可能导致图像模糊。通常情况下，用于诊断的 X 线管的焦点较小，而用于治疗的 X 线管的焦点则相对较大。

2. 有效焦点 X 线从阳极靶以阳极角为 θ 的方向射向目标，实际焦点在 X 射线的主射出方向的投影即为 X 线产生时的有效焦点。

3. 关系 设实际焦点的面积为 A，有效焦点的面积为 a，考虑到阳极倾角的存在，有 $a = A\sin\theta$。同时，阳极倾角还与 X 线的足跟效应相关。

4. 足跟效应 指的是在靶体内部特定深度产生的 X 线，其强度在接近阳极的一侧会明显下降，这一现象被称作足跟效应。足跟效应影响厚靶周围 X 线的分布。

（1）原因：①阳极靶在受高能电子撞击时，不仅与靶材表面的原子产生互动，而且能渗透至靶材内部一定区域。因此，X 线的产生不仅限于靶材表面，其内部特定深度同样能发射出 X 线。②贴近阳极侧的射线比贴近阴极侧的射线在阳极靶内穿越的距离长，所以能量与强度衰减的更多。

（2）消除足跟效应：①为了减弱足跟效应对图像的影响，常在管壳里接近 X 线出口的地方安装一个滤过装置来过滤低能的 X 线光子。为了增强过滤效果，这个滤过装置的厚度从阳极侧到阴极侧是逐步增加的。②同理，将患者身体较厚的部分放在阴极侧，将较薄的部分放在阳极侧，一定程度上也可以起到补偿足跟效应的作用。

5. 阳极倾角的影响 阳极倾角越小，足跟效应越显著，X 线强度下降得越多。

6. 连续 X 线与特征 X 线

（1）定义：连续 X 线是由高速电子撞击阳极靶时，由于电子在靶物质原子核电场中急剧减速而产生的电磁辐射。这种辐射的波长和能量是连续分布的，形成一个连续的光谱。特征 X 线是由高速电子撞击阳极靶时，将靶原子内层电子击出，外层电子跃迁填补空位时释放的特定能量的电磁辐射。这种辐射的波长和能量是离散的，形成特征光谱线。

（2）X 线频谱：X 线源发射的 X 线由多种波长组成，依照波长次序对它们的强度进行排列所得的图表被称作 X 线频谱（X-ray spectrum）。

观察图 2-2 中钨靶 X 线管产生的 X 线光谱，可见底片上呈现的光谱位于图的下方，而图上方展示了光谱强度与波长之间的变化曲线。分析图像可辨识 X 线光谱由两大区块构成：区块一是曲线的倾斜区域，该区域在底片上形成了连续的背景，它涵盖了众多不同波长的射线，这类射线被称作连续 X 线；区块二是曲线中凸显的尖锐峰，这些峰代表着较高的强度，它们在底片上呈现出分离的线条，与可见光中的明线光谱相似，这些射线被称为特征 X 线。

1）连续 X 线谱：众多实验数据表明，在 X 线管的电压处于较低水平时，仅会产生连续的 X 线光谱。如图 2-3 示，展示了在四种不同低电压条件下，钨靶 X 线管产生的 X 线光谱。观察图像可知，光谱的相对强度从长波段起始，逐步增强至最高点（即波峰强度），随后迅速下降至零。波长处于相对强度为零的位置，定义为连续谱的最短波长，亦即短波极限。此外，图像还展示了随着管电压的提升，不同波长的强度均有所增加，同时，波峰强度所对应的波长及短波极限均向短波段偏移。

X 线的生成主要依赖于一种称为韧致辐射的物理现象。在这个过程中，高速运动的电子流在 X 线管的阳极靶上撞击，受到原子核周围的电场影响，电子的速度和运动方向都会发生剧烈的变动，这会使电子的动能减少。这部分减少的动能部分地转变成了光子形式释放，即产生了 hν 的光子，这一过程就是我们所说的韧致辐射。鉴于在高速电子流的运动过程中，各个电子的轨迹、与原子核的空间距离及速度的变动各不相同，电子与目标原子发生碰撞时受到的电场作用有所差异，其速度的调整也随之多样化。在原子核之间相互作用的过程中，所损失的能量及由此激发出的辐射光子的能量级别也存在差异，这就构成了覆盖不同频率范围的连续 X 线谱系。

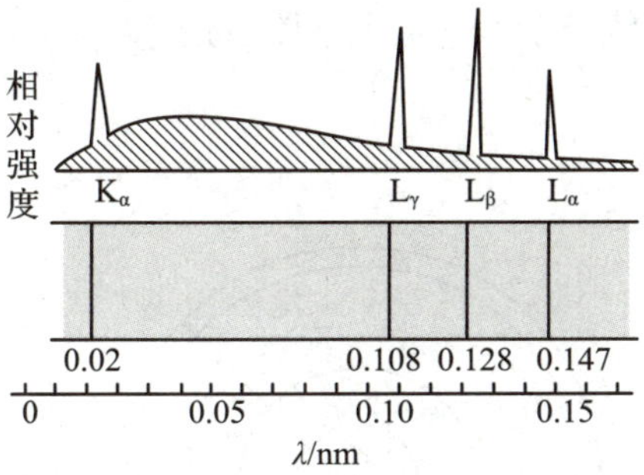

图 2-2　X 线频谱

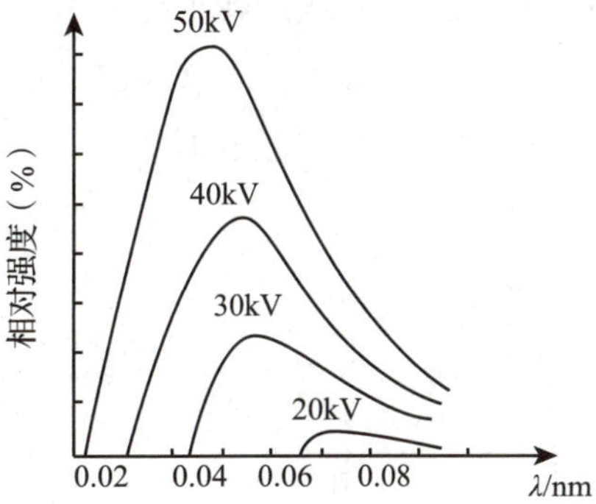

图 2-3　钨靶的连续 X 线谱

若电子在与原子核的作用过程中，一次性将自身的全部动能转换成单个 X 线的能量，这种情况下，该射线展现出最短的波长及最高的能量状态。

假定电子管中的电压为 U，电子所携带的电荷量为 e，其质量标记为 m，在电子从阴极向阳极移动的过程中，电场力对电子施加的功等于 e 乘以 U。此时，电子所拥有的动能若在遭遇阳极靶的阻挡时，完整地转换成了一个光子的能量，则

$$h\nu_{\min} = \frac{1}{2}mv^2 = eU \tag{式 2-1}$$

将波长、频率与光速的关系 $\lambda\nu = c$ 代入上式，可得最短波长 $\lambda_{\min}$ 为

$$\lambda_{min} = \frac{hc}{eU} \tag{式 2-2}$$

把 $h = 6.626\times10^{-34}\text{J}\cdot\text{s}$，$c = 3\times10^{8}\text{m}\cdot\text{s}^{-1}$，$e = 1.6\times10^{-19}\text{C}$ 代入式 2-2，并取电压的单位为 kV，波长的单位为 nm，则式 2-2 变为

$$\lambda_{\min} = \frac{1.242}{U} \tag{式 2-3}$$

式 2-3 显示了连续 X 线谱中的最短波长与施加的管电压成反比，即电压水平提升，相应的波长 $\lambda_{\min}$ 便会相应减少。

2）特征 X 线谱：在管电压不超过 50kV 时，钨靶 X 线管会产生连续的 X 线谱。然而，一旦电压升至 70kV 或更高，谱线在 0.02nm 的波长区域显现出四个分离的谱线，在图 2-4 的曲线中表现为四个显著的峰值。随着管电压的进一步提升，X 线的连续谱强度及短波段界限均会相应地调整，但这四条独立谱线的顶峰所在位置却保持恒定，亦即它们的波长保持固定。众多研究成果指出，这些独立谱线的波长受到阳极靶材质的影响，不同元素构建的阳极靶会呈现出各自独特的离散 X 线光谱，这些光谱可作为元素的特征标记，因此被称为特征 X 射线。

X 线的生成原理与原子光谱的形成过程有相似之处。在高速电子撞击阳极靶的过程中，若其与原子内层电子发生激烈碰撞，电子会获得动能并被弹出原子内层，从而在原子内层留下一个空缺位置。如图 2-5 所示，当 K 壳层出现空缺时，邻近的 L、M 壳层或其他更外层的电子将会填补这一空缺，并在该跃迁过程中释放出一个光子。该光子的能量等同于初始与最终能级间的差值。由此产生的若干光谱线构成了 K 线系，通常标记为 K_α、K_β、K_γ 等。若在 L 壳层出现空缺（该空缺可能源于高速运动的电子直接导致 L 壳层电子的电离作用，或者是 L 壳层电子跃迁至 K 壳层），此时，M、N、O 壳层的

电子有可能会填补这一空缺，并在其跃迁的过程中释放出不同能量的光子，进而构成所谓的 L 线系。从这一现象可推断，X 线的特征光谱源于原子内层电子的跃迁过程。原子核距离越远的电子层，其能级差距越小，因此，L 壳层的谱线波长通常会比 K 壳层的谱线波长长。按照同样的逻辑，M 壳层的谱线波长同样会比 L 壳层的波长长。

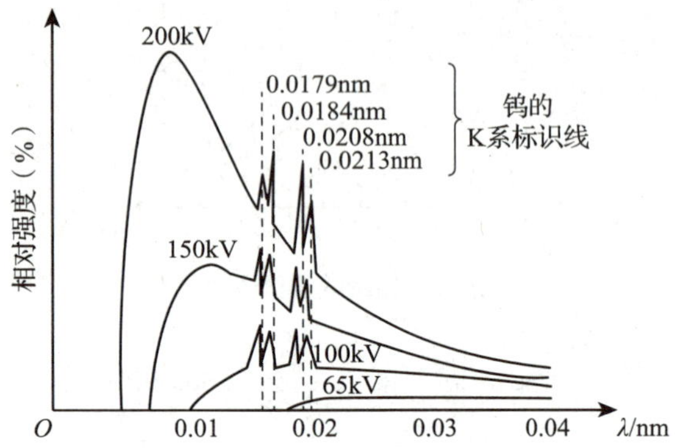

图 2-4　钨在较高管电压下的 X 线谱

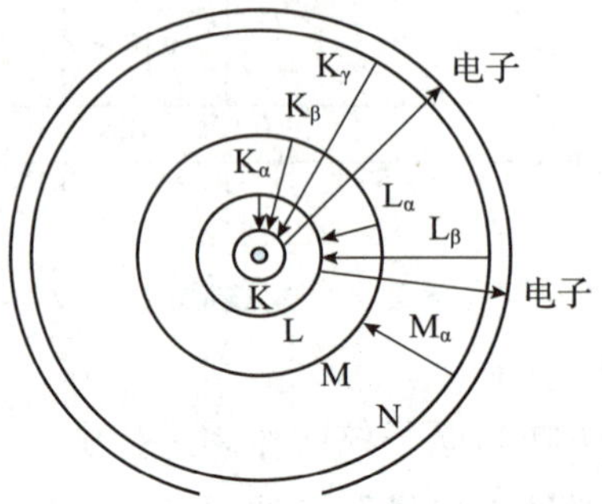

图 2-5　标识 X 线生成原理

X 线光谱源于原子内层电子的跃迁过程，各类原子的内层电子排布大体一致，这导致了不同元素的特征光谱在结构上存在共性。然而，随着原子序数的提升，电子壳层轨道的能量也逐渐增加，这造成了不同原子同层壳层间的能级差异。这种差异在原子序数较高的元素中尤为显著，表现为标识 X 线谱系中波长逐渐减短的现象。在 X 线光谱分析中，各线系均存在一个极限短波长界限，该界限代表了自由电子（或可视为价电子的最外层）填补线系中的空缺时释放的光子波长。阳极靶材的属性决定了特征谱线的波长，不同的靶材元素会产生特有的线状 X 线光谱，这些光谱特征可用于元素的识别，从而得名"特征 X 线"。一般而言，为了激发特定特征 X 线系列，X 线管必须施加数十千伏的高压。

在医用 X 线装置中，发射的 X 线以连续 X 线为主，而特征 X 线在整个射线中所占的比例较低。尽管如此，特征 X 线对于探究原子内层电子结构及化学物质成分分析具有极其重要的价值。

第二节　X 线的本质及其与物质的相互作用

X 线实质上属于一类频率超越紫外线的电磁辐射，其频率区间介于 3×10^{16} 至 3×10^{20} 赫兹，对应的波长跨度在 0.001 纳米至 10 纳米（在医疗领域使用的 X 线，其波长大致处于 0.001 纳米到 0.1 纳米）。光的本质是电磁波，它具有波动的性质。近代物理又证明，光除了具有波动性还具有另一方面的性质——粒子性，即光具有波粒二象性。光具有粒子性的最好例证就是著名的"光电效应"和"康普顿效应"。光电效应与康普顿效应研究的都是光子与电子之间的相互作用，都是光具有粒子性的体现，但两者存在很大的不同。

一、X 线的物理特性

1. 电离作用　是指 X 线与物质相互作用时，物质原子或分子中的电子脱离原子或分子，形成自由电子和正离子的过程。一方面，在生物体内，X 线的电离作用可能会对细胞造成损伤，影响细胞的正常生理功能，甚至导致细胞死亡，这在医学放射治疗中既有利又需谨慎控制。另一方面，在一些物理和化学研究及应用中，X 线的电离作用可用于分析物质的成分和结构。因此，在 X 线的辐射影响下，气体分子会发生电离作用，转变为带电的离子，进而具备导电性能。射线的强度越高，其引发的电离效应就越显著。常可利用 X 线产生的电离作用，测量它的强度和治疗某些疾病，例如，临床肿瘤放射治疗中，用高能 X 线在体外照射肿瘤组织，可通过 X 线的电离作用杀死肿瘤细胞从而达到治疗的目的。

2. 荧光作用　是指当 X 线照射到物质上时，物质中的原子内层电子被激发，外层电子跃迁填补内层空位，同时释放出具有特征波长的 X 线荧光。这种荧光的波长和强度与物质的元素组成及含量有关。通过测量 X 线荧光的波长和强度，可以对物质进行定性和定量分析。当 X 线照射某些物质如硫化锌、铂氰化钡、钨酸钙、磷等，物质吸收了高能量的光子，原子中的电子被激发到较高的能级，当这些电子回到较低能级时，就会以光能的形式释放出能量，从而产生荧光，这种效应称为荧光效应。由于这些材料在 X 线的辐射作用下，其分子和原子被激发至活跃状态，在返回到较低能级的过程中，它们会释放出荧光。

利用这一性质，可以生产以下产品。①荧光显示屏：将荧光物质涂覆在专门设计的平板上，形成荧光显示屏，X 线透过时能够激发出荧光。②感光增强屏：在 X 线摄影过程中，将涂有荧光物质的特制屏板放置在暗盒的内外壁，将胶片置于两者之间，当 X 线照射时，胶片对产生的荧光的感光度能提升至 90%，相比之下，没有感光增强屏时，胶片对 X 线的直接感光度不足 10%。使用感光增强屏能显著降低受检者所接受的辐射剂量。

初期的 X 线透视技术，通过采用发光材料打造显影屏，以此观测 X 线穿过人体后所形成的图像。

3. 光化学作用　是指 X 线与物质相互作用时引发的一系列化学变化。当 X 线照射物质时，其能量可能导致物质中的分子发生化学键的断裂、形成新的化学键或引发化学反应。这种作用的程度和效果取决于 X 线的能量、剂量、照射时间及物质的化学组成和结构等因素。X 线能促使多种物质产生化学变化，如激发摄影胶片的感光作用。胶片的感光度与 X 线的强度紧密相关。因此，在记录 X 线强度分布时，经常使用摄影胶片，从而在胶片上形成深浅不一的影像，这一原理正被 X 线成像技术所应用。

4. 穿透作用　X 线能够穿透物质，其穿透能力取决于 X 线的波长、物质的密度和厚度等因素。波长越短的 X 线，能量越高，贯穿本领越强。对于密度较小、厚度较薄的物质，X 线更容易穿透；而对于密度大、厚度厚的物质，X 线的穿透会受到更大的阻碍。例如，X 线能够轻松穿透肌肉、软组织等，但对于骨骼等密度较高的物质，穿透会相对困难。在医学诊断中，正是利用 X 线的不同穿透能力来成像，帮助医生观察人体内部的结构和病变情况。在工业领域，也可用于检测材料内部的缺陷等。在医疗领域，X 线的穿透特性及其在不同物质中吸收率的差异性，是 X 线透视、成像及 X-CT 扫描技术成像的核心原理。当 X 线束穿透人体时，部分射线被体内组织吸收或散射，而剩余射线则继续沿原路径前进。这些穿透人体的 X 线光子在空间上的分布与人体内部结构一一对应，从而产生了 X 线影像。光线穿过时，无论是直接穿透的光子还是经历衰减的光子，二者均显得同样关键。假若所有光子都能顺利穿透，那么胶片会显示出一致的深色调，造成图像缺失；反之，若全部光子均遭受衰减，胶片则会展现为洁白一片，同样无法形成任何图像。显而易见，X 线成像反映了人体内各类组织由于密度与厚度的差异所导致的射线衰减程度的不同。按照骨骼、肌肉、脂肪及空气的排列，这些组织对 X 线的衰减能力逐渐减弱。由于某些组织能够使更多的射线衰减，这种衰减程度的不同正是构成 X 线图像对比度的关键因素。为了提升 X 线的诊断能力，常常会采用不同的人造造影手段来增强不同组织之间的对比度。当 X 线穿过人体时，其衰减程度主要受组织密度的制约。在固定的层厚下，特定组织的密度决定了其阻挡射线的能力，这一能力与被拦截的光子数目呈正相关，与穿透的光子数目则呈负相关。正因不同组织之间密度的不同，才造就了 X 线的成像效果。

二、 X 线与物质的相互作用

1. 光电效应 光照射到某些物质上，引起物质的电性质发生变化，具体而言，具备 $h\nu$ 能量的 X 线光子在穿透物质过程中，与该物质原子内层电子相遇并产生互动，将其所携带的全部能量转移给电子。这样一来，电子吸收了能量后，能够脱离原子核的吸引，转变为自由电子（亦称光电子）。与此同时，光子本身被该原子吸收，这个过程整体被称作光电效应（photoelectric effect）。该发现是 1887 年赫兹在探讨麦克斯韦电磁理论的实验中意外获得的成果。1888 年，德国科学家霍尔瓦克斯（Wilhelm Hallwachs）确认了在放电的空间中存在带电粒子。1899 年，约瑟夫·约翰·汤姆孙（Joseph John Tomson）通过实验手段确认这种带电粒子实质上与阴极射线相同，均为电子流。1899—1902 年，勒纳德（P·Lenard）对这种现象进行了深入的探讨和研究，并将其正式定名为光电效应。1905 年，爱因斯坦发表了一篇名为《关于光的产生和转化的一个启发性观点》的文章，其中他利用光子概念详尽阐释了光电效应的机理。1916 年，来自美国的科学家密立根通过精确的量化实验研究，验证了爱因斯坦的理论预设，进而证实了光子理论的正确性。

光电效应发生概率受到以下三方面因素的影响。

（1）元素原子序数的级别：物体发生光电效应的可能性与该元素原子序数 Z 的四次幂成正比。

（2）射入光能的大小：射入光子的能量级别越高，物体发生光电效应的概率则会越少。物体发生光电效应的概率与射入光能的三次幂成反比。

（3）原子的边缘吸收限：是指引起原子内层电子跃迁的最低能量。当 X 线与物体相碰撞，若其携带的能量恰好与物体原子内层电子跃迁所需的最小能量相匹配，则会出现显著的吸收作用，这一过程被称作吸收限。具体来说，若入射光子的能量与 K 壳层电子的结合能相等，则在 K 壳层边缘产生吸收现象；而若与 L 壳层电子的结合能相当，则在 L 壳层边缘出现吸收情况。光电效应主要发生在原子核的 K 壳层，以 K 壳层的边缘吸收为主。

光电效应发生的概率如下。

（1）与原子序数（Z）的四次方成正比：$\propto Z^4$。

（2）与光子能量的三次方成反比：$\propto 1/(h\nu)^3$。

（3）在低能光子（<50 keV）和高原子序数物质（如骨骼、铅）中占主导地位。

2. 康普顿效应 在 1923 年，康普顿通过其进行的 X 线散射试验，揭示了辐射所具有的粒子性质。这一现象，是在波长极短的 X 线与原子内结合不紧密的电子相互作用时出现的。当具有一定能量的 X 线光子穿越某物质时，会与原子核外围的电子进行非弹性碰撞，导致 X 线光子损失部分能量并改变其运动轨迹，而电子因吸收了能量而从原子核的吸引中逸出。此效应的发生概率与光子能量和轨道电子的结合能相关，当光子能量远超轨道电子结合能时，此效应发生概率变大。此外，康普顿效应的发生概率还受到入射光子能量的影响，入射光子能量越高，康普顿效应发生概率会相对提高。

康普顿效应发生的概率如下。

（1）与电子密度成正比，但与原子序数（Z）无关。

（2）在中等能量光子（60keV～5MeV）和低原子序数物质（如软组织）中占主导地位。

（3）发生概率随光子能量增加而增加，但在高能区域逐渐被电子对效应取代。

3. 电子对效应 是指当高能光子（X 线或 γ 射线）与原子核或电子相互作用时，光子能量完全转化为一对正负电子（电子对）的过程。这一现象的发生需要光子能量至少为 1.022MeV（兆电子伏特），这是电子对的静止质量能量（每个电子的静止质量为 0.511MeV）。

电子对效应发生的概率如下。

（1）光子能量越高，电子对效应发生的概率就越大。

（2）电子对效应发生的概率与原子序数（Z）成正比。

（3）物质密度越高，电子对效应发生的概率就越大。

4. 相干散射 也可称为经典散射或弹性散射，是指低能光子（如 X 线或 γ 射线）与物质中原子的束缚电子发生相互作用时，光子能量不变，仅方向发生改变的现象。这种散射过程中，光子与整个原子相互作用，而非单个电子。

相干散射发生的概率如下。

（1）主要发生在低能光子（通常小于 10keV）与物质相互作用时。随着光子能量的提高，相干散射的发生概率迅速下降。

（2）与原子序数的平方成正比。

（3）物质密度越高，发生概率越大。

5. 光核反应 是指高能光子（如 γ 射线或 X 线）与原子核相互作用，导致核结构发生变化的过程。这种反应通常发生在光子能量大于原子核的结合能（通常为几兆电子伏特）时，光子被原子核吸收，引发核反应。

第三节 X 线的质量、强度和硬度

X 线的强度和硬度是在医疗实践中至关重要的物理指标。在实施治疗和进行诊断的过程中，必须精心挑选合适的质与量，以防因剂量不当而影响疗效或造成不必要的风险。

一、X 线的质和量

1. X 线的质 指 X 线的穿透能力，通常与 X 线的能量或硬度相关。X 线的质主要由以下因素决定。

（1）管电压：管电压越高，X 线的能量越高，穿透能力越强。管电压决定了 X 线的最短波长 λ_{min}。

$$\lambda_{min}=1.24/U \qquad \text{（式 2-4）}$$

式中，λ_{min} 的单位为 nm，U 的单位为 kV。

（2）滤过材料：滤过材料（如铝、铜）可以吸收低能 X 线，增加 X 线的平均能量，从而提高 X

线的质。滤过材料的厚度和原子序数影响 X 线的硬度。

（3）半价层：是指 X 线强度衰减到一半所需的物质厚度，用于量化 X 线的质。半价层越大，X 线的质越高。

2. X 线的量 指 X 线的总能量或光子数量，通常与 X 线的强度相关。X 线的量主要由以下因素决定。

（1）管电流：管电流越大，单位时间内产生的 X 线光子数量越多。管电流与 X 线的量成正比。

（2）曝光时间：曝光时间越长，X 线的总量越大。曝光时间与 X 线的量成正比。

（3）管电压：管电压越高，X 线的能量越高，但管电压对 X 线的量的影响较小。

（4）靶物质：高原子序数靶物质（如钨）可以产生更多 X 线光子，增加 X 线的量。

二、 X 线的强度

单位时间内与 X 线方向垂直的单位面积上的辐射能量称为 X 线的强度（intensity）用 I 表示，单位为 W/m^2。由于 X 线是由各种频率的光子组成，因此 X 线的强度 I 可表示为

$$I = \sum_{i=1}^{n} N_1 hv_i = N_1 hv_1 + N_2 hv_2 + \cdots + N_n hv_n \qquad (式 2\text{-}5)$$

式中，v_i 表示 X 线光子的频率，N_i 为频率为 v_i 的 X 线的光子数。由公式 2-5 可发现 X 线强度与光子的能量和数量有关。换言之，X 线的强度即为 X 线束垂直投影在单位面积上时，单位时间内通过的 X 线光子数目与单光子能量的乘积，也就是 X 线质和量的乘积。由于 X 线的整体辐射强度在任意截面不仅与射线管的电流强度直接相关，而且与曝光时段的长短密切相关，因此通常采用电流（mA）与曝光时长（s）相乘的方式来表达 X 线的总辐射量（mA·s）。这一数值相当于射线管内电子流的累计电荷量。在对人体进行 X 线检查或治疗的过程中，必须严格控制辐射的电荷剂量。一般来说，决定 X 线强度的主要因素包括以下几方面。

1. 管电压 在阴阳两极之间施加一个高压电场，使得电子能够加速的高压称为管电压。管电压决定了产生 X 线最大能量的性质，X 线的强度与管电压的平方成正比。在 X 线诊断当中，常用 X 线的质来表述管电压和滤过物质的厚度。X 线的质又可以称为线质，线质越硬、半价层越高，X 线穿透物质的能力越强。半价层与 X 射线管电压呈非线性反比关系，具体表现为管电压升高时，半价层增大（即穿透能力强）。

半价层（half-value layer，HVL）：表示 X 线强度衰减到初始值一半时所需的标准吸收物质的厚度，同时半价层也可表示 X 线的硬度。

$$HVL = \ln 2/\mu \qquad (式 2\text{-}6)$$

2. 管电流 管电流表示单位时间内 X 线束撞击阳极靶面产生的光子数，常用 mA 表示。管电流越大，产生的光子数目越多，X 线的量随之增加。

3. 靶物质 在管电压和管电流一定的情况下，X 线光子数量的产生取决于靶面的性质。靶面原子序数越高，产生的光子数目越多，X 线的产生效率越高。X 线管选用钨和钨合金作为靶面物质，是因为它具有较高的原子序数和高的熔点。

4. 高压波形 X 线发生器一般产生脉动式的高压，因为整流方式的差异，产生的脉动频率会有很大的区别。X 线光子的能量受 X 线最短波长的影响程度，取决于管电压的峰值，脉动电压在整流后越接近峰值，X 线强度越高。

鉴于此，有以下两种策略可用于调整 X 线的强度。

（1）通过调整管电流的大小，来操纵在单位时间内撞击阳极靶面的高速电子流量，进而影响生成光子的数量 N。

（2）通过调整管电压，实现对高速电子动能及每个 X 光子能量的精确操控。鉴于光子数量难以直接测量，一般情况下，使用毫安（mA）作为衡量 X 线强度的一个间接指标，该指标被称作毫安率。当管电压保持恒定时，增加 X 线管的灯丝电流会导致灯丝温度上升，使释放的热电子数量增加，管电流相应增大。此时，单位时间内撞击阳极靶的电子数量增多，阳极靶释放的光子数目也随之增加，从而使得 X 线的强度提高。相对地，如果管电流减小，撞击阳极靶的电子数量减少，光子产量降低，X 线的强度也会减弱。因此，通过调整灯丝电流的大小，可以有效地控制管电流，进而实现对 X 线强度的调节。

三、 X 线的硬度

X 线的穿透力即为其硬度，穿透力强意味着硬度高，穿透力弱则意味着硬度低。这一属性仅由 X 线的频率（即每个光子所携带的能量）决定，与光子的数量无关。当 X 光子的能量较高时，介质吸收的光子数量减少，其穿透能力增强，因而硬度较大；相对地，如果 X 光子的能量较低，穿透能力减弱，硬度也随之降低。在特定吸收物质中，X 线被吸收得越少，穿透的数量越多，其硬度值越大。

X 线的能量级别与射线管的工作电压紧密相连。当电压提升，射线的穿透力和硬度相应增强。射线管电压的增加意味着撞击靶材的电子携带更多的动能，导致释放的光子能量提升，进而增强了射线的穿透力和硬度。同时，高能量的光子更难以被物质所吸收，这表明较高的管电压会产生更“硬”的 X 线。因此，调整射线管的工作电压能够实现对 X 线硬度的调节。由于单独一个 X 光子的能量难以直接测量，临床上常采用射线管电压的千伏值（kV）来表征 X 线的硬度，这一指标被称为千伏级，通过改变射线管电压来操控 X 线的硬度级别。在临床应用中，根据不同的应用需求，X 线被划分为极软 X 线、软 X 线、硬 X 线及极硬 X 线四种类型，这些射线的管电压、最短波长和应用场合详见表 2-1。

表 2-1　X 线按硬度的分类

名称	管电压/kV	最短波长/nm	主要用途
极软 X 线	5～40	0. 041～0. 250	软组织摄影，表皮治疗
软 X 线	40～100	0. 012～0. 041	透视和摄影
硬 X 线	100～250	0. 012～0. 005	较深组织治疗
极硬 X 线	>250	<0. 005	深部组织治疗

第四节　X 线的吸收和衰减

X 线穿透物体时会激发出物理、化学及生物学上的多样反应。这些反应在医疗领域的治疗与疾病检测中扮演着关键角色。物质遇到 X 线时，射线与物质之间产生交互作用，导致部分光子被物体吸收并转变成为其他种类的能量，而其余光子则发生散射，改变原有传播路径，导致沿原路径传播的 X 线强度持续衰减，该过程被称作 X 线的吸收现象（absorption of X-ray）。

一、 X 线吸收和衰减机制

X 线的衰减原理体现了物质对 X 线衰减的整体外在特性，其内在机制涉及 X 线在物质内衰减的具体细节。鉴于 X 线为不带电的高能光子流，不能直接引发原子的电离或激发。实际上，X 线的作用机理是通过与物质内部微观粒子发生相互作用的过程来实现的，这些相互作用产生次级电子进而引起原子的电离和激发，最终使 X 线的强度减少。这些微观相互作用包括光电吸收、散射吸收和电子对效应等现象。

1. 光电吸收 当 X 线粒子与物体内部原子碰撞，它们会将自身的全部动能转移给原子的内层电子，导致这些电子从原子中逸出，同时 X 线粒子被完全吸收，这一现象被称作光电效应。该效应不仅限于金属，亦可见于多种不同物质之中。

当电子吸收光子的能量后，部分能量用于挣脱原子核的电场束缚，从其轨道上逸出，剩余的能量则转化为其自身的动能，使电子以极高速度从原子中射出，这样的电子通常被称作光电子。在此过程中，原子进入激发态，而光电子离开展开的空缺会迅速被较外层的电子跃迁补充。伴随着这一过程，会产生特定波长的 X 线，帮助原子恢复到其稳定的基态。如图 2-6 所示，A 标识的是射线轨迹，B 代表的是光电子，而 C 则指示了荧光辐射。在光电吸收现象发生时，通常会伴随着光电子的产生及特征 X 线的出现。鉴于光子能量的差异，可见光与紫外线的光电反应多发生在价电子或外层电子上，而 X 线的光电吸收则多发生在原子内层电子的层面上。

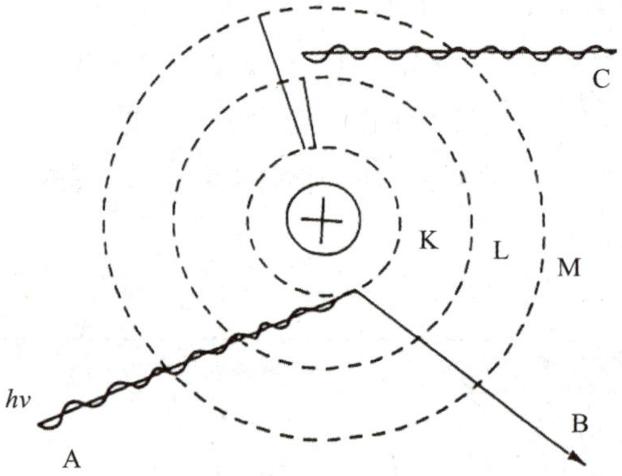

图 2-6　X 线的光电吸收

2. 散射吸收 X 线在穿越介质的过程中，因介质原子核的电场作用导致射线轨迹偏转，这一现象称为散射吸收，进而引起射线在原有传播路径上的强度降低。

当 X 线与物质产生交互作用，会引发两种类型的散射现象：常规散射与康普顿效应。这两种现象均源于入射的光子与原子内受核电场控制的电子发生碰撞。常规散射指的是入射光子与电子相撞后，光子的传播路径发生偏转，但其能量保持不变（如图 2-7 的 A 部分所示），因此散射后的 X 线与原始射线保持着一致的波长。康普顿效应指的是当入射的光子与电子发生相互作用时，光子不仅改变了运动轨迹，其自身的能量也相应降低（如图 2-7 的 B 部分所示）。这一过程中，散射光子的波长增加，并且伴随产生一个反冲电子。若入射光子的能量未超过电子在原子中的束缚能，则光电效应和康普顿效应都不会出现，此时只能观察到经典的散射现象；当光子所携带的能量超出电子与原子结合所需的能量时，传统的散射情形急剧减少，与此同时，康普顿效应的发生概率显著上升，其上升幅度与原子内那些结合能量远低于光子能量的电子数量呈正相关。

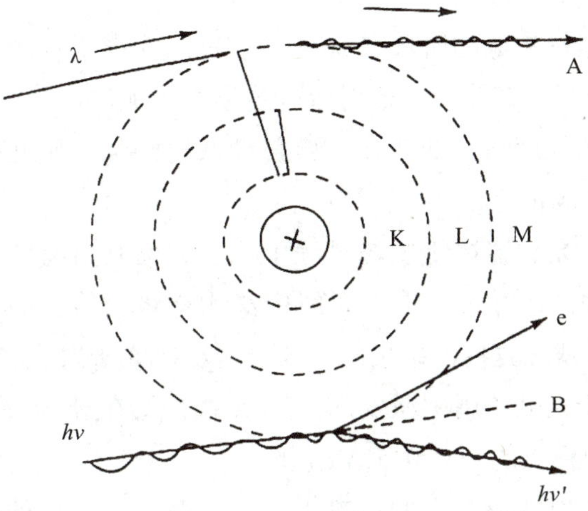

图 2-7　经典散射和康普顿散射

康普顿效应的本质在于入射的光子与原子内束缚较弱的电子发生弹性相互作用。当光子与原子内束缚较强的电子相撞，就如同光子与一个质量显著大于自身的静止粒子发生相互作用。在此种相互作用下，光子能量的减少几乎可以忽略不计。所以在这种情形下，散射光的波长与原入射光的波长基本保持一致，这解释了在康普顿散射现象中，既能够观测到波长增长了的散射光，也能够观测到波长未变的散射光。

3. 电子对效应　当入射 X 光子的能量超出 1.022MeV 这一阈值时，X 光子进入原子核附近的强电场区域，光子可转化为电子偶（即一个正电子和一个负电子）的过程，这一转换现象称为电子对效应（图 2-8）。

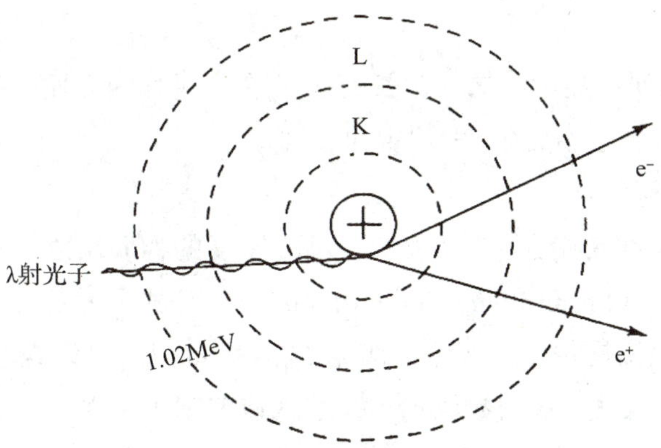

图 2-8　电子对效应示意图

随着 X 线在介质内与电子频繁相互作用，其携带的能量持续递减，逐步使得负电子被介质捕获。而正电子在速度降低至某一水平后，会与一个自由电子发生融合，转化为两个各携带 0.51MeV 能量且运动方向相反的光子。这一过程在物理领域被称为电子对的湮灭现象，随后产生的光子会通过康普顿效应或光电效应逐步耗散其能量。鉴于医疗 X 线的能量普遍不超过 1.02MeV，因此不会发生电子对的生成与吸收现象。然而，对于那些由放射性同位素释放的伽马射线，或是高能加速器产生的高能 X 线，只要其能量超过 1.02MeV，便有可能生成电子对。值得注意的是，随着能量的增加，电子对的生成概率也会相应上升。

总体来说，在 X 线光子能量较低的阶段，其衰减过程以光电效应为主导；在能量适中阶段，康普顿散射成为主要形式；而能量较高时，电子对效应占据主导地位。就原子序数的影响来看，光电效应的强度与 Z^3，电子对效应的强度与 Z 成正比，康普顿散射的强度则几乎不受 Z 的影响。这三种效应的衰减程度均与物质的密度成正比。

从上述分析可以推断，在 X 线穿透物质的过程中，一方面其自身的强度持续递减，另一方面则会激发出各类射线。一般而言，将射入物质的 X 线定义为初级射线，而那些在初级射线与物质互动中生成的射线则被称作次级射线。这些次级射线主要分为次级光子射线和次级粒子射线两大类。

（1）次级光子射线：①于光电作用中激发的荧光 X 线；②在经典散射及康普顿效应中产生的散射光线；③电子对消失过程中释放的一对 0.51MeV 光子。

（2）次级粒子射线：①光电效应产生的光电子；②康普顿效应中的反弹电子；③电子对；④在上述反应中次级光子流派生出的次级粒子。

二、单色 X 线的吸收及衰减

1. 单色 X 线的扩散衰减 单色 X 线（单一波长的 X 线）在传播过程中，其强度会随着距离的增加而减弱，这种现象称为距离衰减。单色 X 线的距离衰减主要由几何发散和介质吸收引起。

（1）几何发散：射线从点源发出后，向四周扩散，形成球面波。随着距离的增加，射线覆盖的面积增大，单位面积上的射线强度减小。几何发散导致的强度衰减遵循平方反比定律，即若距离增加一倍，则射线强度变为初始的四分之一。

（2）介质吸收：射线在传播过程中与介质（如空气、组织）相互作用，部分能量被吸收或散射。介质吸收导致的强度衰减遵循指数衰减定律。

2. 单色 X 线的吸收

（1）比尔-朗伯定律：实验研究显示，单一波长的 X 线在穿过均匀介质时的吸收与衰减规律，与可见光在类似条件下的行为一致，遵循比尔-朗伯定律，即

$$I = I_0 e^{-\mu L} \qquad \text{（式 2-7）}$$

式中，I_0 代表射入物质的 X 线初始强度，I 表示经过 L 厚度的物质层之后 X 线的剩余强度，μ 代表线性衰减率，即线性吸收系数（linear attenuation coefficient）。公式中的负号意味着 X 线在穿越物质时会持续衰减。假设 L 的度量单位是 cm，那么 μ 的单位应当是 cm^{-1}。可以观察到，μ 的数值越大，X 线在介质中的衰减速度就越快；反之，μ 的数值越小，衰减速度则越缓慢。

（2）吸收系数：线性吸收系数 μ 代表 X 线穿透单位厚度物质时衰减的比例。该值反映了物质对 X 线的吸收能力。μ 值越大，说明物质的吸能能力越强，X 线在其中的衰减速度也越迅速。在分析物质对 X 线的吸收情况时，通常以 cm 作为厚度 L 的计量单位，因此 μ 的单位应为 cm^{-1}。

在相同物质条件下，密度越高，其单位空间内的原子密度亦随之增加，导致 X 线的吸收概率上

升，即线性吸收率 μ 与物质的密度存在正相关关系。这是因为较高的物质密度意味着 X 线在传播路径上与原子碰撞的频率提高，从而使光子被捕获或偏转的可能性增强。换言之，线性吸收系数的大小不仅反映了物质种类特有的属性，同时还与该物质的密度紧密相关。所以，即便是同一种物质，其在不同状态下（如液态、固态或气态）的 μ 数值也会展现出显著的差异。

为了便于比较不同物质或同种物质在不同状态下对辐射的吸收能力，科研人员提出了质量吸收系数的概念。这一系数是线性吸收系数 μ 与物质密度 ρ 的比值，用以表征单位质量物质对辐射的吸收特性。公式如下

$$\mu_m = \mu/\rho \tag{式 2-8}$$

μ_m 反映了 X 线在穿透单位质量厚度时所经历的衰减比例。其计量单位取决于物质的特性，且不受物质密度及形态的影响。例如，尽管水、水蒸气和冰在密度及形态上有所区别，它们的质量吸收系数却保持一致。引入质量吸收系数后，式 2-7 改写成

$$I = I_m e^{\mu_m x_m} \tag{式 2-9}$$

x_m 为质量厚度（mass thickness），它等于单位面积中厚度为 X 的吸收层质量，常用单位为 $g \cdot cm^{-2}$。计算公式如下

$$x_m = X\rho \tag{式 2-10}$$

式中，X 是单位面积中吸收层的厚度。这就是用质量厚度和质量吸收系数表示的物质对 X 线的吸收规律。

另外，μ_m 还是 X 线波长 λ 和吸收物质原子序数 Z 的函数。实验证明，医学上常用的低能 X 线（$h\nu = 10^4 \sim 10^5 eV$）与 λ、Z 的函数关系如下

$$\mu_m = k\lambda^3 Z^n \tag{式 2-11}$$

式中，k 代表一个常数，而 n 的取值范围为 3～4。由此推断，在低能 X 线照射下，如果波长 λ 保持不变，那么原子序数 Z 较高的物质其吸收能力也更强。人体肌肉组织主要由氢（H）、氮（N）、氧（O）和碳（C）原子构成，这些元素的原子序数相对较低，因而它们对 X 线的吸收能力也相对较弱。骨骼的构成元素主要是钙（Ca）和磷（P），这两种元素的原子序数远超氢、氧、碳。因此，骨骼相较于肌肉组织，具有更高的质量吸收系数和更强的吸收能力。X 线成像技术正是基于肌肉与骨骼在吸收能力上的这一差异，使骨骼影像清晰地呈现在透视荧光屏或成像胶片上。另外，在执行胃肠道 X 线成像检查时，让患者摄入含钡的化合物（其中钡元素的原子序号为 56），是为了提升胃肠道区域对 X 线的吸收能力，从而增强影像的诊疗效果。鉴于铅元素（原子序号为 82）的序数更高，其对 X 线的阻挡能力更为显著，因此铅板及其制成品经常被作为 X 线的防护物质使用。

（3）吸收值（absorption value）：可由式 2-7 得出

$$\mu L = \ln \frac{I_0}{I} = \mu_m L_m \tag{式 2-12}$$

式中，μL（亦称吸收系数）反映了物质对 X 线吸收的整体效率。基于 X 线穿透物质前后的强度变化能够被准确测定，可以利用式 2-12 来确定物质吸收系数的确切数值。鉴于人体是由多种成分构成的多层结构，当 X 线抵达身体特定区域时，它实际上已经穿越了多个不同成分的层面。

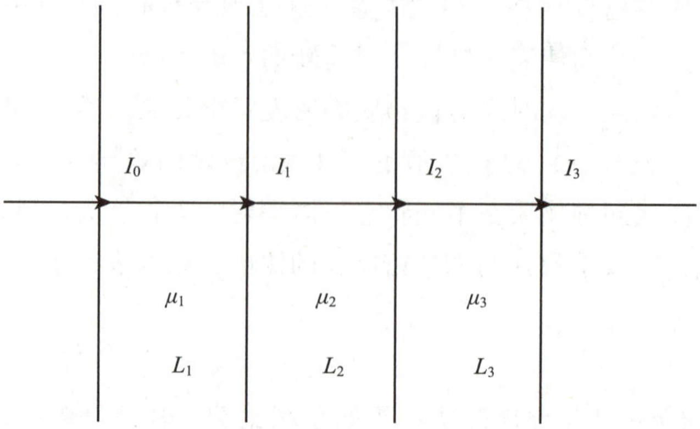

图 2-9　多层物质对单色 X 线的吸收

参照图 2-9，假定初始的单一 X 线亮度为 I_0，在穿过首层介质之后的亮度变为 I_1，而穿过第二层介质后的亮度则变为 I_2。假定每层介质的厚度一致，且各层的吸收率分别 L_1，$L_2\cdots$，吸收系数为 μ_1，$\mu_2\cdots$。根据比尔-朗伯定律（式 2-7）

$$I_1 = I_0 e^{-\bar{\omega}_1 L_1}$$

$$I_2 = I_1 e^{-\bar{\omega}_{21}}$$

$$\cdots\cdots$$

$$I_n = I_{n-1} e^{-\mu_n L_n} \qquad \text{（式 2-13）}$$

由式 2-13 整理得

$$I_n = I_0 e^{-(\mu_1 L_1 + \mu_2 L_2 + \cdots + \mu_n L_n)} \qquad \text{（式 2-14）}$$

所以，n 层物质的总吸收值为

$$(\mu L)_n = \sum_{i=1}^{n} \mu_i L_1 \qquad \text{（式 2-15）}$$

式中，$\mu_i L_i$ 为第 n 层物质的吸收值。该式阐明，当 X 线穿透具有不同吸收系数和不同线性厚度的多层介质时，其整体吸收量等于每一层介质单独吸收量的累加，这一过程并不受 X 线初始强度的影响。这一原理构成了 X 线计算机断层扫描（X-CT）技术核心的理论根基之一。

3. 单色 X 线的衰减　X 线强度会随着穿透物质层度的增加呈现出指数式下降。若用 $d_{1/2}$ 和 $d_{m,1/2}$ 分别表示线性半价层和质量半价层，则由式 2-12 可得

$$d_{1/2} = \frac{0.693}{\mu}，\ d_{m,1/2} = \frac{0.693}{\mu_m} \qquad \text{（式 2-16）}$$

式中，$d_{1/2}$ 的单位是 cm，$d_{m,1/2}$ 的单位是 $g \cdot cm^{-2}$，从上述公式分析，可以看出线性半价厚度和质量半价厚度各自与线性吸收率及质量吸收率成反比。

需要指出的是，物质的吸收系数与 X 线的波长有关，以上各式仅适用于单色 X 线。由于临床上主要使用连续 X 线，因此在实际应用时，应将各种波长吸收系数的平均值代入上述各式。

三、连续 X 线的衰减规律及影响因素

1. 连续 X 线衰减规律　在医疗领域，常用的 X 线呈现出连续的波长谱，涵盖了多种波长。不同物质对 X 线的减弱程度与射线的波长紧密相关，导致这种连续波长谱的减弱模式相较于单一波长的 X

线要更为复杂，且其衰减过程并不严格遵守指数衰减的规律。然而，在便于操作的前提下，实际操作中往往还是采用指数衰减定律（比尔-朗伯定律）的简化形式，仅将公式内的吸收率替换为不同波长下的吸收率平均值。通过这样的调整，先前针对单色 X 线所述的诸多论断同样适用于连续 X 线谱系。影响连续 X 线衰减的主要因素如下。

（1）人体组织的衰减特性：X 线在人体中的衰减遵循指数衰减定律。各组织衰减的规律特点如下。①骨骼：高原子序数（主要成分为钙和磷），对 X 线的吸收能力强，衰减显著。②肌肉和软组织：低原子序数（主要成分为氢、碳、氧），对 X 线的吸收能力较弱，衰减较小。③脂肪：密度较低，对 X 线的吸收能力较弱。④空气：密度极低，对 X 线的吸收能力最弱。

（2）物质的衰减特性：X 线穿透物质时，由于各种因素的影响，造成强度衰减，衰减的程度取决于 X 线的能量、物质的原子序数（Z）和密度等因素。所以引入了线性衰减系数及质量衰减系数。

质量衰减系数（μ/ρ）：表示单位质量厚度物质对 X 线的吸收能力，单位为 cm^2/g。质量衰减系数仅与物质种类和 X 线能量有关，与密度无关。

2. X 线的硬化现象 当物质层厚度逐渐提升，短波长 X 线的比重逐渐增多，其平均吸收率持续降低。这表明 X 线穿透物质时其性质趋于硬化，这一物理过程被称作 X 线的硬化效应。

医学领域普遍采纳这种硬化机制，以获取所需的硬 X 线。例如，在针对深层肿瘤的放射治疗中，先将 X 线穿透特定金属板，以此过滤掉长波段射线，进而获得既高硬度又波长分布狭窄的 X 线，专门用于肿瘤等疾病的治疗。

依据硬化法则，用以产生高硬度 X 线的设备被称作滤线屏。鉴于不同材质在吸收 X 线的过程中有可能产生其特有的标识光谱，因而在多层滤线屏的应用中，必须严格按照特定次序排列不同特性的滤线屏，确保能有效滤除这些标识性 X 线。通常情况下，滤线屏按照锡、铜、铝的顺序排列，将铝板置于 X 线射出的末端位置，这样做的原因在于铜板能有效阻挡锡的特征射线，而铝板则可以吸收铜的特征射线。此外，铝板发射的特征射线波长较长，容易被空气所吸收。

▶知识拓展

电离辐射对人体的危害

1. 短期效应（确定性效应） 短时间内接受高剂量辐射引起的急性损伤。

（1）急性放射病：①轻度（1～2Gy），恶心、呕吐、疲劳。②中度（2～6Gy），骨髓抑制、感染、出血。③重度（6～10Gy），胃肠道损伤、严重感染。④极重度（>10Gy），中枢神经系统损伤，迅速死亡。

（2）局部损伤：①皮肤红斑、脱毛、溃疡。②器官功能损伤（如肺、胃肠道）。

2. 长期效应（随机性效应） 低剂量辐射长期暴露可能引发的慢性危害。

（1）癌症：辐射诱发 DNA 突变，增加癌症风险（如白血病、甲状腺癌、肺癌）。潜伏期可能长达数年甚至数十年。

（2）遗传性疾病：生殖细胞损伤可能导致遗传性疾病，影响后代健康。

（3）其他慢性疾病：白内障、心血管疾病、免疫功能下降。

考试知识点总结　　**本章小结**

协和云课堂……　拓展练习及参考答案

（杨海静　李凌玮）

第三章　辐射防护与安全

教学课件

学习目标

素质目标

（1）具备良好的职业道德和医德，严格遵守 X 线检查的正当性原则和最优化原则，避免不必要检查。

（2）树立积极参与辐射防护科普的意识，帮助社会大众理解 X 线检查对患者的利弊，消除其对 X 线检查的恐惧或避免过度检查。

知识目标

（1）掌握：X 线防护的物理知识和基本方法。

（2）熟悉：确定性效应和随机效应。

（3）了解：辐射防护用辐射量和单位电离辐射的生物学效应。

能力目标

（1）能采取有效的防护措施，在实际工作中减少对患者、他人及自身的辐射暴露。

（2）能根据实际工作环境，进行辐射防护设施的合理布局和评估。

案例导入

【案例】

患儿，男，4 岁，由于发热、咳嗽，医生怀疑支气管肺炎，要求进行胸部 X 线检查。由于患儿无法单独配合检查，放射科技师只好让一名家属陪检。

【问题】

1. 如果你是一名放射科技师，在接下来的检查过程中，应该如何为患儿进行必要的辐射防护？陪检人员的辐射防护应如何处理？

2. 患儿检查过程中需要注意哪些方面来减少辐射剂量？

· 核心知识拆解 ·

X 线检查技术是一把双刃剑。一方面，它为疾病的诊断提供了极为关键的影像信息；另一方面，其伴随的辐射可能对人体造成危害。了解 X 线的危害和防护，准确理解和掌握辐射量及其单位是至关重要的。这不仅是科学研究、临床应用的基础，更是保障放射工作人员、患者及公众安全的关键。电离辐射对人体细胞、组织和器官存在长期和短期影响，通过了解辐射危害理论，才能有效掌握防护技术和防护手段。

第一节　辐射量及单位

X 射线发现后最初应用于医学领域，X 射线对人体产生的生物学效应取决于有“多少量的辐射”（即辐射量），被人体真正吸收，如同服用药物中有多少剂量产生了药效，辐射量沿用了“剂量”这一概念来描述电离辐射，因此电离辐射的计量被称为辐射剂量。在国际上，负责选择和定义辐射量及其单位的权威组织是国际辐射单位和测量委员会（International Commission on Radiological Units and Measurements，ICRU）。ICRU 做了大量工作，现在已经有了一套较为完善的电离辐射量和单位，辐射防护学使用的量和单位也包括在其中。

一、照射量

当 X 射线或 γ 射线与空气产生相互作用时，会激发出次级电子。这些次级电子进而引发空气电离现象，大量正负离子随之产生。空气电离的进程中，次级电子逐步消耗能量，直至自身能量完全耗尽。X 射线或 γ 射线的能量高低及数量多寡，直接关系着对空气的电离能力。具体而言，能量越高、数量越大，空气电离能力越强，电离过程中产生的总电荷量也就越多。借助次级电子于空气中生成的任一种符号离子（包括负电子及正离子）的总电荷量，用以体现 X 射线或 γ 射线对空气的电离能力，从而表征 X 射线或 γ 射线的特性。照射量这一物理量，便是依据 X 射线或 γ 射线对空气电离能力的强弱，来实现对 X 射线或 γ 射线的度量，它也是 X 射线领域长期沿用至今的一种辐射量衡量方式 。

（一）照射量定义

照射量是用于衡量 X 射线或 γ 射线在空气中产生电离能力的物理量。X 射线或 γ 射线在单位质量空气中释放出来的全部电子（负电子和正离子）被空气完全阻止时，所形成的在空气中任何一种符号离子的总电荷量绝对值，即为照射量。需要注意的是，照射量仅适用于 X 射线和 γ 射线，且是针对空气介质而言。照射量（X）可以用公式表示，即

$$X=\frac{dQ}{dm} \qquad \text{（式 3-1）}$$

式中，dQ 为 X 光子或 γ 光子在质量为 dm 的空气介质内，所激发出的所有次级电子，在完全被空气阻滞的情况下，于空气中生成的任一离子总电荷量的绝对值 。根据照射量的严格定义，这里的

dQ 并不涵盖在被研究的空气 *dm* 内，释放出的次级电子产生韧致辐射后，经吸收所引发的电离电荷量。照射量这一物理量，主要从射线对空气的电离本领层面，阐述了 X 射线或 γ 射线在空气环境中的辐射场特性。需要明确的是，它仅适用于描述 X 射线和 γ 射线这两种类型的辐射，无法用于表征诸如中子、电子束这类其他辐射形式；同时，其适用范围也仅限于空气介质，对于组织等其他物质并不适用。由于照射量的基准测量中，目前还存在着某些无法克服的困难，因而它只适用于射线能量在 10keV 到 3MeV 的射线。

（二）照射量单位

照射量的单位为库仑每千克（$C \cdot kg^{-1}$），这是国际单位制（SI）中的照射量单位。$1C \cdot kg^{-1}$ 表示在 1kg 空气中，由 X 射线或 γ 射线产生的所有电子完全被阻止时形成的一种符号离子的总电荷量为 1C。

伦琴（roentgen，R）是历史上广泛使用的照射量单位。虽然伦琴在放射学发展中有重要意义，但在现代国际单位制中，库仑每千克逐渐取代了它的地位，不过在一些传统的放射学资料中仍可能会见到伦琴的使用。

由于 $1R = 2.58 \times 10^{-4} C \cdot kg^{-1}$，因而，$1C \cdot kg^{-1} = 3.877 \times 10^{3} R$。

（三）照射量率及其单位

单位时间内照射量的增量称为照射量率，用字母 *X* 表示。定义为 *dX* 除以 *dt* 所得的商，即

$$X = \frac{dX}{dt} \qquad \text{（式 3-2）}$$

照射量率的国际单位为库仑每千克每秒（$C \cdot kg^{-1} \cdot s^{-1}$）。其过去沿用至今的专用单位是伦琴或其倍数，或其分倍数除以适当的时间而得的商，如伦每秒（$R \cdot s^{-1}$）、伦每分（$R \cdot min^{-1}$）、毫伦每小时（$mR \cdot h^{-1}$）等。

（四）照射量的应用

照射量的测量主要基于射线在空气中产生的电离效应。常用的测量仪器包括自由空气电离室和空腔电离室等。自由空气电离室是一种基于标准空气等效体积内的电离电荷收集原理设计的仪器，可用于准确测量照射量。对于实际应用中的剂量监测，如医用 X 射线机的输出剂量校准，通常会使用经过校准的电离室型剂量仪。

在放射诊断中，照射量可以用来评估 X 射线机输出射线的强度，以确保患者接受的照射剂量在合理范围内。通过对不同部位、不同检查方法下照射量的测量和规范，可以优化放射诊断的图像质量和辐射安全。

二、比释动能

照射量是通过测量电离产生的电荷量，间接反映 X 射线或 γ 射线在空气环境下辐射强度的度量方式。然而，它存在局限性，无法揭示射线在吸收介质中能量转移的具体过程与实际情况。射线在介质内的吸收效果及所诱发的各种效应，与射线在介质中能量转移的整个进程紧密相连。当间接致电离辐射与物质发生相互作用时，其作用机制是间接致电离粒子率先将自身能量传递给直接致电离粒子，

随后，这些直接致电离粒子在物质内部引发电离和激发等一系列物理现象，直至最终粒子所携带的能量被物质完全吸收。在辐射剂量学领域，比释动能专门用于精确描述间接致电离粒子在与物质相互作用的过程中，向直接致电离粒子转移能量的详细状况 。

（一）比释动能定义

比释动能（K）是指间接致电离辐射与物质作用时，单位质量物质内间接致电离辐射产生的所有带电粒子的初始动能之和。计算公式如下

$$K=\frac{dE_{tr}}{dm} \quad \text{（式 3-3）}$$

式中，K 表示间接致电离辐射在质量为 dm 的介质中释放出的全部带电电离粒子的初始动能总和 dE_{tr} 与 dm 之比。dE_{tr} 单位为焦耳（J）。dm 为所考虑的体积元内物质的质量，单位为千克（kg）。

（二）比释动能的单位

比释动能的国际单位是焦耳每千克（$J \cdot kg^{-1}$），并给以专名“戈瑞”，简称“戈”，记作“Gy”。$1Gy = 1J \cdot kg^{-1}$。比释动能还有一些衍生的单位换算，如毫戈瑞（mGy），$1mGy = 10^{-3}Gy$，常用于描述较低剂量的辐射情况。在一些环境辐射监测或者低剂量的医学影像检查（如胸部 X 线检查，其辐射剂量通常在零点几毫戈瑞的水平）等场景下会用到。微戈瑞（μGy），$1\mu Gy = 10^{-6}Gy$，在对自然本底辐射的监测等方面有应用。

（三）比释动能率 $\dot{K}$ 及其单位

间接致电离辐射单位时间内在介质中产生的比释动能称为比释动能率，用字母 $\dot{K}$ 表示。计算公式如下

$$\dot{K}=\frac{dK}{dt} \quad \text{（式 3-4）}$$

式中，dK 为比释动能在单位时间 dt 内的增量。

比释动能率的国际单位是戈瑞每秒，或其分倍数除以适当的时间单位而得的商，如戈每秒（$Gy \cdot s^{-1}$）、毫戈每小时（$mGy \cdot h^{-1}$）等。

（四）比释动能的应用

在核电站、放射性实验室等环境中，工作人员需要监测辐射场的比释动能率，以评估辐射对人体的潜在危害。在肿瘤的放射治疗中，比释动能率的精确控制至关重要。医用直线加速器产生的高能 X 射线照射肿瘤组织时，医生需要根据肿瘤的类型、大小、位置及患者的身体状况等因素来设定合适的比释动能率。合适的比释动能率可以有效地杀死肿瘤细胞，同时尽量减少对周围正常组织的损伤。

三、吸收剂量

比释动能描述的是间接致电离辐射在介质里转移给次级带电粒子的能量。这些次级带电粒子的能量，一部分投入电离、激发过程，另一部分转变为轫致辐射。实际上，射线引发的各类效应，仅和其

在介质中用于电离、激发的能量挂钩，这部分能量才是射线在介质中真正沉积下来的。射线在介质里沉积的能量越多，意味着介质吸收的辐射能量越多，辐射引发的效应也就越显著。在辐射剂量学领域，采用吸收剂量来量化物质吸收辐射能量的程度，并基于吸收剂量深入探究能量吸收和辐射效应之间的关联。

（一）吸收剂量的定义

吸收剂量（absorbed dose，D）是指单位质量受照物质吸收电离辐射的平均能量。它是一个用于衡量辐射与物质相互作用后，物质吸收辐射能量程度的物理量，与辐射类型、能量及受照物质的性质都有关系。计算公式如下

$$D=\frac{dE_{en}}{dm} \tag{式 3-5}$$

式中，dE_{en} 是电离辐射授予质量为 dm 的物质的平均授予能量。当授予某一特定体积物质的平均能量递增时，其吸收剂量会相应增大。由于不同物质对辐射能的吸收能力存在差异，所以在探讨吸收剂量时，明确所涉及物质的种类至关重要。

（二）吸收剂量的单位

吸收剂量的国际单位是焦耳每千克（$J \cdot kg^{-1}$），其专用名和比释动能相同，即戈瑞（Gy），$1Gy = 1J \cdot kg^{-1}$，即 1 千克受照物质吸收 1 焦耳的辐射能量时，其吸收剂量为 1Gy。为方便起见，通常用厘戈瑞（cGy），1Gy = 100cGy。以戈瑞为单位的吸收剂量适用于任何类型的电离辐射和任何受照物质。

拉德是历史上曾使用过的吸收剂量单位，其符号为 rad，1rad = 0.01Gy，即 100rad = 1Gy。虽然现在国际上普遍采用戈瑞作为单位，但在一些旧的文献和资料中，仍可能会出现拉德的表述。

（三）吸收剂量率及其单位

各种电离辐射的生物效应，既取决于吸收剂量大小，也和吸收剂量的速率有关。所以，为全面衡量其对生物的影响，引入了吸收剂量率的概念。一般来说，吸收剂量率（$\dot{D}$）表示单位时间内吸收剂量的增量。计算公式如下

$$\dot{D}=\frac{dD}{dt} \tag{式 3-6}$$

式中，dD 为吸收剂量在单位时间 dt 内的增量。吸收剂量率的国际单位用焦耳每千克每秒（$J \cdot kg^{-1}s^{-1}$）表示，其专名为戈每秒（$Gy \cdot s^{-1}$）。吸收剂量率的单位亦可用戈或其倍数其分倍数除以适当的时间而得的商表示，如毫戈每时（$mGy \cdot h^{-1}$）、戈每时（$Gy \cdot h^{-1}$）、戈每分（$Gy \cdot min^{-1}$）等。

（四）吸收剂量的应用

在评估辐射对人体的危害时，吸收剂量是重要的考量因素。对于长期处于低剂量辐射环境下的放射工作人员，通过监测他们身体所接受的吸收剂量来评估辐射风险。国际放射防护委员会（International Commission on Radiological Protection，ICRP）等组织制定了相关的剂量限值标准，根据吸收剂量来判断是否会对人体产生有害的确定性效应（如放射性皮肤损伤、造血器官损伤等）或增加随机性效应（如致癌风险、遗传效应等）的概率。

四、当量剂量

虽然吸收剂量能够表明生物体在接受照射时所吸收的射线能量，但是吸收的辐射剂量与引发某些已知生物效应的危险性通常并不对等。这是因为在辐射类型或其他条件改变时，生物辐射效应和吸收剂量之间的关系也会跟着改变。所以，有必要对吸收剂量进行加权处理，让经过修正后的吸收剂量，相较于单纯的吸收剂量，能够更有效地与辐射所导致的有害效应的概率或者严重程度建立联系。

在辐射防护领域，要对个人或者集体实际已经接受的，或者有接受可能性的吸收剂量，依照组织生物效应来进行加权修正。经过这样修正后的吸收剂量，在放射防护中被称作当量剂量（HT）。具体而言，对于辐射 R 在组织或器官 T 中的当量剂量，可由下列公式计算得出

$$HT \cdot R = wR \cdot DT \cdot R \qquad \text{（式 3-7）}$$

式中，wR 为与辐射 R 能量相关的吸收剂量修正因子，也称为辐射权重因子；$DT \cdot R$ 为辐射 R 在组织或器官 T 中产生的平均吸收剂量。在辐射防护的情境下，关注点通常并非受照体某一个特定点的吸收剂量。这是因为单个点的吸收剂量信息相对局限，不能全面反映辐射对整个器官或组织的影响。wR 正是用来对某器官或组织的平均吸收剂量进行修正的。

由于 wR 无量纲，因此当量剂量的国际单位与吸收剂量相同，即焦耳每千克（$J \cdot kg^{-1}$），其国际单位是希沃特（Sv），$1Sv = 1J \cdot kg^{-1}$。

五、有效剂量

当量剂量用于衡量不同射线类型给组织或器官造成的辐射危害。不过，即便两种不同组织或器官吸收的当量剂量一样，它们产生的生物学效应也可能大相径庭。这是因为各个组织或器官对辐射的敏感程度不尽相同。

在辐射防护领域，需要考虑引入一个能体现辐射对生物体损害程度的辐射量，以此来描述辐射产生的损害效应大小。1Sv 当量剂量作用于不同器官和组织时，其辐射效应的危险程度是有差别的。为了体现不同器官和组织在受到相同当量剂量时，对人体产生有害效应的严重程度的差异，所以引入了权重因子 w_T，计算公式如下

$$w_T = \frac{\text{组织 } T \text{ 接受 1Sv 时的危险度}}{\text{全身均受照 1Sv 时的总危险度}} \qquad \text{（式 3-8）}$$

不同组织或器官，其危险度权重因子不同，见表 3-1。

表 3-1　不同组织或器官的辐射危险度权重因子

组织 T	w_T
红骨髓、结肠、肺、胃、乳腺、其余组织	0.12
性腺	0.12
膀胱、食管、肝、甲状腺	0.05
骨表面、脑、唾液腺、皮肤	0.01
合计	1.00

注：用于 14 个组织的平均剂量：肾上腺、胸腔外区、胆囊、心脏、肾、淋巴结、肌肉、口腔黏膜、胰脏、前列腺、小肠、脾、腺、子宫/子宫颈。

有效剂量（E）是一个综合考虑了不同组织或器官对辐射的敏感性及全身受到不均匀照射情况的辐射量。它是通过将人体各组织或器官的当量剂量乘以相应的组织权重因子，然后求和得到的，用于评估全身受到辐射照射时的总体风险。计算公式如下

$$E = \sum_{T} w_T \cdot H_T \quad \text{（式 3-9）}$$

式中，H_T 为组织 T 受到的当量剂量，w_T 为组织 T 的权重因子。

有效剂量的单位与当量剂量相同，也是希沃特（Sv）。

六、集体当量剂量和集体有效剂量

随着生活与医疗条件改善，医疗放射性检查更频繁，放射线从业者增多。因辐射随机性效应仅以一定概率在部分个体出现，所以评估群体辐射危害时，会采用集体当量剂量或集体有效剂量。

（一）集体当量剂量

某一群体的集体当量剂量（S_T）计算公式如下

$$S_T = \sum_{i} H_{Ti} \cdot N_i \quad \text{（式 3-10）}$$

式中，H_{Ti} 为受照射群体中第 i 组内 N_i 个成员平均每人在全身或任一特定器官或组织内的当量剂量。

集体当量剂量等于群体中的个体数与每个个体的平均当量剂量的乘积，比如群体有 N 个个体被同类辐射照射，每个个体受到的平均当量剂量均为 H，群体的集体当量剂量计算公式如下

$$S_T = H \cdot N \quad \text{（式 3-11）}$$

其单位为人·希沃特。

（二）集体有效剂量

某一群体的集体有效剂量（S_E）为受照群体中每一个成员的有效剂量之和，计算公式如下

$$S_E = \sum_{i} E_i \cdot N_i \quad \text{（式 3-12）}$$

式中，N_i 为该群体中全身或任一器官受到平均有效剂量为 E_i 的那部分人员的人数。集体有效剂量的单位与集体当量剂量的单位相同。

当群体中 N 个个体受到同类辐射照射，且每个个体所受的平均有效剂量均为 E 时，群体集体有效剂量计算公式如下

$$S_E = E \cdot N \quad \text{（式 3-13）}$$

集体当量剂量和集体有效剂量是一个广义量，可应用于全世界居民、一个国家居民、一个群体以至一个人。

第二节　电离辐射对人体的危害

一、电离辐射

电离辐射对人体细胞的损伤主要有直接作用和间接作用两种机制。直接作用是指电离辐射的能量直接与生物大分子（如 DNA、RNA、蛋白质等）相互作用，使这些分子发生电离或激发，从而导致其结构和功能改变。例如，X 射线光子直接作用于 DNA 分子，使 DNA 链上的化学键断裂，可能引起碱基损伤、双链断裂等。

间接作用是射线和电离辐射产生的离子先与细胞内的水分子相互作用，产生具有高活性的多种自由基（如羟自由基、氧自由基等），这些自由基再与生物大分子发生作用，导致其损伤。由于机体细胞内 70%以上是水，所以间接作用在辐射损伤中占有重要地位。自由基可以扩散到生物大分子附近，与它们发生加成、抽氢、电子转移等反应，从而改变生物大分子的结构和功能。例如，羟自由基可以攻击 DNA 分子中的碱基，使碱基发生氧化、脱氨等变化，影响 DNA 的复制和转录。

二、辐射生物效应

（一）辐射生物效应的影响因素

辐射生物效应的程度受到多种因素的影响，包括辐射类型、剂量、剂量率、照射方式、受照组织或器官的特性等。

不同类型的辐射，如 α 粒子、β 粒子、X 射线、γ 射线等，由于其能量、电离能力和穿透能力不同，对生物组织产生的效应有很大差异。例如，α 粒子的电离能力强，在短距离内释放大量能量，虽然其穿透能力弱，但对局部组织的损伤严重。而 X 射线和 γ 射线的电离能力相对较弱，但穿透能力强，可对深部组织造成影响。

辐射剂量是决定生物效应严重程度的关键因素之一。一般来说，随着剂量的增加，生物效应的严重程度也增加。但在低剂量范围内，生物效应的发生和发展可能较为复杂，存在线性无阈、线性有阈或非线性等不同的剂量-效应关系模型。剂量率也会影响生物效应，低剂量率照射时，细胞有更多时间进行修复，可能减轻辐射损伤。

照射方式包括外照射和内照射。外照射是指辐射源在人体外部对人体进行照射，如医用 X 射线检查。内照射则是放射性物质通过吸入、食入或皮肤伤口等途径进入人体内部，在体内持续释放辐射，对周围组织造成损伤。内照射的危害往往比外照射更严重，因为放射性物质在体内长期滞留，持续对局部组织产生辐射作用。

受照组织或器官的特性对辐射生物效应也有重要影响。不同组织和器官对辐射的敏感性不同，例如，造血组织、淋巴组织、生殖腺、胃肠道上皮等细胞更新快的组织对辐射较为敏感，而肌肉组织、神经组织等细胞更新慢的组织相对不敏感。这是因为辐射对细胞的损伤主要在细胞分裂和增殖过程中表现出来，细胞更新快的组织更容易受到辐射影响。

（二）辐射生物效应的分类

国际放射防护委员会将辐射生物效应分为确定性效应和随机性效应两类。

1. 确定性效应 是指辐射剂量超过一定阈值后必然会发生的一种辐射生物效应，其严重程度与剂量有关。射线照射人体组织，无论是全身还是局部，若大量细胞被杀死且无法由活细胞增殖补充，就会引发确定性效应。这会导致组织或器官中细胞缺失，进而产生临床可查的严重功能损伤。

确定性效应的严重程度与辐射剂量呈非线性关联，并且存在阈剂量。当剂量低于阈值，被杀死的细胞很少，不会引发组织或器官功能性损伤，健康人受损害概率为零。一旦剂量超过阈值，效应发生率和严重程度便会随剂量上升而增加。当剂量增加到一定水平时，其概率陡然上升达到100%，这个剂量称为阈剂量。超过阈剂量后，损害的严重程度随剂量的增加而加重，即受影响的细胞越多，功能丧失越严重。确定性效应的发生基础是器官或组织的细胞死亡。射线照射人体，除了直接造成组织或器官功能受损，还会损伤供血血管，引发继发性组织损伤。受损组织中，纤维组织会取代功能细胞，使器官功能下降。临床诊断结果与受照组织的特定功能紧密相关。例如，眼晶状体受照变浑浊，会导致视力下降；性腺受照，可能引发暂时或永久性不育。部分功能性确定性效应，若损伤程度不严重，是可逆的。像唾液腺或甲状腺分泌能力降低、脑电图或视网膜图改变的神经效应，以及皮肤早期红斑、皮下水肿等血管性反应，在一定条件下都能够恢复。人体不同组织、器官对射线照射的敏感程度不同。组织损伤的频率与辐射剂量大小相关，而损伤出现的时间跨度极大，短至几小时，长可达几天甚至数年。

单次（急性）接受低于几戈瑞的剂量照射时，少有组织会产生具有临床意义的有害反应。若辐射剂量在几年内分散给予，大多数组织在年剂量低于0.5Gy的情况下，不会出现严重效应。不过，性腺、眼晶状体和骨髓属于对射线较为敏感的组织与器官。通常，这些组织发生确定性效应的频率随剂量增加而增加，其严重程度也随剂量改变而发生变化。

2. 随机性效应 是指辐射效应的发生概率与剂量相关，但效应的严重程度与剂量无关的一种辐射生物效应。随机性效应最大的特点是效应是否发生存在不可预知性。这种效应没有剂量阈值，即使在很低的剂量下，也有一定的发生概率，但其发生是随机的，无法准确预测某个个体是否会发生。随机性效应主要包括致癌效应和遗传效应。电离辐射下，细胞若未被杀死，存活细胞分裂出的新细胞经过长短不同的潜伏期后，可能恶变致癌。辐射致癌概率一般随剂量上升而增大，很可能不存在阈剂量，且大致与剂量成正比，不过癌的严重程度和剂量无关，即致癌效应。如果生殖组织细胞受损伤，其传递给后代的遗传信息改变，就会在受照者后代身上显现出多样的、严重程度各异的效应，即遗传效应。

（1）致癌效应：癌症是威胁人类健康的重要疾病。有资料显示，人类所患全部癌症中，80%以上来自生活与环境（包括职业），其中大约1%来自天然本底辐射和人工辐射源的照射，如果将职业照射计算在内，这个比例可能会更高。在致癌效应方面，电离辐射可使人体细胞中的DNA发生突变，当这些突变涉及原癌基因或抑癌基因改变时，可能导致细胞恶性转化，引发癌症。不同组织和器官对辐射致癌的敏感性存在差异，如胃、肺、结肠、甲状腺、乳腺、红骨髓等组织的辐射致癌危险性更高。辐射引起的癌症类型包括白血病、肺癌、乳腺癌、甲状腺癌、胃癌、结肠癌等。因此，在放射诊断中，应尽可能保护这些对射线较敏感的组织或器官。

影响辐射诱发致死性癌症的发病率与受照者的年龄有关，一般较年轻者更易感。如对女性的乳腺而言，年幼者易感性最高，且易感性逐年下降。甲状腺癌的易感性也呈逐年下降趋势。在受到电离辐射影响的任何情况下，儿童患辐射相关疾病的终身发病率比成年人高 2~3 倍。

（2）遗传效应：性腺受到电离辐射的照射，对生殖细胞中的 DNA 造成损伤，这种损伤可能传递给后代，引起遗传物质的改变，导致后代出现先天性畸形、遗传疾病等。这种出现在后代中的随机性效应称为遗传效应。虽然目前关于低剂量辐射的遗传效应在人类中的证据还不完全充分，但在动物实验中已经观察到了辐射引起的遗传损伤现象。在临床上可表现为先天出生缺陷、死胎、流产、死产和新生儿死亡等。

遗传效应的严重程度差异极大。一种是显性突变，会使第一子代出现遗传疾病。这类突变有的对患病个体危害极大，甚至危及生命，主要出现在受照后的第一、二代。染色体畸变也会引发儿童先天畸形。另一种是隐性突变，对最初几代子代影响较小，却会使后代遗传损伤的总数增多。此外，还有许多有害情况在人类中发生概率颇高，由遗传与环境因素相互作用产生，这类被称作多因素疾患。

三、胎儿出生前受照效应

人类胚胎发育阶段包括从受精卵形成到妊娠 8 周是胚胎期，以及 8 周之后则为胎儿期。该阶段对射线高度敏感，一旦妊娠女性子宫内的胚胎或胎儿受到射线照射，在宫内及出生后都可能出现各类损害。研究胎儿出生前受照效应，对放射实践与防护意义重大，是确定妊娠女性辐射剂量限值的重要依据。

胚胎或胎儿在不同发育阶段受照，产生的效应有别，主要涉及胚胎死亡、畸形、智力迟钝、诱发癌症和遗传效应，这些效应涵盖了确定性和随机性两类。妊娠第 2~20 周最易出现确定性效应，但通常诊断性医学检查后，不会引发畸形、生长发育迟缓、智力低下及死亡等这类确定性效应。单次（累计）胎儿剂量低于 0. 1Gy 时，一般不会出现确定性效应，并且临床胎儿诊断成像的辐射照射也都控制在 0. 1Gy 以下。和成年人情况相似，胎儿受照后，辐射诱发癌症这种随机性效应的发生概率较低。不过，胎儿在子宫内受辐射照射而诱发癌症的风险，和儿童时期相当，约是普通人群的 3 倍 。

四、皮肤效应

电离辐射既可引起皮肤的确定性效应，如急、慢性放射性皮肤损伤，也可诱发癌症。放射性皮肤损伤的预防至关重要，应严格遵循辐射防护规范，减少不必要的辐射暴露。对于从事辐射相关工作的人员，要配备完善的防护设备，并定期进行健康检查，以便早期发现和处理皮肤损伤。

（一）急性放射性皮肤损伤

急性放射性损伤，多因皮肤在短时间内遭受大剂量电离辐射而引发。在医用辐射的正常操作中，放射工作人员与患者都不会出现急性放射性皮肤损伤。若出现违规操作、设备故障或长时间局部照射等状况，患者身体局部就可能承受大剂量照射，最终引发急性放射性皮肤损伤。这种损伤的临床表现有十分明显的阶段性特点。

1. 初期反应 在辐射暴露后的数小时至数天内，受照皮肤局部会出现轻微的红斑，可伴有瘙痒或烧灼感。

2. 假愈期　随着时间推移，红斑可能会暂时减轻或消失，进入假愈期。此阶段看似皮肤状况有所好转，但实际上皮肤内部的损伤仍在持续发展，修复进程较为缓慢且不完全。

3. 症状加剧期　经过假愈期后，皮肤损伤会再次加重，红斑重新出现并迅速扩展、颜色加深，可发展为紫红色，同时伴有水肿，严重时会出现水疱。皮肤的附属器如汗腺、皮脂腺等也会受到影响，出现功能障碍。

4. 恢复期或慢性期　若损伤程度较轻且未发生感染等并发症，经过适当的治疗和较长时间的恢复，皮肤损伤可能逐渐好转，进入恢复期。但如果损伤严重，可能会转为慢性放射性损伤，遗留皮肤萎缩、色素沉着或减退、毛发脱落、瘢痕形成等后遗症。

（二）慢性放射性损伤

慢性放射性损伤多是由于长期反复接受低剂量电离辐射或急性放射性损伤未得到妥善处理而逐渐发展形成。主要表现为皮肤干燥与粗糙、色素沉着与减退、皮肤萎缩、毛发脱落与指甲改变。毛囊和甲床对电离辐射较为敏感。长期辐射可导致毛囊细胞受损，毛发的生长周期紊乱，出现毛发变细、易折断，最终导致毛发脱落。指甲也会出现生长缓慢、变薄、易脆裂、失去光泽等改变，严重时指甲可出现变形、凹陷甚至脱落。

（三）皮肤癌

电离辐射是皮肤癌发生的重要危险因素之一。长期暴露于电离辐射下，皮肤细胞的基因组稳定性受到严重破坏，发生基因突变的概率大大增加。

第三节　X 线的防护

一、 X 线防护的基本标准

放射防护的基本标准旨在确保电离辐射的应用对人类健康和环境的危害被控制在可接受的水平。目前国际上广泛采用的是国际辐射防护委员会制定的相关建议，许多国家也据此制定了本国的放射防护标准。

在我国，现行的主要放射防护标准为《电离辐射防护与辐射源安全基本标准》（GB 18871—2002）。该标准规定了对职业照射、公众照射、医疗照射及潜在照射等各类照射情况的剂量限值要求。

微课：X 线的防护

二、 X 线防护的原则

（一）正当性原则

任何涉及电离辐射的实践活动，在开展之前都必须进行正当性判断。这意味着该实践所带来的利益必须大于其可能产生的危害。例如，在医学诊断中使用 X 线检查，需要权衡通过检查获得准确诊断结果从而指导有效治疗的益处，与 X 线辐射对患者身体可能造成的潜在风险。只有当利益明显超过风险时，该实践才被认为是正当的，才能被批准实施。

（二）最优化原则

在满足正当性原则的前提下，对于辐射实践，应采取一切合理的措施，将辐射照射水平降低到尽可能低的程度，同时考虑到经济和社会因素的制约。这要求在设计、运行和管理辐射相关设施与活动时，对各种可能的防护方案进行优化选择。例如，在医院的放射科布局设计中，要合理规划 X 线机房的位置、屏蔽厚度，选择合适的 X 线设备型号，以及制订科学的患者检查流程等，以在保证诊断质量的前提下，最大程度减少患者、医护人员及周围公众的辐射暴露。

（三）个人剂量限值原则

个人所接受的辐射剂量不得超过规定的剂量限值。这是放射防护的最后一道防线，确保即使在前面的正当性和最优化原则都得到遵循的情况下，个人的辐射暴露也不会超过对健康产生不可接受风险的水平。剂量限值是基于对辐射生物学效应的深入研究确定的，它为每个个体在辐射环境中的安全提供了明确的量化指标。

放射工作人员的年当量剂量是指一年工作期间所受到的外照射的当量剂量与这一年内摄入放射性核素所产生的待积当量剂量总和，但不包括天然本底照射和医疗照射。对放射工作人员进行剂量限值要求考虑随机性效应和确定性效应。对于职业照射，连续 5 年的年平均有效剂量不得超过 20mSv，任何一年中的有效剂量不得超过 50mSv。从事放射工作的育龄妇女所接受的照射，应当严格按均匀的月剂量加以控制。对从事放射工作的孕妇、哺乳期妇女（仅指内照射而言）及 16～18 岁的实习人员，不应在 1 年照射的有效剂量有可能超过 6mSv 的环境下工作。对于公众照射，年有效剂量限值为 1mSv。这些剂量限值是经过大量科学研究和实践经验总结得出的，在保障人员健康的同时，也兼顾了放射技术在医疗、科研等领域合理应用的需求。

三、 X 线防护的基本方法

（一）时间防护

减少人员在辐射场中的停留时间是降低辐射剂量的有效方法之一。因为辐射剂量与暴露时间成正比，所以在进行辐射操作时，应尽可能提高工作效率，快速、准确地完成任务。放射工作人员在操作前应做好充分准备，操作中技术熟练、准确、迅速，以尽量缩短检查时间。X 线摄影应优选摄影条件，不出或少出废片，减少重复照射。在特殊情况下，工作人员不得不在 X 线照射下工作时，也应严格限制操作时间，使受照剂量控制在规定的限值以下。

（二）距离防护

根据辐射源的辐射强度随距离的平方成反比衰减的规律，增大人员与辐射源之间的距离可以显著降低辐射剂量。在实际工作中，应尽可能利用远程操作设备进行辐射源的控制和操作。例如，在放射性物质的装卸和运输过程中，使用遥控机械臂进行操作，使操作人员远离辐射源，从而减少辐射暴露。

（三）屏蔽防护

采用适当的屏蔽材料来阻挡或减弱辐射是放射防护的重要手段。不同类型的辐射需要不同的屏蔽材料。对于 X 线，常用铅、混凝土、钢板等高密度材料进行屏蔽。例如，在 X 线机房的墙壁、门窗等部位都要安装一定厚度的铅板或使用含铅的防护玻璃，以防止 X 线泄漏到机房外对周围人员造成辐射。

四、X 线设备操作的防护安全要求

（一）一般要求

1. 放射工作人员应熟练掌握业务技术，接受放射防护和有关法律知识培训，满足放射工作人员岗位要求。

2. 根据不同检查类型和需要，选择使用合适的设备、照射条件、照射野及相应的防护用品。

3. 合理选择各种操作参数，在确保达到预期诊断目标条件下，使受检者所受到的照射剂量最低。

4. 如设备具有儿童检查模式可选项时，对儿童实施检查时应该使用该模式；如无儿童检查模式，应适当调整照射参数（如管电压、管电流、照射时间等），并严格限制照射野。

5. X 线设备曝光时，应关闭与机房相通的门、窗。

6. 放射工作人员应按《职业性外照射个人监测规范》（GBZ 128—2019）的要求进行个人剂量监测。

7. 在进行病例示教时，不应随意增加曝光时间和曝光次数。

8. 工作人员应在有屏蔽的防护设施内进行曝光操作，并应通过观察窗等密切观察受检者状态。

9. 施行 X 线检查时应注意陪护者的防护。摄影中除正在接受检查的被检者外，其他人员不应留在机房内。如若必须同时进入机房者要恰当安置，并有相应屏蔽防护措施。

（二）透视检查用 X 线设备操作的防护安全要求

1. 应尽量避免使用普通透视检查，使用中应尽量避免卧位透视。

2. 进行消化道造影检查时，应严格控制照射条件和避免重复照射，对工作人员、受检者都应采取有效的防护措施。

3. 借助 X 线透视进行近台操作等诊疗活动时，应穿戴好防护用品，不应连续曝光，并应尽可能缩短累积曝光时间。

（三）摄影检查用 X 线设备操作的防护安全要求

1. 应根据使用的不同 X 线管电压更换附加滤过板。

2. 应严格按所需的投照部位调节照射野，使有用线束限制在临床实际需要的范围内并与成像器件相匹配。

3. 应合理选择胶片及胶片与增感屏的组合，并重视暗室操作技术的质量控制。

4. 对于 CR 设备，应定期对成像板进行清洁、维护、保养和伪影检查。

（四）牙科摄影用 X 线设备操作的防护安全要求

1. 底片固定要求 必须将口腔底片固定在恰当位置，若无法固定，则需受检者自行扶持。

2. 便携式设备使用规范 只有在确实需要进行 X 线检查，且固定设备无法操作的情况下，才允许使用便携式牙科 X 线摄影。在曝光时，工作人员的躯干要避开有用线束方向，并且与焦点的距离保持在 1.5m 以上。

（五）乳腺摄影 X 线设备操作的防护安全要求

1. 甲状腺防护 要切实做好患者和受检者甲状腺部位的防护工作。

2. 设备参数选择 依据乳房类型及压迫厚度，挑选合适的靶/滤过材料组合。同时，建议启用摄影机的自动曝光控制功能，以获取稳定的采集效果，满足防护最优化需求。

（六）移动式和便携式 X 线设备操作的防护安全要求

1. 病房检查防护 选用移动式 X 射线设备在病房进行检查时，对于毗邻床位（2m 范围内）的受检者，必须采取防护措施，严禁将有用线束对准其他受检者。

2. 工作人员自身防护 曝光时，工作人员需做好自我防护，合理选择站立位置，保证在曝光过程中能够观察到受检者的姿势。

3. 近距离操作人员防护 需要近距离操作检查系统的人员，应当穿铅橡胶围裙，或在移动铅防护屏风后展开操作。防护用品及防护设施的配置必须符合技术要求。

4. 室外操作警示 在临时的室外操作场地周围，应设置护栏或警告标志，防止无关人员误入。

5. 操作时间选择 针对非急、危、重症受检者开展床旁操作时，要确定合理的操作时间，如避开医生集中查房及家属探视等人员聚集的时段。

6. 告知义务履行 无论何时，使用移动式 X 线设备进行床旁操作前，操作设备的工作人员都应提前向现场所有人员履行告知义务，保证控制区内没有无关人员。

7. 陪检人员管理 对于协助受检者进行 X 线检查的人员，工作人员需提前告知相关情况并征得其同意，待陪检者穿戴好个人防护用具后，方可进行床旁操作。

8. 投照方式与防护 使用移动式 X 线设备实施床旁操作时，应尽量采用向下的投照方式。若采用水平投照方式进行检查，除接受放射检查的受检者外，还要避免有用射线束直接照射邻近的其他人。若无法避免，需使用移动铅防护屏风进行隔挡，或为相关人员配备防护用品 。

五、儿童 X 线检测的防护要求

（一）检查原则

1. 剂量控制 进行儿童 X 线检查时，在保证获取必要诊断信息的前提下，需将受检儿童所接受的照射剂量严格控制在合理可达到的最低水平。

2. 群检限制与防护 鉴于儿童对射线敏感度高、身体尺寸较小且难以控制体位等特性，儿童X线群体检查必须严格把控，同时采取切实有效的防护举措。

3. 质量保证 必须建立并严格执行X线诊断的质量保证计划，以此提升诊断水平，降低儿童所接受的辐射剂量。此外，各类用于儿童的医用诊断X线机，其防护性能、工作场所的防护设施及安全操作流程，都必须严格遵循《医用X线诊断放射防护要求》（GBZ 130—2013）的相关规定。

（二）X线防护设备和用品的防护要求

1. 机房防护设施 X线机房必须配备能够为候诊儿童提供可靠防护的设施。

2. 机房布局与装修 专供儿童X线检查使用的机房，内部布局要合理，且应按照儿童喜爱的风格进行装修，以减轻儿童的恐惧心理，最大程度地促使儿童配合检查。

3. 防护用品配备 必须针对不同年龄儿童的各类检查，配备能够对相应组织和器官起到保护作用的防护用品，且防护用品的铅当量不得小于0.5mm铅当量。

（三）对临床医师的要求

1. 严格掌握适应证 临床医师应精准把控儿童X线诊断的适应证。对于是否对患儿进行X线检查，要依据临床实际需求及防护原则进行全面分析与判断，只有在具备充分正当理由的情况下，方可申请X线检查。

2. 优先非电离辐射检查 在对患儿进行诊断时，应优先考虑采用非电离辐射检查方法。

3. 透视操作规范 若在X线透视下进行骨科整复和异物取出等操作，严禁连续曝光，并且要尽可能缩短曝光时间。

（四）对X线工作者的要求

1. 必须熟练掌握儿科放射学业务技术和射线防护知识，仔细复查每项儿童X线检查申请的合理性，有权拒绝无正当理由的X线检查。

2. 除临床必需的X线透视检查外，应对儿童采用X线摄影检查。

3. 对儿童进行X线摄影检查时，应严格控制照射野，将有用线束限制在临床实际需要的范围内。

4. 对儿童进行X线摄影检查时，应采用短时间曝光的摄影技术。

5. 对婴幼儿进行X线摄影时，一般不应使用滤线栅。

6. 对儿童进行X线检查时，必须注意非检查部位的防护，特别应加强对性腺及眼晶状体的屏蔽防护。

7. 使用移动式设备在病房或婴儿室内做X线检查时，必须采取防护措施减少对周围儿童的照射，不允许将有用线束朝向其他儿童。

8. 未经特殊允许不得用儿童做X线检查的示教和研究病例。

9. 对儿童进行X线检查时，应使用固定儿童体位的设备。除非特殊病例，不应由工作人员或陪伴者扶持患儿。必须扶持时，应对扶持者采取防护措施。

▶知识拓展

放射防护法规

放射防护法规是放射卫生防护机构执法监督的依据,同时也是放射防护标准制定的依据,并赋予相应标准以法律效力。放射防护标准是开展放射防护监督与评价的科学依据。放射卫生防护法律体系是执法主体开展监督执法工作的依据和准绳,也是放射工作单位和放射工作人员的行为准则。

（一）我国现行放射卫生防护法规体系

按法规的渊源分为以下 4 个层次。

1. 全国人民代表大会通过,由国家主席发布的有关法律,如《中华人民共和国放射性污染防治法》。

2. 国家最高行政机关国务院发布的行政法规,如《放射性同位素与射线装置安全和防护条例》等。

3. 国务院所属部门生态环境部、国家卫生健康委员会、交通运输部、公安部制定和发布的行政规章,如《放射性同位素与射线装置安全许可管理办法》《放射工作人员职业健康管理办法》《放射诊疗管理规定》等。

4. 由地方(省、市、自治区)立法机构制定发布的地方性法规或规章。

（二）相关法规及重要条款

开展医用 X 线影像诊断工作的单位和个人都必须严格遵守国家为此制定的各项行为准则。

1.《中华人民共和国职业病防治法》相关条款第四条:用人单位应当为劳动者创造符合国家职业卫生标准和卫生要求的工作环境和条件,并采取措施保障劳动者获得职业卫生保护。第二十五条:对放射工作场所和放射性同位素的运输、贮存,用人单位必须配置防护设备和报警装置,保证接触放射线的工作人员佩戴个人剂量计。第三十五条:对从事接触职业病危害的作业的劳动者,用人单位应当按照国务院卫生行政部门的规定组织上岗前、在岗期间和离岗时的职业健康检查,并将检查结果如实告知劳动者。职业健康检查费用由用人单位承担。

2.《放射诊疗管理规定》相关条款第四条:医疗机构开展放射诊疗工作,应当具备与其开展的放射诊疗工作相适应的条件,经所在地县级以上地方卫生行政部门的放射诊疗技术和医用辐射机构许可。第五条:医疗机构应当采取有效措施,保证放射防护、安全与放射诊疗质量符合有关规定、标准和规范的要求。

3.《放射工作人员职业健康管理办法》相关条款第五条:放射工作人员应当具备下列基本条件。①年满 18 周岁;②经职业健康检查,符合放射工作人员的职业健康要求; ③放射防护和有关法律知识培训考核合格;④遵守放射防护法规和规章制度,接受职业健康监护和个人剂量监测管理;⑤持有《放射工作人员证》。第六条:放射工作人员上岗前,放射工作单位负责向所在地县级以上地方人民政府卫生行政部门为其申请办理《放射工作人员证》。

4.《放射防护器材与含放射性产品卫生管理办法》相关条款第五条:生产单位首次生产放射防护器材或者含放射性产品的，应当进行检测。未经检测或者经检测不符合有关标准和卫生要求的放射防护器材与含放射性产品,不得生产、销售、进口与使用。

考试知识点总结

本章小结

协和云课堂…… 拓展练习及参考答案

（潘炳灿）

第四章　X 线摄影原理

教学课件

微课：X 线摄影原理

学习目标

素质目标

（1）具备严谨求实的科学态度，能实事求是地对待 X 线摄影原理学习与实验，不断探索新知识和新技术。

（2）树立知行合一的意识，运用 X 线摄影原理知识，解释 X 线图像形成机理和存在问题，并能解决问题。

知识目标

（1）掌握：X 线影像的形成原理、影响因素，DR 的成像原理。

（2）熟悉：感光效应的影响因素、数字合成体层成像的原理。

（3）了解：CR 的成像原理、信息传递过程。

能力目标

（1）能根据患者的病史、临床表现和检查部位情况综合分析，选择合适的 X 线设备及曝光参数。

（2）综合所学知识，识别各种 X 线摄影设备形成的图像特点。

案例导入

【案例】

患者，男，32 岁，因咳嗽、胸痛前来就诊。医生怀疑其肺部有病变，开具胸部 X 线检查。X 线片示患者肺部存在一处阴影，结合临床症状，最终诊断为肺炎。

【问题】

1. X 线在穿透人体不同组织时，为什么会形成不同的影像表现？
2. 在调整 X 线机参数时，技师主要考虑哪些因素来确保获得清晰、准确的 X 线影像？

·核心知识拆解·

本章的主要内容是介绍 X 线摄影原理，主要包括 X 线成像基本原理、数字 X 线成像原理、乳腺 X 线摄影成像原理。

第一节　X 线影像的形成及其影响因素

一、 X 线影像的形成原理

（一） X 线的特性基础

X 线具有穿透性、荧光效应、感光效应、电离效应、化学效应等特性。其中，穿透性是 X 线影像形成的基础。X 线能够穿透人体不同组织结构，由于人体各种组织对 X 线的吸收程度不同，当 X 线穿过人体后，剩余的 X 线在荧光屏或胶片上就会产生不同的影像表现。例如，骨骼等高密度组织吸收 X 线较多，透过的 X 线少，在影像上显示为白色的高亮度区域；而含气体的组织（如肺组织），对 X 线吸收少，透过的 X 线多，在影像上表现为黑色的低亮度区域。

（二） X 线成像的基本条件

1. X 线源　需要有产生 X 线的设备，如 X 线机。其产生的 X 线具有一定的强度、硬度（波长或能量）等参数，可根据检查的部位和目的进行适当调整。

2. 被检体　人体不同部位的组织结构在密度、厚度等方面存在差异。这种差异是形成 X 线影像对比的天然条件。如胸部的肋骨、心脏、肺等组织结构各自具有不同的密度和厚度，在 X 线照射下会产生不同程度的衰减。

3. 成像介质　包括荧光屏、X 线胶片、探测器等。荧光屏可将 X 线的能量转化为可见光，实现透视观察；X 线胶片通过感光作用记录 X 线影像；探测器则可以将 X 线信号转化为数字信号用于计算机处理和显示。

当 X 线穿过被检体后，携带了被检体内部结构信息的 X 线作用于成像介质，经过成像介质的转换和处理，最终形成可供观察的 X 线影像。

二、 X 线影像形成的影响因素

（一） X 线本身的因素

1. X 线强度　X 线强度决定了穿透被检体的能力和在成像介质上产生的影像亮度或密度。强度越大，穿透能力越强，在一定范围内可使影像更清晰，但如果强度过大可能会导致过度曝光，使影像失去细节。当拍摄较厚部位（如腹部）时，需要适当增加 X 线强度，以保证 X 线能够穿透并形成良好的影像。

2. X 线波长（硬度） 波长较短（硬度较高）的 X 线具有更强的穿透能力，适用于较厚或密度较高的组织检查。在检查骨骼等高密度结构时，可使用较高千伏（kV）值产生波长较短的 X 线，以更好地穿透骨骼并显示其内部结构；而对于软组织检查，可适当降低 kV 值，使用相对波长较长的 X 线，以增强软组织之间的对比度。

3. X 线焦点大小 焦点大小影响影像的清晰度。小焦点可产生更清晰的影像，因为它能减少半影的影响。但小焦点的功率相对较低，在需要较大 X 线强度时可能受到限制。在拍摄精细结构（如手部骨骼、牙齿等）时，常优先选用小焦点以获得高质量的影像。

4. 散射线 当 X 线穿过人体时，会产生散射线。散射线的方向是杂乱无章的，它会降低影像的对比度。在 X 线摄影中，可通过使用滤线栅来减少散射线对影像的影响。滤线栅可以吸收大部分散射线，使到达成像介质的主要射线是原发射线，从而提高影像的清晰度和对比度。在腹部、盆腔等厚部位摄影时，散射线较多，如果不使用滤线栅，影像会显得模糊且对比度降低，不利于观察脏器的轮廓和病变。

（二）被检体相关因素

1. 组织密度 人体不同组织具有不同的密度，可分为高密度、中等密度和低密度。高密度组织吸收 X 线多，在影像上呈白色；低密度组织吸收 X 线少，在影像上呈黑色。组织密度差异越大，X 线影像的对比度越高。

2. 组织厚度 较厚的组织会使 X 线衰减更多，到达成像介质的 X 线量减少。在相同密度情况下，厚的组织在影像上表现为较淡（胶片成像）或较低亮度（荧光屏成像）。以拍摄腹部为例，由于腹部组织较厚，需要适当调整 X 线参数以保证影像质量。而且不同厚度的组织相邻时，会在影像上形成厚度伪影，影响对病变的判断，需要仔细甄别。

3. 被检体的体位和姿势 正确的体位和姿势对于获得准确的 X 线影像至关重要。不同的体位可以显示被检部位的不同结构。如果体位不正，可能会导致病变被遮挡或产生假象，影响诊断结果。

4. 运动伪影 受检者在 X 线曝光过程中的自主或不自主运动如呼吸运动、心搏、肢体抖动等，会产生运动伪影。这些伪影会使影像模糊，影响诊断。对于需要屏气的检查（如胸部 X 线摄影），患者若不能很好地配合屏气，可能导致肺部纹理模糊，病变细节难以分辨。在拍摄关节运动功能位片时，如果患者肌肉紧张或关节活动过快，也会产生伪影。为减少运动伪影，一方面要向患者做好检查前的指导，使其了解如何配合检查，另一方面对于难以配合的患者（如儿童、意识不清者）可根据情况选择合适的固定装置或采用短曝光时间的技术。

（三）成像介质和设备相关因素

1. 胶片质量和处理 X 线胶片的质量如感光度、对比度等特性会影响影像质量。高质量的胶片能更准确地记录 X 线信息。在胶片处理过程中，显影、定影的条件（如温度、时间、化学药剂浓度等）也对影像质量有重要影响。如果显影时间过长或温度过高，可能会导致影像过度显影，产生影像模糊、对比度异常等问题。

2. 探测器性能 在数字 X 线成像系统中，探测器的性能直接决定了图像质量。探测器的像素大小、灵敏度、动态范围等参数影响图像的分辨率、噪声水平和对比度。高分辨率的探测器可以显示更细微的结构，而高灵敏度和合适动态范围的探测器能更准确地捕捉 X 线信号，减少图像噪声和伪影。

3. 图像后处理算法　对于数字 X 线影像，图像后处理算法可以调整影像的对比度、亮度、锐化等参数。不同的算法可以突出不同的组织结构或病变特征。但如果后处理算法使用不当，也可能会引入伪影或丢失重要信息。

4. 设备校准和维护　X 线机及相关成像设备需要定期校准和维护。如果 X 线机的管电压、管电流等参数不准确，会直接影响 X 线的产生和质量，导致影像过亮或过暗、对比度异常等问题。探测器的老化、损坏或校准偏差也会使图像出现伪影、分辨率下降等情况。定期对设备进行质量控制检测和维护，包括校准 X 线机参数、清洁和检测探测器、检查胶片处理设备等，可以保证设备处于最佳工作状态，减少因设备问题导致的影像质量下降，确保临床诊断的准确性。

5. 环境因素　X 线检查室的温度、湿度等环境条件也会对影像质量产生一定影响。例如，在高温潮湿环境下，胶片容易受潮，可能会影响其感光性能和保存质量，导致影像出现斑点或模糊。对于数字 X 线设备中的探测器和电子元件，极端的温度和湿度可能会影响其性能稳定性，出现故障或产生噪声信号，进而影响图像质量。因此，保持检查室适宜的环境条件对于保证 X 线影像质量也是非常重要的。

（四）对比剂相关因素

1. 对比剂类型　在 X 线检查中，有时需要使用对比剂来增强不同组织或器官间的对比度。对比剂可分为阳性对比剂和阴性对比剂。阳性对比剂（如钡剂、碘剂）的密度高，能吸收较多 X 线，在 X 线影像上显示为白色。口服钡剂进行胃肠道造影，可清晰显示胃肠道的轮廓、黏膜皱襞等结构；血管内注射碘对比剂可用于显示血管形态和病变。阴性对比剂（如空气）密度低，在影像上呈黑色，常用于关节造影等，通过与周围组织形成对比来显示病变。不同类型对比剂的使用取决于检查目的和部位。

2. 对比剂浓度和剂量　对比剂的浓度和剂量会影响影像效果。合适的浓度和剂量能有效增强对比度且保证安全性。如果对比剂浓度过高或剂量过大，可能会产生伪影或掩盖病变。例如，在血管造影中，碘对比剂浓度过高可能导致血管显影过度，无法分辨血管壁的细节和微小病变；而浓度过低或剂量不足则可能无法清晰显示血管，影响诊断。在使用对比剂时，需要根据患者的体重、检查类型等因素精确计算合适的剂量和选择恰当的浓度。

3. 对比剂注射方式和速度　对比剂的注射方式（如静脉推注、团注、持续输注等）和速度对 X 线影像也有影响。不同的注射方式和速度会改变对比剂在体内的分布和流动情况。在增强 CT（其原理与 X 线造影相关）中，快速团注对比剂可以在短时间内使血管或器官内对比剂浓度达到高峰，有利于捕捉血管的早期强化特征，如用于诊断脏肿瘤的动脉期强化表现。而缓慢注射可能导致对比剂在体内分布不均匀，产生混合伪影，影响对病变的观察。同时，注射速度过快可能增加患者的不良反应风险，因此注射速度需要在影像质量和患者安全之间找到平衡。

（五）数字化处理与存储相关因素

1. 数据采集与量化　在数字 X 线成像过程中，探测器将 X 线信号转换为数字信号，这一数据采集过程的精度至关重要。探测器的量化位数决定了可表示的灰度范围，较高的量化位数可以更精确地记录 X 线强度的细微变化，从而提高图像的质量。如 14 位量化的探测器相比 12 位量化的探测器能更好地显示软组织的细微结构差异，减少图像的伪轮廓现象。如果数据采集过程中存在误差或量化精度不足，会导致图像信息丢失或出现噪声。

2. 图像压缩 为了便于存储和传输，数字 X 线图像通常会进行压缩。但图像压缩算法有有损压缩和无损压缩之分。无损压缩可以在不损失图像质量的情况下减少数据量，但压缩比相对较低；有损压缩虽然能获得较高的压缩比，但可能会丢失一些图像细节。尤其是在观察微小病变或对图像质量要求较高的情况下，过度的有损压缩可能导致影像诊断信息丢失。因此，在选择图像压缩方法时，需要根据具体的临床应用场景来平衡存储需求和图像质量。

3. 存储介质和管理 X 线影像存储介质的质量和稳定性会影响影像数据的长期保存。存储介质可能会出现老化、损坏等问题，导致数据丢失或损坏。此外，有效的存储管理系统对于快速检索和使用影像数据也非常重要。如果存储管理不善，如索引信息错误或数据存储混乱，可能会延误诊断时间，降低工作效率。同时，随着医疗数据量的不断增加，对存储容量和数据安全的要求也越来越高，需要采取合适的存储策略和安全措施来保护 X 线影像数据。

X 线影像的形成是一个复杂的过程，受到 X 线本身、被检体和成像介质及设备等多方面因素的影响。在临床实践中，需要综合考虑这些因素，合理调整参数和操作，以获得高质量、准确可靠的 X 线影像用于诊断。

（六）信息传递

1. X 线与被检体相互作用产生信息

（1）吸收与衰减：当 X 线穿过人体时，不同组织对 X 线的吸收程度不同。这是因为人体各种组织具有不同的密度和原子序数。骨骼富含钙等高原子序数元素（钙的原子序数为 20，远高于软组织主要构成元素如氢、碳、氧的原子序数），密度大，对 X 线吸收能力强；而软组织如肌肉、脂肪等，密度相对较低，对 X 线的吸收较弱；气体密度更低，对 X 线的吸收极少。这种差异导致 X 线在穿过人体时发生不同程度的衰减。

X 线强度在穿过被检体后呈指数衰减，遵循如下公式

$$I = I_0 \cdot e^{-\mu d} \quad \text{（式 4-1）}$$

式中，I 是穿过厚度为 d 的物体后的 X 线强度，I_0 是初始 X 线强度，μ 是线性衰减系数，d 是物体厚度。线性衰减系数 μ 与组织中元素的原子序数 Z、组织密度 ρ 及 X 线波长 λ 密切相关，在以光电效应为主的能量范围（X 线诊断常用范围）内，其关系可近似表达为

$$\mu = K \cdot Z^4 \cdot \rho \cdot \lambda^3 (K\text{ 为常数}) \quad \text{（式 4-2）}$$

即原子序数越高、密度越大、X 线波长越长，线性衰减系数越大，X 线衰减越显著。通过这种吸收和衰减作用，人体组织的信息被编码到 X 线强度的变化中。

（2）散射：在 X 线穿透人体的过程中，除了吸收和衰减外，还会产生散射现象。散射主要有康普顿散射和相干散射。康普顿散射是指 X 线光子与被检体内外层电子相互作用，光子部分能量传递给电子，改变了光子的方向和能量。相干散射则是 X 线光子与原子内束缚较紧的电子相互作用，光子的能量没有损失，但方向发生改变。散射使 X 线的传播方向变得复杂，增加了影像的模糊度，但同时也携带了部分被检体的信息。在一定程度上，散射也是 X 线成像信息传递的一部分，不过在成像过程中应使用滤线栅等措施尽量减少其对影像质量的不利影响。

2. 从被检体到成像介质的信息传递

（1）传统 X 线胶片成像：穿过被检体后的 X 线携带了组织信息，照射到 X 线胶片上。胶片上的卤化银晶体在 X 线的作用下发生光化学反应。X 线强度高的区域，卤化银晶体感光少；X 线强度低的区域，卤化银晶体感光多。这种感光程度的差异形成了潜影，潜影中包含了被检体组织的密度和厚度信息。

经过显影、定影等化学处理过程，感光的卤化银被还原成黑色的金属银，形成可见的影像。在显影过程中，对比剂使潜影中的卤化银还原成银，不同程度的感光导致不同的银颗粒沉积量，从而产生不同的灰度。定影则是去除未感光的卤化银，使影像固定下来。最终在胶片上形成了与被检体组织相对应的黑白影像，完成了从被检体到胶片的信息传递和呈现。

（2）荧光屏成像：X 线穿透被检体照射到荧光屏时，荧光屏上的荧光物质在 X 线的激发下产生可见光。在 X 线强度高的区域激发的可见光强，X 线强度低的区域激发的可见光弱。这种可见光的强弱变化反映了被检体对 X 线的吸收情况，将 X 线携带的信息转换为可见光信息。

由于荧光屏成像具有实时性，可动态观察被检体的情况，如观察胃肠道的蠕动、心脏的搏动等。然而，荧光屏成像的影像质量相对较低，对比度和分辨率不如 X 线胶片成像，但在某些需要动态观察的检查中具有独特的优势。

（3）数字 X 线成像：在数字 X 线成像中，探测器是关键部件。探测器有多种类型，如非晶硅平板探测器、闪烁体 + 光电二极管探测器等。当 X 线穿过被检体到达探测器时，探测器将 X 线光子的能量转换为电信号或数字信号。

探测器产生的数字信号包含了被检体的信息。这些信号经过放大、校正等处理后，通过数据线传输到计算机系统。计算机对这些数字信号进行进一步处理，如调整对比度、亮度，去除噪声等。然后将处理后的数字图像显示在显示器上，实现了从被检体到数字图像的信息传递和高质量的图像显示，便于医生观察和诊断。

3. 信息传递过程中的影响因素与优化

（1）噪声与伪影：在 X 线成像信息传递过程中，噪声是影响影像质量的重要因素。噪声来源包括 X 线的量子噪声、探测器的电子噪声、胶片颗粒噪声等。量子噪声在低剂量 X 线摄影时尤为明显，会导致影像上出现颗粒状外观，降低图像的清晰度和对比度，使细微结构难以分辨。

伪影则是在信息传递过程中出现的与被检体真实结构不相符的影像。因受检者运动产生的运动伪影，会使影像模糊；设备故障或校准不良可能导致条纹伪影、环形伪影等。此外，散射线未被有效滤除也会造成影像对比度下降等伪影。了解噪声和伪影的来源对于优化信息传递和提高影像质量至关重要。

（2）提高信息传递质量的方法：合理选择 X 线的强度、波长、曝光时间等参数可以减少噪声和伪影，提高信息传递质量。使用合适波长的 X 线可以提高对特定组织的成像效果，提高信息传递的准确性。

不断改进成像设备的性能，如提高探测器的灵敏度和分辨率、降低电子噪声，开发高质量的 X 线胶片等，也可以提高信息传递质量。对于数字 X 线成像系统，采用更先进的图像后处理算法可以有效去除噪声和伪影，增强图像的对比度和清晰度，更好地传递被检体的信息。同时，正确使用滤线栅等辅助设备可以减少散射线，提高影像质量和信息传递的保真度。

（3）图像重建与信息还原：在一些先进的 X 线成像方法中，从不同角度对被检体进行 X 线扫描获取大量的投影数据，这些投影数据包含了被检体的三维信息在各个二维层面上的投影，再通过特定的重建算法，这些投影数据被还原成被检体的横断面图像。在这个过程中，信息传递从多个方向的 X 线投影转换为具有空间分辨率的二维图像，重建算法的优劣直接影响信息还原的准确性和图像质量。迭代重建算法可以在低剂量扫描的情况下更好地抑制噪声，更准确地还原组织结构信息，减少伪影的产生，相比传统的滤波反投影算法在某些情况下能提供更优质的图像。

对于一些需要全面了解被检体结构的情况，多个二维 X 线图像或 CT 图像可以进一步整合，实现三维可视化。通过将不同层面的图像信息按照其空间位置关系进行组合，利用计算机图形学技术，可以生成被检体的三维模型。这种三维模型能够更直观地展示被检体的解剖结构和病变情况，在手术规划等领域有重要应用。在这个过程中，信息传递从二维图像层面拓展到了三维空间，为临床应用提供了更丰富、更准确的信息。

（4）信息传递的准确性与诊断效能：信息传递的准确性在很大程度上依赖于成像系统对组织结构的分辨率。高分辨率的成像能够更清晰地显示组织的细节。提高分辨率可以通过改进探测器的像素尺寸、优化 X 线焦点大小等方法实现。准确的组织结构分辨率有助于提高诊断的特异性和敏感性，减少误诊和漏诊的可能性。

除了组织结构分辨率，对比分辨率也是影响信息传递和诊断效能的关键因素。对比分辨率是指成像系统区分不同组织密度差异的能力。在 X 线成像中，良好的对比分辨率可以使密度相近的组织在影像上清晰区分。通过使用对比剂、优化 X 线能量等方法可以提高对比分辨率。

随着医学影像技术的发展，对 X 线成像信息的量化分析越来越受到重视。通过计算机软件，可以对 X 线影像中的各种参数进行测量和分析，如骨密度的测量、肺部病变区域的大小量化等。这种量化分析可以为诊断提供更客观的数据支持，提高诊断的准确性。同时，对病变特征的量化分析也有助于对疾病的发展和治疗效果进行监测。

（七）对比度与锐利度

1. 对比度

（1）对比度的概念：X 线影像的对比度是指不同组织或病变在影像上显示出的灰度差别。它是形成清晰、可辨图像的关键因素之一，能够帮助医生区分不同的组织结构和发现病变。对比度可分为物体对比度和图像对比度。

（2）物体对比度：物体对比度主要取决于被检体不同组织间的密度差异和厚度差异。不同组织具有不同的密度，骨骼密度高，对 X 线吸收多；软组织密度较低，对 X 线吸收少；气体密度最低，对 X 线吸收极少。当 X 线穿过这些密度不同的组织时，衰减程度不同，从而产生物体对比度。组织厚度也对物体对比度有影响，较厚的组织对 X 线衰减更多，在与薄组织相邻时可形成对比。物体对比度的计算公式如下

$$C=\frac{|\mu_1-\mu_2|}{\mu}\times\frac{d}{D} \qquad \text{（式 4-3）}$$

式中，C 是物体对比度，μ_1 和 μ_2 分别是两种不同组织的线性衰减系数，d 是两种组织的厚度差，D 是总厚度。该式表明，两种组织的衰减系数差异越大，厚度越大，物体对比度就越高。

（3）图像对比度：是在成像介质上所呈现出的对比度，它与物体对比度密切相关，但又受到成像过程中多种因素的影响。理想情况下，图像对比度应准确反映物体对比度，但实际中可能存在

偏差。

（4）影响图像对比度的因素：包括 X 线因素、成像介质因素及散射线的影响。

1）X 线因素：X 线的波长（硬度）和强度对图像对比度有影响。当使用较短波长（高能量）的 X 线时，穿透能力强，对于密度差异大的组织如骨骼和软组织，可能会降低对比度；而对于密度相近的软组织检查，适当选择低能量 X 线可增加对比度。X 线强度应与被检体厚度和密度相匹配，强度过高或过低都可能导致图像对比度异常。

2）成像介质因素：在传统 X 线胶片成像中，胶片的特性如感光度、对比度特性曲线等影响图像对比度。不同类型的胶片对 X 线的响应不同，高对比度胶片可以增强灰度差异，但可能损失一定的灰度层次。在数字 X 线成像中，探测器的性能和图像后处理算法对图像对比度有重要作用。合适的图像后处理算法可以调整图像的对比度，突出感兴趣的组织结构或病变，但如果算法不当，可能会引入伪影或使图像失真。

3）散射线的影响：散射线会降低图像对比度。散射线是 X 线在穿透人体过程中发生散射产生的，它使到达成像介质的 X 线光子分布更加杂乱。使用滤线栅可以减少散射线，提高图像对比度。

2. 锐利度

（1）锐利度的概念：X 线影像的锐利度是指图像上相邻两部分密度（或亮度）的变化率，它反映了图像边缘的清晰程度。锐利度好的影像能清晰地显示组织结构的边界，有利于发现微小病变和准确判断病变的形态。

（2）影响锐利度的因素：包括 X 线焦点大小、被检体移动、探测器性能和胶片质量、几何投照因素等。

1）X 线焦点大小：X 线焦点是产生 X 线的部位，焦点大小直接影响锐利度。小焦点可产生更锐利的影像，因为小焦点产生的半影区小。当 X 线从焦点发出，穿过被检体投影到成像介质上时，会在影像边缘形成半影。半影会使影像边缘模糊，降低锐利度。大焦点由于产生的半影较大，导致影像锐利度下降。当在拍摄精细的手部骨骼 X 线片时，通常使用小焦点来获得高锐利度的影像，以便观察骨骼的细微结构和关节间隙。

2）被检体移动：被检体在 X 线曝光过程中的移动会严重影响锐利度。无论是患者的自主运动（如呼吸、肢体抖动）还是不自主运动（如心跳），都会使影像产生模糊，降低锐利度。在需要高锐利度成像的检查中，要尽量减少被检体的运动。可以通过向患者详细说明检查要求，指导患者配合屏气或保持固定姿势，对于不能配合的患者可使用固定装置或采用短曝光时间技术来减少运动对锐利度的影响。

3）探测器性能和胶片质量：在数字 X 线成像中，探测器的像素大小和排列方式可以影响锐利度。较小的像素尺寸能够更精细地捕捉 X 线信号，提高影像的空间分辨率和锐利度。如果探测器存在缺陷或老化，可能会导致像素响应不均匀，产生伪影，降低锐利度。在传统 X 线胶片成像中，胶片的颗粒度影响锐利度，颗粒细腻的胶片有助于提高影像的锐利度，而粗糙的胶片颗粒会使影像边缘模糊。

4）几何投影因素：几何投影因素包括 X 线源到被检体的距离（焦-物距）和被检体到成像介质的距离（物-片距）。增大焦-物距和减小物-片距可以减小半影，提高锐利度。对比度和锐利度是 X 线成像原理中两个重要的图像质量指标，它们相互关联且受到多种因素的影响。在临床 X 线检查中，需要综合考虑这些因素，通过合理选择 X 线参数、优化成像设备和操作方法，以获得具有良好对比度和锐利度的 X 线影像，为准确诊断提供依据。

三、感光效应与自动曝光控制

（一）感光效应

1. 感光效应的概念 感光效应（sensitizing effect，SE）是指 X 线通过被检体后作用于成像介质，使成像介质产生光化学反应或光电转换效应的程度。它是衡量 X 线对成像介质作用效果的一个重要物理量。简单来说，感光效应决定了最终影像的密度（对于胶片）或信号强度（对于探测器）。

2. 感光效应的影响因素

（1）X 线相关因素

1）管电压（kV）：管电压是影响感光效应的重要因素之一。管电压升高时，X 线的能量增加，穿透力增强，到达成像介质的 X 线光子数量和能量都发生变化。一方面，更多的 X 线光子能够穿透被检体；另一方面，光子能量的增加使每个光子在成像介质上产生感光作用的能力增强。因此，管电压与感光效应呈指数关系，管电压的微小变化会导致感光效应较大幅度的改变。

2）管电流（mA）和曝光时间（s）：管电流和曝光时间的乘积（mA · s）称为毫安秒，它与感光效应成正比。管电流越大，单位时间内产生的 X 线光子数量越多；曝光时间越长，X 线持续作用于成像介质的时间也越长，从而增加感光效应。在实际操作中，可以通过调整毫安秒来控制感光效应。当需要增加影像的密度（对于胶片成像）或信号强度（对于探测器成像）时，可以适当增加毫安秒，但需要注意避免过度曝光。

3）X 线距离的平方反比定律：X 线源到成像介质的距离（焦-片距）对感光效应有影响。根据距离的平方反比定律，感光效应与焦-片距的平方成反比。当焦-片距增大时，到达成像介质的 X 线强度减弱，感光效应降低；反之，焦-片距减小，感光效应增加。例如，在不同的检查设备或摆位情况下，如果焦-片距发生变化，需要相应地调整 X 线参数（如管电压、毫安秒）以维持合适的感光效应。

（2）被检体相关因素：被检体组织的密度和厚度是影响感光效应的关键因素，这与 X 线在穿透过程中的衰减有关。高密度和厚的组织对 X 线吸收多，透过的 X 线少，到达成像介质的 X 线强度减弱，感光效应降低；低密度和薄的组织则相反。不同组织和器官的密度和厚度差异构成了 X 线影像的基础对比度，同时也影响着感光效应的分布。

（3）成像介质相关因素

1）胶片特性：X 线胶片的感光度是指胶片对 X 线曝光产生光化学反应的敏感程度。感光度高的胶片在相同的 X 线曝光条件下，比感光度低的胶片产生更明显的感光效应，影像密度变化更大。此外，胶片的对比度特性也与感光效应相关，不同类型的胶片在对不同程度感光效应的响应上表现出不同的对比度，这会影响最终影像的质量和可辨识度。

2）探测器性能：在数字 X 线成像中，探测器的灵敏度、量子效率等性能参数决定了其对 X 线的响应能力。高灵敏度和高量子效率的探测器能够更有效地将 X 线光子转换为电信号或数字信号，从而在较低的 X 线剂量下获得合适的感光效应。同时，探测器的动态范围影响其对不同强度 X 线的适应能力，较大的动态范围可以更好地处理被检体不同部位因密度和厚度差异导致的 X 线强度变化，保证影像质量。

（二）自动曝光控制

1. 自动曝光控制的目的　自动曝光控制（automatic exposure control，AEC）是现代 X 线成像设备中的一项重要技术，其目的是在不同的被检体厚度、密度及 X 线设备参数变化等情况下，自动调整 X 线曝光条件，以获得稳定、合适的感光效应，从而保证影像质量的一致性。通过自动曝光控制，可以减少因人为因素（如操作人员经验不足）导致的曝光过度或不足问题，同时也能在一定程度上降低患者接受的不必要的 X 线辐射剂量。

2. 自动曝光控制的原理　自动曝光控制系统通过探测器感知穿过被检体到达成像区域的 X 线强度，并将其转换为电信号。这些探测器通常位于成像介质之前或内部，当探测器接收到的 X 线强度达到预设的阈值时，控制系统会自动终止 X 线曝光。预设阈值的设定是基于保证成像介质获得合适感光效应的原则，它考虑了多种因素，包括被检体类型、X 线设备特性及所需的影像质量标准。

3. 探测器类型和工作方式

（1）电离室探测器：电离室是一种常用的自动曝光控制探测器。它利用 X 线使气体电离产生离子对，离子对在电场作用下形成电流。当 X 线强度足够时，产生的电流达到一定值，触发自动曝光控制。电离室可以覆盖一定的面积，能够对较大范围的 X 线强度进行检测，常用于胸部、腹部等大面积部位的 X 线检查。

（2）光电探测器：光电探测器基于光电效应工作。当 X 线光子照射到光电材料上时，产生光电子，光电子在电场作用下形成电流。光电探测器具有响应速度快、灵敏度高等特点，可用于对曝光时间要求较高的检查，通过精确控制曝光来获得优质影像。

（3）半导体探测器：半导体探测器利用了半导体材料在 X 线照射下产生电子-空穴对的原理。与其他探测器相比，半导体探测器具有更高的量子效率和更好的能量分辨率。它可以更准确地测量 X 线强度，在现代数字 X 线成像设备中得到越来越广泛的应用。

4. 自动曝光控制的优势和局限性

（1）优势：具体如下。①保证影像质量稳定：无论被检体的厚度和密度如何变化，自动曝光控制都能使成像介质获得相对稳定的感光效应，从而保证影像的密度（对于胶片）或信号强度（对于数字图像）在合适的范围内，减少因曝光差异导致的影像质量波动。例如，在对不同体型患者进行胸部 X 线检查时，自动曝光控制可以确保肺部、肋骨等结构都能清晰显示，避免因患者肥胖或消瘦导致的影像过黑或过白问题。②提高工作效率和减少辐射剂量：操作人员无须手动调整复杂的 X 线曝光参数，节省了时间，提高了检查效率。同时，由于能够准确控制曝光，避免了不必要的重复曝光，从而减少了患者接受的 X 线辐射剂量，符合辐射防护的基本原则。

（2）局限性：具体如下。①对复杂情况的适应性有限：虽然自动曝光控制系统能够处理大多数常见的被检体情况，但在一些复杂的临床场景下可能存在局限性。当被检体存在多种密度差异极大的组织（如体内有金属植入物或异物）时，单一的自动曝光控制算法可能无法准确判断合适的曝光条件，导致局部区域影像质量下降。②设备依赖性和校准问题：自动曝光控制的效果依赖于 X 线成像设备的性能和校准状态。如果设备的探测器出现故障、老化或校准不准确，可能会导致自动曝光控制失灵或不准确。因此，需要定期对设备进行维护和校准，以确保自动曝光控制功能的正常运行。

感光效应是 X 线成像过程中的核心物理现象，它受到多种因素的综合影响。自动曝光控制技术基于对感光效应的监测和调控，在提高 X 线影像质量、工作效率和辐射防护方面具有重要意义，但也存在一定的局限性，在临床应用中需要结合实际情况合理使用和维护。

四、X 线焦点与 X 线束

（一）X 线焦点

1. X 线焦点的概念 X 线焦点是 X 线发生装置中产生 X 线的实际位置，它是位于 X 线管阴极和阳极之间的一个小区域。当高速电子流撞击阳极靶面时，电子在靶面的特定区域内突然减速，其动能大部分转换为热能，小部分转换为 X 线能，这个产生 X 线的小区域就被称为 X 线焦点。

2. X 线焦点的大小与形状

（1）实际焦点与有效焦点

1）实际焦点：是指阳极靶面上被电子束轰击的实际面积。其大小主要取决于灯丝的形状、尺寸及阳极靶面的倾角等因素。实际焦点的大小与 X 线的产生效率和阳极的散热能力有关，较大的实际焦点在一定程度上有利于散热，但也会对影像质量产生影响。

2）有效焦点：是指实际焦点在 X 线投照方向上的投影（图 4-1）。由于阳极靶面存在 20°倾角，实际焦点经此倾角投射后，有效焦点的大小小于实际焦点。有效焦点的大小是影响 X 线影像锐利度的重要因素，较小的有效焦点能产生更锐利的影像，因为它能减少半影效应。在 X 线成像中，更关注有效焦点的大小，因为它直接与成像质量相关。

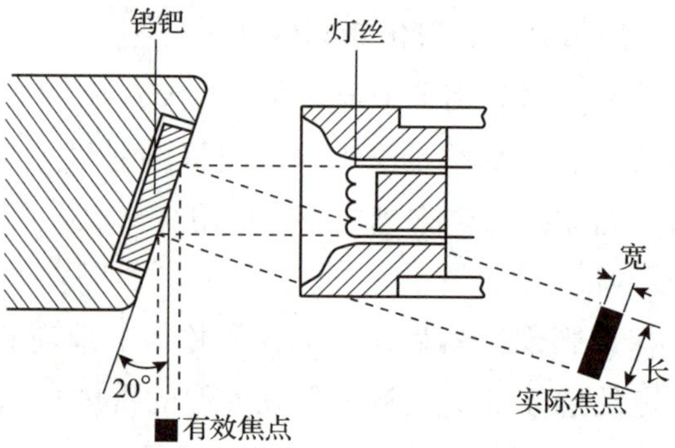

图 4-1 实际焦点与有效焦点

（2）焦点形状：X 线焦点的形状通常不是理想的圆形或方形，而是较为复杂的形状。这是由于灯丝的螺旋结构、电子束的分布及阳极靶面的几何形状等多种因素共同作用的结果。焦点形状在不同方向上可能有所不同，这种各向异性会对 X 线束在不同方向上的特性产生影响，进而影响影像质量。

3. X 线焦点对成像的影响

（1）锐利度：如前所述，有效焦点大小直接影响影像锐利度。当 X 线从焦点发出，穿过被检体投影到成像介质上时，在影像边缘会产生半影。半影的大小与焦点大小、焦点到被检体的距离（焦-物距）及被检体到成像介质的距离（物-片距）有关。根据公式：半影大小 = 焦点大小 × （物-片距）÷（焦-物距），可知焦点越小，半影越小，影像越锐利。

（2）散射线产生：较大的焦点在产生 X 线的过程中，电子撞击阳极靶面的范围广，更容易产生散射线。散射线会降低影像的对比度，使图像质量下降。因为散射线的方向是杂乱无章的，它们会在成像介质上增加额外的背景信号，干扰正常X线影像信息的显示。在临床X线检查中，需要采取措施，如使用滤线栅来减少散射线的影响，尤其是在使用大焦点或对厚部位进行检查时。

（二）X线束

1. X线束的概念与形成 X线束是指从X线焦点发出的大量X线光子所组成的射线束。当高速电子撞击阳极靶面产生X线后，这些X线以焦点为中心向周围空间呈放射状分布，形成了一个具有一定形状、强度和方向的射线束。X线束的特性对于X线成像有着至关重要的作用。

2. X线束的特性

（1）强度分布：X线束在不同方向上的强度并不均匀。在焦点中心轴线上，X线强度最大，随着偏离中轴线角度的增加，X线强度逐渐减弱。这种强度分布特性与X线焦点的形状、电子束在阳极靶面的撞击情况及X线管的结构有关。在临床应用中，需要了解这种强度分布规律，尤其是在进行多角度摄影或使用特殊成像技术（如锥形束CT）时，要考虑X线束强度变化对影像质量的影响。

（2）能量分布：X线束中的X线光子具有不同的能量，其能量分布也不均匀。一般来说，存在一个能量峰值，即大多数X线光子的能量集中在某一范围内。X线的能量主要取决于X线管的管电压，管电压越高，产生的X线光子能量越高、穿透力越强。在X线成像中，根据被检体的不同组织密度和厚度，需要选择合适的管电压来调整X线束的能量，以获得最佳的影像质量。对于骨骼等高密度组织，需要较高能量的X线束才能有效穿透并显示其内部结构；而对于软组织检查，较低能量的X线束可能更有利于突出组织间的对比度。

（3）准直与发散

1）准直：为了控制X线束的形状和范围，提高成像质量，通常会使用准直器对X线束进行准直。准直器由铅或其他高密度材料制成，它可以限制X线束的发散角度，使X线束形成特定的形状，如矩形、圆形等，减少对被检体周围不必要的辐射，并使X线更好地照射到感兴趣的区域。

2）发散：X线束从焦点发出后具有一定的发散性，其发散程度与焦点到被检体或成像介质的距离有关。在远距离摄影时，X线束的发散相对较小，但在近距离摄影如牙科X线检查时，X线束的发散较为明显。这种发散特性会影响影像的几何形状和大小，需要在成像过程中通过调整距离和使用合适的几何校正方法来保证影像的准确性。

3. X线束在成像中的应用与调整

（1）成像角度与X线束方向：根据不同的检查目的和被检体部位，可以通过调整X线管的角度来改变X线束的方向。不同的成像角度可以提供互补的影像信息，有助于全面准确地诊断病变。

（2）X线束强度和能量调整：通过调整X线管的管电压和管电流来改变X线束的强度和能量。在临床实践中，针对不同类型的检查和不同体型的患者，需要合理选择管电压和管电流值。对于儿童患者，由于其组织对X线更敏感，通常会适当降低管电压和管电流，以在减少辐射剂量的同时获得合适的影像质量。对于肥胖患者，可能需要增加管电压和管电流来保证X线束有足够的穿透力穿过较厚的组织。

X线焦点和X线束是X线成像原理中的重要组成部分，它们的特性直接影响着X线影像的质量和诊断价值。在临床X线检查中，需要深入理解这些特性，并根据具体情况对X线焦点大小、X线束的参数（如强度、能量、方向等）进行合理调整，以获得高质量的X线影像。

（三）X 线焦点与 X 线束的几何投影关系

1. 中心投影与 X 线成像 X 线成像本质上是一种中心投影的过程，X 线焦点相当于投影中心。当 X 线从焦点发出穿透被检体并投影到成像介质上时，被检体各点的影像在成像介质上按照中心投影的规律形成。具体而言，离焦点越近的物体部分，在影像上的放大倍数越小；离焦点越远的物体部分，在影像上的放大倍数越大。这种中心投影关系会影响对被检体结构大小和位置的准确判断，尤其是在测量病变大小或判断组织结构间的相对位置时，需要考虑到这种放大效应。

2. 焦-物距与物-片距对影像的影响 焦-物距和物-片距这两个距离参数不仅影响影像的锐利度，还对影像的几何形状和整体效果有着重要影响。当焦-物距增大时，一方面可以减小半影，提高影像锐利度；另一方面，会使被检体在影像上的放大倍数减小，影像更接近被检体的实际大小和形状。相反，当焦-物距减小时，半影增大，影像锐利度降低，且被检体在影像上的放大倍数增大，可能导致影像变形或对病变大小的判断出现偏差。

同样，物-片距的变化也会影响影像效果。减小物-片距可以在一定程度上减小半影，提高影像锐利度，但如果物-片距过小，可能会导致成像介质无法完整接收被检体的投影信息，出现影像截断等问题。而增大物-片距，在某些情况下可能会使影像变得模糊，因为 X 线在传播过程中可能会受到更多因素的干扰，如散射线的影响会相对增强。

在实际临床操作中，需要根据不同的检查部位和要求，合理调整焦-物距和物-片距，以达到最佳的影像质量和准确的诊断效果。

（四）X 线焦点与 X 线束的辐射剂量分布

1. 焦点位置与辐射剂量 X 线焦点的位置决定了 X 线产生的初始位置，进而影响辐射剂量在不同方向上的分布。由于 X 线是从焦点向周围呈放射状发射的，离焦点越近的区域，受到的辐射剂量相对越高。同时，对于被检体来说，不同部位与焦点的相对位置不同，所接受的辐射剂量也会有所不同。

2. X 线束的辐射剂量分布特点 X 线束在传播过程中，其辐射剂量沿着传播方向逐渐衰减。在焦点中心轴线上，辐射剂量最高，随着偏离中轴线角度的增加，辐射剂量逐渐降低。这种辐射剂量分布特点与 X 线的强度分布特点是相关联的，因为 X 线强度高的区域，通常辐射剂量也高。了解 X 线束的辐射剂量分布特点对于在临床实践中合理控制辐射剂量至关重要。此外，在使用准直器对 X 线束进行准直时，不仅可以控制 X 线束的形状和范围，还能通过限制不必要的 X 线发散，减少对被检体周围区域的辐射，从而降低整体辐射剂量。

（五）X 线焦点与 X 线束在各成像模式的应用特点

在常规 X 线摄影中，焦点大小和形状关乎影像锐利度，也与散射线产生等存在关联。需根据检查部位精细程度选取焦点，同时依据受检者实际情况，调整 X 线束强度、能量及准直情况。骨骼检查时，因骨组织密度高、原子序数相对较大，需用高能量线束（通常对应较高管电压）以穿透并形成清晰对比；软组织检查时，为突出软组织间差异，常适当降低管电压，同时依据受检部位厚度等合理调整管电流。准直器可有效减少周围区域辐射，使感兴趣部位精准成像。

透视检查能够实时观察人体动态情况。虽然相较于常规 X 线摄影，其对焦点尺寸要求相对宽松，但焦点对透视影像锐利度也存在影响，所以仍需选择适配大小保障基本成像质量。在检查过程中，需实时调整 X 线束强度和能量，这是由于受检者不同部位进入视野时，组织密度、厚度存在差异，会导致 X 线衰减程度改变。同时，为减少受检者辐射剂量，透视时 X 线束强度通常设置得相对较低。准直器可限制 X 线发散角度，减少周围辐射，让视野内成像更清晰。

在数字 X 线摄影中，焦点大小也会对成像产生影响，尽管图像后处理技术可一定程度弥补锐利度不足问题，但进行精细检查时，仍优先选用小焦点。X 线束的强度、能量设置及准直操作，与常规 X 线摄影有相似思路，但也有差异。数字摄影模式下，更强调配合探测器性能进行精准调控，如依据探测器的灵敏度特性、动态范围等，针对性调整管电压以控制 X 线能量谱，调整管电流以适配探测器对不同入射剂量的响应，实现优质成像与辐射合理控制的平衡。准直器用于控制线束形状和范围，减少辐射，与探测器、高压发生器等其他部件协同工作，提升成像效率。

（六）X 线焦点与 X 线束的技术演进方向

X 线焦点及 X 线束的发展呈现出多元化趋势，焦点小型化逐渐成为发展主流。焦点小型化可提升影像锐利度，降低半影效应，减少散射线产生，提升影像对比度，这对微血管造影等精细检查场景而言颇具价值。然而，焦点小型化过程中需攻克散热这一关键难题（因焦点缩小后，单位面积热量集中，易影响 X 线管寿命与稳定性）。

X 线束特性也将持续优化。通过改进 X 线管的设计与制造工艺，促使 X 线束强度与能量分布更为均匀，该特性在多角度摄影、动态连续成像等应用场景中作用越发凸显。同时，X 线束的准直与发散控制将更为精准，既能减少不必要的辐射剂量，又能提升影像的空间准确性（精准控制线束范围，降低边缘模糊等问题）。

此外，X 线成像技术将与 MRI、超声成像等进行深度融合，构建多模态成像系统。其中，X 线凭借对高密度组织的成像优势，提供骨骼等硬组织的结构信息；MRI、超声等技术则补充软组织的形态、功能信息。多模态融合后，能够对病变进行全方位、精准化诊断，为临床诊断流程带来更高的便利性与诊断结果的精确性。

五、散射线的产生和消除

（一）散射线的产生

1. 康普顿散射

（1）原理：当 X 线光子与被检体内的外层电子相互作用时，光子的一部分能量传递给电子，使电子获得能量而脱离原子，同时光子改变方向并以较低能量继续传播。这种相互作用被称为康普顿散射，是散射线产生的主要机制之一。在这个过程中（图 4-2），散射光子的能量和方向发生改变，不再沿着原 X 线的方向传播，从而形成了散射线。

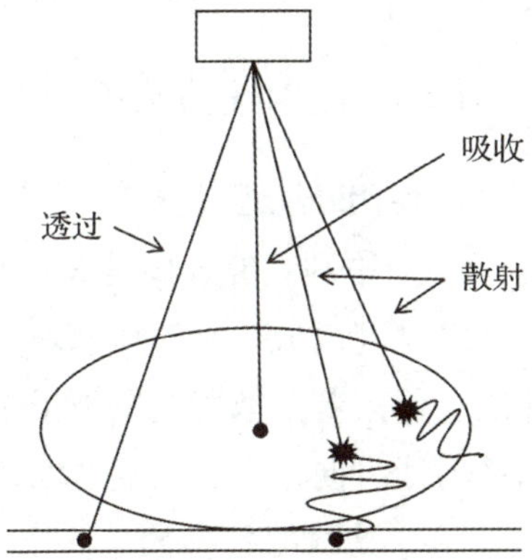

图 4-2 康普顿散射的产生

（2）影响因素：具体如下。①X 线光子能量：X 线光子能量越高，发生康普顿散射的概率相对越低，但散射光子的能量变化范围更大。当管电压升高时，产生的 X 线光子能量增加，康普顿散射在散射现象中的占比会有所变化，且散射光子的方向更加多样化。②被检体组织原子序数：被检体组织原子序数对康普顿散射也有影响。对于原子序数较低的组织（如软组织），康普顿散射更容易发生；而对于高原子序数的组织（如骨骼中的钙），虽然光电效应可能在 X 线吸收中占比较大，但康普顿散射依然存在，并且在一定程度上影响散射线的产生。

2. 相干散射（瑞利散射）

（1）原理：相干散射是 X 线光子与原子内束缚较紧的电子相互作用的结果。光子与电子碰撞后，没有能量损失，但光子的传播方向发生改变。这种散射通常发生在低能 X 线与高原子序数的物质相互作用时，不过在整个散射线产生中所占比例相对较小。

（2）特点与影响因素：相干散射的发生概率与 X 线光子的能量和被检体原子序数有关。低能 X 线和高原子序数物质相互作用时，相干散射更容易出现。由于其散射光子能量不变，只是方向改变，X 线在穿透被检体后的光子分布更加复杂，散射线的成分也相应增加。

3. 被检体厚度和密度对散射线产生的影响

（1）厚度影响：被检体厚度是散射线产生的重要影响因素。随着被检体厚度的增加，X 线光子在穿透过程中与更多的电子发生相互作用，散射的机会大大增加。

（2）密度影响：不同密度的组织对散射线产生的影响也不同。高密度组织虽然单位体积内原子数多，X 线吸收主要以光电效应为主，但同时也会产生较多的散射线，尤其是在与周围低密度组织交界处。低密度组织由于含气体量大，对 X 线吸收少，但在其内部及与其他组织交界处同样会产生散射线，并且由于其厚度和范围较大，散射线也会对成像质量产生显著影响。

4. 散射线对 X 线成像的影响

（1）降低影像对比度：散射线的存在使成像介质接收到的 X 线光子分布更加杂乱。原本从被检体不同密度区域穿出的 X 线强度差异因散射线的干扰而减小，导致影像上不同组织间的灰度差别降低，使原本清晰的结构可能变得模糊不清，不利于观察病变，尤其是对于密度差异较小的病变检测会受到严重影响。

（2）增加影像噪声：散射线在影像上表现为一种噪声信号，它使影像看起来颗粒感增强、清晰度下降。这种噪声会掩盖一些细微的结构信息，增加了对病变诊断的难度。

（二）散射线的消除

1. 使用滤线栅

（1）原理：滤线栅是 X 线成像系统中专门用于减少散射线的装置，主要由大量薄铅条和间隔材料交替排列组成。其工作原理是利用铅条对散射线的吸收作用，使原发射线能够通过滤线栅到达成像介质，而大部分散射线则被铅条吸收。原发射线的方向基本与滤线栅的中心线平行，能够顺利通过，而散射线方向杂乱，在通过滤线栅时会被铅条拦截（图 4-3）。

（2）滤线栅的参数与选择：具体如下。①栅比：是滤线栅的一个重要参数，它定义为铅条高度与铅条间距离的比值。栅比越高，对散射线的吸收能力越强，但同时也会对原发射线有一定的吸收，需要增加曝光量。一般根据检查部位的厚度和 X 线能量来选择合适的栅比。②栅密度：是指每厘米范围内铅条的数目。栅密度越高，滤线栅对散射线的吸收效果越好，但制作工艺要求也越高。在实际应用中，需要综合考虑栅比和栅密度来选择合适的滤线栅，以达到最佳的散射线消除效果，同时尽量减少对原发射线的影响。

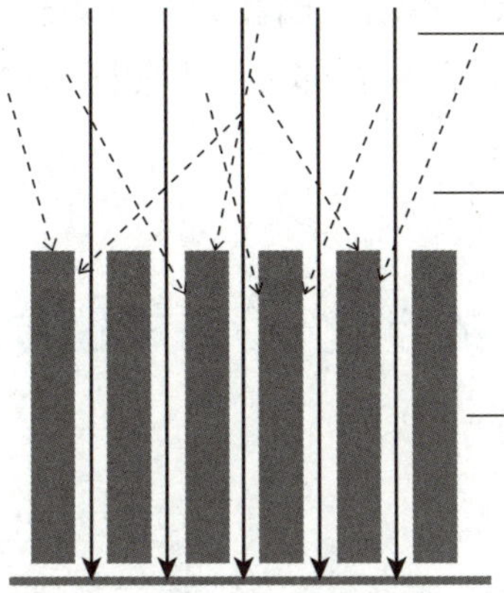

图 4-3　滤线栅工作原理

2. 空气间隙法　是通过增加被检体与成像介质之间的距离（空气间隙）来减少散射线到达成像介质的量。散射线在从被检体向成像介质传播的过程中，由于空气间隙的存在，其强度会随着距离的增加而迅速衰减，而原发射线相对较为集中，受空气间隙的影响较小。在某些特殊的 X 线摄影中，适当增大被检体与胶片或探测器之间的距离，可以利用空气对散射线的衰减作用，提高影像质量。

使用空气间隙法时，需要注意由于增加了物－片距，会使影像产生一定的放大和几何模糊。因此，需要根据检查的具体要求和被检体的情况，合理控制空气间隙的大小。一般来说，空气间隙不宜过大，否则可能会导致影像变形和锐利度下降等问题，影响诊断效果。同时，在使用空气间隙法时，可能需要适当调整 X 线曝光参数，以补偿因距离增加导致的原发射线强度减弱。

3. 准直器的合理应用

（1）原理：准直器是 X 线成像设备中的一个重要部件，它通过限制 X 线的照射范围来减少散射线的产生。准直器由铅或其他高密度材料制成，能够将 X 线束准直成特定的形状和大小，减少对被检体周围不必要区域的照射。这样可以避免 X 线在这些非检查区域与物质相互作用产生散射线，从而降低散射线对成像质量的影响。

（2）准直器的调整与优化：在临床应用中，需要根据不同的检查部位和患者体型，合理调整准直器的开口大小和形状。对于较小的检查部位，准直器应将 X 线束限制在更小的范围内；对于不同体型的患者，也需要相应地调整准直器，以确保在准确照射检查部位的同时，最大限度地减少散射线的产生。目前，先进的 X 线成像设备具有自动准直功能，可以根据预设的检查程序自动调整准直器，提高工作效率和成像质量。

4. 降低 X 线照射野

（1）原理：减小 X 线照射野可以从源头上减少散射线的产生。通过调整 X 线设备的参数和使用准直器等方法，将 X 线仅照射在需要检查的区域内，这样可以减少被检体周围不必要的组织受到 X 线照射，从而降低散射线的产生量。

（2）实施方法：在实际操作中，可以根据检查部位的解剖结构和大小，准确设定 X 线照射野的范围。操作人员需要熟悉人体解剖知识和不同检查的要求，通过调整 X 线球管的角度、准直器的开口等方式，将 X 线照射野限制在最小必要范围内。同时，利用现代 X 线成像设备的定位功能和图像引导技术，可以更精准地确定照射野，减少不必要的 X 线辐射和散射线的产生。

综上，散射线在 X 线成像过程中会对影像质量产生不利影响，了解散射线的产生机制和采取有效的消除方法对于提高 X 线影像质量、保障诊断准确性具有重要意义。在临床 X 线检查中，需要综合运用各种消除散射线的技术，并根据不同的检查部位、患者情况和设备条件进行合理选择和优化。

第二节　数字化 X 线成像原理

一、 CR 成像原理

（一）CR 成像系统的基本构成

1. 影像板

（1）结构与组成：影像板是 CR 系统的核心部件，它主要由保护层、荧光层和支持层构成。保护层位于最外层，可防止荧光层受到机械损伤和污染；荧光层是关键部分，由含有微量二价铕离子掺杂的氟卤化钡晶体组成，这些晶体具有光激励发光特性；支持层则用于保持影像板的物理稳定性，一般采用聚酯树脂类材料。

（2）工作原理：当 X 线照射到影像板的荧光层时，X 线光子能量被氟卤化钡晶体吸收，使晶体中的电子获得能量而跃迁到较高能级的激发态。其中一些电子被陷阱能级捕获而处于亚稳态，形成潜影。这种潜影信息以电子俘获的形式存储在影像板中，直到被后续的激光扫描激发。

2. 激光扫描装置

（1）激光光源：CR 系统通常使用波长约为 633nm 的氦-氖（He-Ne）激光或波长约为 680nm 的半导体激光。这些激光具有单色性好、方向性强等特点，能够在影像板上产生高强度、小光斑的扫描光束，有利于精确激发影像板上的潜影信息。

（2）扫描方式：激光扫描装置通过高精度的机械传动系统，使激光束在影像板表面进行逐行扫描。扫描方式可以是线扫描或面扫描。在扫描过程中，激光束与影像板上存储有潜影的区域相互作用，激发被捕获的电子释放能量，产生荧光。这种荧光强度与 X 线照射量相关，即与被检体对 X 线的吸收和衰减情况相对应。

3. 光电探测器

（1）光电转换原理：光电探测器用于接收影像板在激光扫描下产生的荧光信号，并将其转换为电信号。当荧光光子照射到光电探测器的光敏元件上时，光子的能量被吸收，产生电子-空穴对，从而在探测器的输出端形成与荧光强度成正比的电流或电压信号。

（2）信号放大与处理：光电探测器输出的电信号通常很微弱，需要经过放大、滤波等信号处理过程，以提高信号的质量和强度。放大电路可以将微弱的电信号放大到合适的幅度，便于后续的模数转换和数字信号处理。同时，滤波电路可以去除信号中的噪声成分，提高信号的信噪比。

4. 模数转换器与计算机处理系统

（1）模数转换器（analog digital converter，ADC）：经过放大和处理后的电信号仍然是模拟信号，模数转换器将其转换为数字信号。ADC 根据一定的量化精度和采样频率对模拟电信号进行量化和编码，将其转换为计算机能够处理的数字信号。

（2）计算机处理：计算机处理系统接收 ADC 转换后的数字信号，并对其进行一系列的处理操作。这些操作包括图像重建、对比度增强、空间频率处理、噪声抑制等。通过这些处理，可以调整图像的质量，突出感兴趣的组织结构和病变特征，最终生成可供诊断的高质量数字 X 线图像。

（二）CR 成像的工作流程

1. X 线曝光与潜影形成

（1）曝光过程：在进行 CR 检查时，X 线穿过被检体后照射到影像板上。根据被检体不同组织对 X 线的吸收和衰减程度，影像板的荧光层接收不同强度的 X 线光子。

（2）潜影形成：在 X 线曝光后，影像板的荧光层中掺杂铕等激活剂的氟卤化钡晶体，会因接收 X 线发生能量转换（图 4-4A），X 线光子能量使晶体价带电子受激跃迁至导带，部分电子随后落入半稳态能（陷阱能级）被存储。基于接收 X 线强度的差异，晶体中电子被陷阱捕获的数量不同，进而形成不同程度潜影（图 4-4B）。这种潜影存储了被检体的 X 线影像信息，其本质是能量存储（电子在陷阱能级暂存），为后续激光扫描（激发陷阱电子释放、产生荧光信号）和图像生成奠定基础。潜影的形成过程是能量的存储和转换，由于电子在半稳态能（陷阱能级）中相对稳定，使影像板可在一定时间内（通常数小时至数天，受环境条件影响）保留影像信息，方便后续处理。

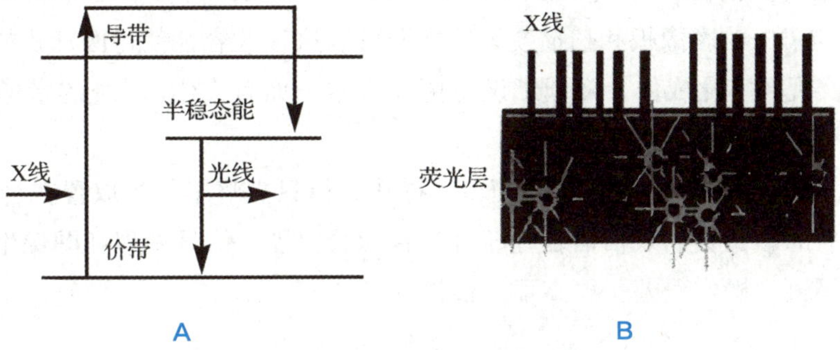

图 4-4　影像板曝光原理

A. 成像原理；B. 形成潜在的图像

2. 激光扫描与荧光信号采集

（1）扫描启动：将带有潜影的影像板插入激光扫描装置后，扫描过程启动。激光束按照预定的扫描模式在影像板表面移动，当激光照射到有潜影的区域时，激发存储在氟卤化钡晶体陷阱能级中的电子回到基态，并释放出与潜影信息相关的荧光。

（2）荧光信号采集：光电探测器实时接收影像板产生的荧光信号，并将其转换为电信号。由于荧光信号的强度与影像板上潜影的信息相关，即与 X 线曝光量相关，因此采集到的电信号包含了被检体的影像信息。在这个过程中，激光扫描的速度、光斑大小及光电探测器的性能等因素都会影响荧光信号的采集质量。

3. 信号处理与图像生成

（1）信号转换与初步处理：采集到的电信号首先经过放大和滤波等初步处理，然后通过模数转换器转换为数字信号。在这个过程中，信号的质量得到进一步提升，噪声得到一定程度的抑制，为后续的计算机处理提供了良好的数据基础。

（2）计算机图像生成：计算机接收到数字信号后，利用专门的图像处理算法进行图像重建。这些算法根据数字信号所代表的荧光强度分布，还原出被检体的 X 线影像。同时，计算机还可以对图像进行各种后处理操作，如调整对比度和亮度，增强特定频率的图像信息，去除噪声等，最终生成清晰、高质量的数字 X 线图像并显示在显示器上，以供临床诊断。

（三）CR 成像的特点

1. 图像质量方面

（1）高灵敏度与宽动态范围：CR 系统的影像板对 X 线具有高灵敏度，能够在较低的 X 线剂量下获得可用于诊断的图像信息，这对于减少患者的辐射剂量具有重要意义。同时，CR 系统具有很宽的动态范围，能够同时记录被检体不同密度组织的信息，从低密度的气体到高密度的骨骼都可以在同一幅图像中得到较好的显示，减少了因曝光条件选择不当而导致的影像信息丢失。

（2）可重复性与图像后处理优势：由于影像板可以在一定时间内保留潜影信息，因此如果对初次扫描的图像质量不满意，可以对影像板进行再次扫描和处理。此外，通过计算机强大的图像后处理功能，可以对图像进行多种方式的调整和优化。

2. 设备与操作方面

（1）设备兼容性与灵活性：CR 系统具有较好的设备兼容性，它可以与常规 X 线机配合使用，只需将 X 线机的输出与 CR 的影像板和扫描装置连接即可。这种兼容性使得医疗机构在不需要完全更换 X 线设备的情况下实现数字化成像，降低了设备更新成本。而且，CR 系统的影像板可以根据不同的检查部位和体型进行灵活选择和使用。

（2）操作简便性：CR 系统的操作相对简单，操作人员只需将影像板放置在合适的位置进行 X 线曝光，然后将曝光后的影像板插入扫描装置即可。后续的扫描、信号处理和图像生成等过程大多由设备自动完成，减少了人为操作误差，提高了工作效率。

（四）与传统 X 线成像和其他数字化 X 线成像技术的比较

1. 与传统 X 线成像对比 与传统的 X 线胶片成像相比，CR 成像实现了数字化，避免了胶片处理过程中的化学污染和烦琐操作，同时减少了因胶片质量、显影和定影条件等因素对影像质量的影响。而且，CR 成像的图像存储和传输更加方便，可以方便地实现电子病历系统的集成，便于医生随时随地查看和共享图像。

2. 与其他数字化 X 线成像技术对比 虽然 DR 成像在图像采集速度、空间分辨率等方面具有一定优势，但 CR 成像也有其独特之处。CR 系统的设备成本相对较低，适合一些预算有限的医疗机构。此外，CR 系统在对不同体型和部位的适应性方面表现出色，尤其是对于一些复杂体位和不规则形状的被检体，CR 系统可以通过灵活选择影像板来更好地完成检查。但是与 DR 成像比较，CR 成像的图像采集速度相对较慢，不适用于需要快速获取图像的场合，如急诊检查。

二、 DR 成像原理

（一）DR 成像系统的基本构成

1. X 线探测器

（1）非晶硅平板探测器

1）结构与组成：非晶硅平板探测器主要由闪烁体层、非晶硅光电二极管阵列层和薄膜晶体管（thin-film transistor，TFT）阵列层构成。闪烁体层通常采用碘化铯（CsI）等材料，当 X 线照射到闪烁体上时，X 线光子能量被吸收并转换为可见光。碘化铯闪烁体具有较高的 X 线吸收效率和光输出效率，且其柱状晶体结构可以有效地将可见光引导向光电二极管阵列。非晶硅光电二极管阵列负责将闪烁体产生的可见光转换为电信号，每个光电二极管对应图像中的一个像素。TFT 阵列则用于读取和控制光电二极管产生的电信号，它像一个开关矩阵，能够将各个像素的电信号逐行逐列地读出并传输到后续处理电路。

2）工作原理：X 线穿透被检体后，撞击探测器的闪烁体层，产生可见光。可见光光子激发光电二极管产生电子-空穴对，从而形成与 X 线强度相关的电信号。TFT 阵列在控制信号的作用下，将这些电信号按一定顺序读出，送往信号处理电路进行进一步处理。

（2）非晶硒平板探测器

1）结构与组成：非晶硒平板探测器是一种直接转换型探测器，它主要由非晶硒层、电极和集电板等组成。非晶硒层是核心部分，其具有光电导特性。电极用于施加电场，使非晶硒层内形成电子传输通道。集电板用于收集在电场作用下移动的电荷。

2）工作原理：当 X 线照射到非晶硒层时，X 线光子在硒层内产生电子-空穴对，在电场作用下，电子和空穴分别向相反方向移动，形成电流。这个电流的大小与 X 线光子的能量和数量有关，即与被检体对 X 线的吸收和衰减情况相关。通过集电板收集电流信号，并经过处理后得到数字图像信号。

还有一些其他类型的探测器在 DR 成像中也有应用，如碲化镉-锌（CdZnTe）探测器等。这些探测器各自具有不同的特点和优势，如 CdZnTe 探测器具有较高的能量分辨率和探测效率，可用于对 X 线能量敏感的特殊成像应用。

2. 数据采集系统

（1）信号放大与调理：数据采集系统（data acquisition system，DAS）首先接收来自探测器的电信号（对于间接转换探测器是光电二极管产生的电信号，对于直接转换探测器是收集的电荷信号）。这些原始信号通常很微弱，需要进行放大和调理。放大电路将信号放大到合适的幅度范围，以便后续的处理。同时，调理电路对信号进行滤波、补偿等操作，去除信号中的噪声和干扰，提高信号的质量。

（2）模数转换：经过放大和调理后的模拟信号需要转换为数字信号。模数转换器在 DAS 中起着关键作用。ADC 根据一定的量化精度和采样频率对模拟电信号进行量化和编码。量化精度决定了数字信号对模拟信号的分辨率，例如，14 位 ADC 可以将模拟信号分为 2^{14} 个不同的量化等级，能够更精确地表示信号的变化。采样频率则需要满足奈奎斯特采样定理，以确保能够准确地还原模拟信号。通过 ADC，将探测器输出的模拟信号转换为数字信号，为后续的计算机处理提供数据。

3. 计算机处理系统

（1）图像重建与处理算法：计算机处理系统接收 DAS 转换后的数字信号，首先进行图像重建。对于 DR 成像，图像重建过程相对简单，因为探测器直接输出的数字信号已经与图像像素有了对应关系。但仍然需要进行一些处理来优化图像质量。此外，还可以运用各种图像处理算法，如对比度增强、空间频率处理、噪声抑制等。对比度增强算法可以调整图像的灰度分布，突出不同组织间的对比度，使病变更容易被观察到；空间频率处理可以增强或抑制图像中特定频率的信息，用于突出图像的细节或平滑图像；噪声抑制算法则可以降低图像中的噪声，提高图像的信噪比。

（2）图像显示与存储：经过处理后的数字图像可以在显示器上显示出来，供临床诊断。显示器的性能，如分辨率、对比度、亮度等，对图像的观察效果有很大影响。高分辨率显示器能够更清晰地显示图像的细节，合适的对比度和亮度可以使图像中的不同组织和病变更加明显。同时，图像需要存储在存储设备中，如硬盘、光盘或网络存储服务器等。存储的图像格式通常采用医学数字成像和通信标准（digital imaging and communication in medicine，DICOM），以便于图像在不同设备之间的传输、共享和长期保存。

（二）DR 成像的工作流程

DR 成像系统包含 X 线管、准直器、被检体、滤线栅、AEC（自动曝光控制）、探测器、计算机处理系统七个部分（图 4-5），通过这些，完成了“X 线曝光与信号产生、数据采集与转换、图像形成与显示”DR 成像的工作流程。

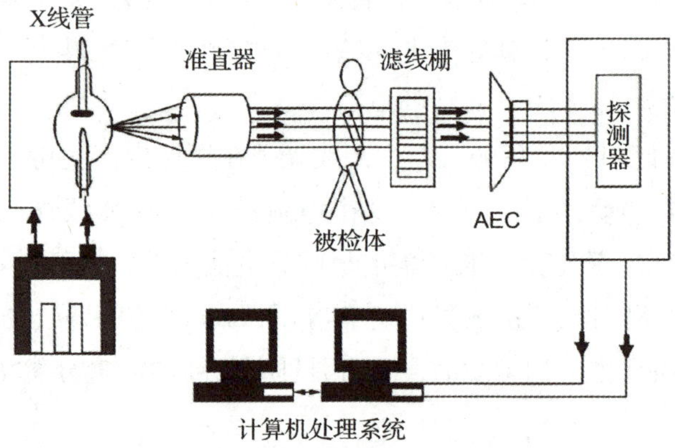

图 4-5　DR 成像系统

1. X 线曝光与信号产生

（1）曝光过程：在进行 DR 检查时，X 线从 X 线管发出，穿透被检体后照射到探测器上。X 线的强度和能量根据检查部位和诊断需求进行调整。对于骨骼等高密度组织的检查，需要较高能量的 X 线来保证足够的穿透力；而对于软组织检查，较低能量的 X 线可能更有利于突出组织间的对比度。不同组织对 X 线的吸收和衰减程度不同，如骨骼吸收 X 线多，在探测器上产生较弱的信号；软组织吸收 X 线少，产生较强的信号；气体吸收最少，产生最强的信号。

（2）信号产生：对于间接转换探测器如非晶硅平板探测器，X 线照射到闪烁体层后，根据 X 线的强度产生不同强度的可见光。可见光光子再激发光电二极管产生电子-空穴对，形成电信号。这个电信号的大小与 X 线在被检体中的衰减情况相关，即反映了被检体的组织结构信息。

在直接转换探测器如非晶硒平板探测器中，X 线光子直接在非晶硒层内产生电子-空穴对，在电场作用下形成电流信号。这个电流信号同样与被检体对 X 线的吸收和衰减情况相关，包含了被检体的影像信息。

2. 数据采集与转换

（1）信号放大、调理与采集：探测器产生的电信号首先被数据采集系统接收。由于信号较弱，需要经过放大和调理电路进行处理，以提高信号质量和强度。然后，这些处理后的信号被采集并传输到模数转换器。在这个过程中，数据采集系统需要确保信号的完整性和准确性，避免信号丢失或失真。

（2）模数转换：ADC 将采集到的模拟电信号转换为数字信号。量化精度和采样频率是 ADC 的重要参数。量化精度决定了数字信号对模拟信号的分辨率，较高的量化精度可以更精确地表示信号的变化，但会增加数据量。采样频率需要满足奈奎斯特采样定理，以保证能够准确地从数字信号还原出模拟信号的特征。通过 ADC 将探测器输出的模拟信号转换为数字信号，为后续的计算机处理提供数据基础。

3. 图像生成与显示

（1）图像重建与处理：计算机处理系统接收 ADC 转换后的数字信号后，进行图像重建和处理。图像重建主要是根据探测器的像素排列和信号采集方式，将数字信号还原成图像。然后，通过各种图像处理算法对图像进行优化。这些处理可以使图像更加清晰、直观，突出感兴趣的组织结构和病变，便于临床诊断。

（2）图像显示与存储：经过处理后的图像在显示器上显示出来，医生可以通过专门的图像浏览软件查看图像。显示器的性能对图像观察效果有重要影响，需要保证合适的亮度、对比度和分辨率。同时，图像按照 DICOM 标准存储在存储设备中，以便长期保存和后续的查询、共享。存储的图像可以在需要时被调出重新查看或用于远程会诊等。

（三）DR 成像的特点

1. 图像质量方面

（1）高分辨率和清晰度：DR 成像具有较高的空间分辨率，能够清晰地显示被检体的细微结构。这主要得益于探测器的设计和性能，无论是非晶硅平板探测器还是非晶硒平板探测器，其像素尺寸较小且排列规则，能够精确地捕捉 X 线信号并转换为图像信息，这对于诊断微小骨折、早期关节病变等具有重要意义。

（2）良好的对比度和动态范围：DR 成像系统具有良好的对比度和宽动态范围。通过探测器的性能和计算机的图像处理，可以在一幅图像中同时显示不同密度的组织，从低密度的气体到高密度的骨骼都能得到很好的呈现。这使医生可以更容易地观察到不同组织间的边界和病变情况，即使在不同的曝光条件下，也能通过图像后处理调整对比度，获取满意的图像效果。

2. 成像速度方面 DR 成像的一个显著优势是成像速度快。由于其探测器能够直接将 X 线信号转换为数字信号（直接转换探测器）或经过简单的转换过程（间接转换探测器），不需要像传统 X 线成像或 CR 成像经过复杂处理步骤，因此可以在短时间内获得图像。这对于急诊检查、需要快速诊断的情况（如外伤患者的骨折检查）非常有利，医生可以迅速获取图像信息进行诊断，减少患者等待时间和提高治疗效率。

3. 操作与设备方面

（1）操作简便：DR 成像系统的操作相对简单。操作人员只需将患者摆位正确，设置好 X 线曝光参数（较先进 DR 设备中也可以根据患者体型和检查部位自动设置参数），然后启动曝光即可。后续的图像采集、处理和显示等过程大多由设备自动完成，减少了人为操作误差，提高了工作效率。而且，DR 设备的界面设计通常比较直观，易于操作人员学习和使用。

（2）设备稳定性和维护：DR 成像设备相对稳定，探测器等关键部件的寿命较长。与一些传统 X 线成像设备相比，DR 设备不需要频繁更换胶片、显影液等耗材，也减少了因这些耗材质量问题导致的图像质量不稳定因素。在维护方面，虽然 DR 设备技术含量较高，但现代 DR 设备通常具有完善的自检和故障提示功能，便于技术人员及时发现和解决问题，保障设备的正常运行。

4. 辐射剂量方面 DR 成像能够在相对较低的辐射剂量下获得高质量的图像。这是因为探测器具有较高的灵敏度，能够更有效地利用 X 线光子，减少了为获取清晰图像所需的 X 线剂量。此外，通过计算机的图像处理技术，可以在低剂量条件下对图像进行优化，保证图像质量。这对于患者尤其是对辐射敏感的人群（如儿童、孕妇等）具有重要意义，降低了 X 线检查对患者的潜在危害。

（四）DR 成像在临床应用中的优势与局限性

DR 成像适用性广泛，在骨骼、胸部、腹部等多部位检查中均能有效显示病变，是临床 X 线检查首选。其在急诊可快速成像辅助判断伤情，批量检查时能提升效率。且数字化存储与共享优势突出，符合 DICOM 标准的图像可网络传输，利于远程医疗，使偏远地区患者也能获取高质量医疗服务，改善医疗资源不均状况。

DR 成像存在一定局限，其软组织分辨力相对有限，如观察脑部、肌肉微小病变或早期软组织肿瘤时，不及 MRI 敏感，需结合其他技术诊断。同时，面对特殊体位如严重脊柱侧弯患者，或复杂结构如颞下颌关节，因 X 线投影几何关系，图像角度可能不理想，结构显示不清或变形，常需多角度拍摄或与 CT 等结合来明确病变。

DR 成像技术有诸多发展趋势。探测器技术上，新型材料研发与像素设计优化并行，提升成像性能并降低辐射剂量。数据采集与处理技术方面，高速高精度模数转换技术发展，智能化图像重建与处理算法兴起。还会与 CT、MRI 等功能成像技术融合，形成多模态成像系统，从多层面评估病情，提高诊断准确性。

（五）与传统 X 线成像和其他数字化 X 线成像技术的比较

1. 与传统 X 线成像相比，DR 成像实现了全数字化，避免了胶片处理过程中的化学污染和烦琐操作，如显影、定影等。同时，DR 成像的图像质量更加稳定，不受胶片质量、显影和定影条件等因素的影响。而且，DR 图像的存储、传输和共享更加方便，可以方便地实现电子病历系统的集成，便于医生随时随地查看和共享图像。

2. 与 CR 成像相比，DR 成像的图像采集速度更快，这在急诊和需要快速诊断的情况下具有明显优势。在图像质量方面，DR 成像通常具有更高的空间分辨率，能够更清晰地显示细微结构。虽然 CR 成像也有其优点，如设备兼容性好、可以灵活选择影像板等，但 DR 成像在整体性能上更具优势，特别是在对图像质量和成像速度要求较高的临床应用中。

三、数字合成体层成像原理

（一）数字合成体层成像的基本概念

数字合成体层成像（digital tomosynthesis，DTS）是一种基于传统 X 线成像原理发展而来的数字 X 线体层成像技术。它通过在一定角度范围内对被检体进行多次低剂量 X 线曝光，并利用计算机算法对所获取的图像数据进行处理，合成出任意层面的体层图像，从而在一定程度上克服了传统 X 线平片组织重叠的问题，为临床诊断提供更丰富的信息。

（二）数字合成体层成像系统的构成

1. X 线发生装置　与传统 X 线成像系统类似，数字合成体层成像系统的 X 线发生装置包括 X 线管和高压发生器等。X 线管产生 X 线，其管电压和管电流可根据检查部位和患者情况进行调整。在 DTS 中，X 线的能量需要满足穿透被检体并在探测器上产生可检测信号的要求，同时要考虑尽量降低辐射剂量，尤其是在多次曝光的情况下。高压发生器为 X 线管提供稳定的高压，确保 X 线的产生。

2. 探测器

（1）平板探测器类型：数字合成体层成像通常采用平板探测器，包括非晶硅平板探测器和非晶硒平板探测器等，其原理与 DR 成像中的探测器类似。这些平板探测器具有高灵敏度、高分辨率和快速响应的特点，能够在短时间内将 X 线信号转换为数字信号。以非晶硅平板探测器为例，它由闪烁体层、非晶硅光电二极管阵列层和薄膜晶体管阵列层构成。X 线先经过闪烁体层转换为可见光，再由光电二极管阵列将可见光转换为电信号，最后通过 TFT 阵列读出电信号并传输给后续处理系统。

（2）探测器性能要求：在 DTS 中，探测器的性能对成像质量至关重要。探测器需要有足够高的空间分辨率，以准确记录 X 线在不同角度下的投影信息。同时，其动态范围要能适应不同密度组织的 X 线衰减差异，保证在多次曝光过程中，无论是高密度的骨骼还是低密度的软组织产生的信号都能被准确采集和处理。此外，探测器的响应速度要快，以满足在有限时间内多次曝光的要求，避免因曝光时间过长导致图像模糊。

3. 运动控制系统

（1）X 线球管运动控制：运动控制系统主要用于控制 X 线球管和探测器的相对运动。在数字合成体层成像过程中，X 线球管需要在一定角度范围内围绕被检体旋转或平移。该系统可以精确控制 X 线球管的运动轨迹、速度和角度，确保在每次曝光时 X 线的投射角度准确。在胸部数字合成体层成像中，X 线球管可在 $-20° \sim +20°$ 的角度范围内，以一定的角度间隔（如 2°或 3°）进行角度偏移，实现对胸部不同角度的 X 线照射。

（2）探测器运动：有些 DTS 系统中，探测器也会与 X 线球管协同运动，以保持相对位置关系或实现特定的成像几何要求。这种运动同样需要高精度的控制，保证在整个成像过程中探测器能够准确接收 X 线的投影信号。

4. 计算机处理系统

（1）图像数据采集与预处理：计算机处理系统在 DTS 中起着核心作用。在曝光过程中，它接收探测器传来的数字信号，对这些信号进行采集和初步处理。这包括对信号的放大、滤波等操作，以提高信号质量，去除噪声和干扰。

（2）图像重建算法：图像重建是数字合成体层成像的关键步骤。计算机利用专门的重建算法，将多次曝光获得的不同角度的 X 线投影数据合成为体层图像。常用的重建算法有滤波反投影算法、迭代重建算法等。这些算法基于数学模型，通过对投影数据的处理，还原出被检体内部不同层面的图像信息。滤波反投影算法是一种经典的方法，它先对投影数据进行滤波处理，然后将滤波后的投影数据沿投影方向反投影到成像平面上，经过一系列计算得到体层图像。迭代重建算法则通过多次迭代计算，不断优化图像，使其更符合实际的 X 线衰减情况，在减少噪声和伪影方面具有一定优势。

（3）图像后处理与显示：在图像重建后，计算机还会对合成的体层图像进行后处理，包括调整图像的对比度、亮度、锐化等操作，以突出感兴趣的组织结构和病变。处理后的图像最终显示在显示器上，供医生进行诊断。显示器的性能，如分辨率、对比度和亮度等，也会影响图像的观察效果，高分辨率显示器能够更好地展示图像的细节。

（三）数字合成体层成像的工作流程

1. 患者准备与摆位 根据检查部位，将患者正确摆放在检查床上。摆位过程需要考虑尽量减少患者的移动，因为患者的移动会影响成像质量。同时，要根据检查部位和患者体型选择合适的曝光参数，如 X 线的管电压、管电流和曝光时间等。

2. X 线曝光与数据采集

（1）多角度曝光：启动成像程序后，X 线球管在运动控制系统的作用下，在设定的角度范围内对被检体进行多次低剂量 X 线曝光。在每次曝光时，探测器同时采集 X 线的投影数据。如在腹部数字合成体层成像中，X 线球管可从$-15°\sim+15°$以 3°为间隔进行 11 次曝光，探测器在每次曝光瞬间获取相应的 X 线投影图像数据。

（2）数据传输与存储：探测器采集到的数字信号实时传输至计算机处理系统，并进行临时存储。这些数据包含了不同角度下 X 线穿透被检体后的信息，是后续图像重建的基础。在数据传输过程中，要保证数据的完整性和准确性，避免数据丢失或错误。

3. 图像重建与后处理

（1）图像重建：计算机处理系统使用预先设定的图像重建算法，对采集到的多角度 X 线投影数据进行处理。根据所选算法的计算过程，将投影数据合成为体层图像。这个过程需要一定的计算时间，其计算速度和效率取决于计算机的性能及算法的复杂度。

（2）图像后处理与显示：在图像重建完成后，对合成的体层图像进行后处理。这包括调整图像的对比度、亮度、空间分辨率等参数，以优化图像质量。经过后处理的图像显示在显示器上，医生可以通过图像浏览软件查看和分析图像，根据图像中的信息判断被检体是否存在病变及病变的特征。

（四）数字合成体层成像的特点

1. 图像质量方面

（1）减少组织重叠伪影：数字合成体层成像的主要优势之一是能够减少组织重叠伪影。与传统 X 线平片相比，它通过多角度曝光和图像重建技术，可以将感兴趣层面的组织清晰显示，而将其他层面的组织模糊化或去除。例如，在胸部检查中，能够将肺部病变与纵隔、肋骨等结构在一定程度上分离，更清楚地显示肺部结节或其他病变的特征，减少了因组织重叠导致的诊断困难。

（2）一定程度的空间分辨率和对比度：DTS 图像具有一定的空间分辨率和对比度，能够显示被检体的组织结构和病变情况。虽然其空间分辨率可能不如CT成像，但在一些对分辨率要求不是极高的检查中，如乳腺筛查、肺部小结节的初步观察等，可以满足临床诊断的需要。通过调整图像重建和后处理参数，可以提高图像的对比度，使不同密度的组织之间的差异更加明显，有助于发现病变。

2. 辐射剂量方面 数字合成体层成像采用多次低剂量X线曝光的方式，相比CT等其他体层成像技术，辐射剂量较低。这是因为DTS不需要像CT那样进行全方位、高剂量的X线扫描。在一些需要对患者进行多次复查或对辐射敏感人群（如儿童、孕妇等）的检查中，DTS的低辐射剂量优势更为明显，在获得有价值诊断信息的同时，减少了辐射对患者的潜在危害。

3. 设备与操作方面

（1）设备相对简单与兼容性：DTS设备相对简单，它在传统X线机的基础上进行改进，增加运动控制系统和相应的计算机处理软件。这种设备的兼容性使医疗机构在已有X线设备的基础上更容易升级和开展数字合成体层成像检查，降低了设备购置和更新成本。而且，操作相对简单，操作人员经过一定培训后即可掌握DTS的操作流程，包括患者摆位、参数设置和成像操作等。

（2）成像速度较快：与CT等其他体层成像技术相比，数字合成体层成像的成像速度相对较快。由于不需要复杂的全方位扫描和长时间的数据采集，DTS可以在较短时间内完成检查，尤其是在一些不需要极高分辨率和详细三维信息的情况下，能够快速为临床提供诊断图像，提高工作效率。

4. 数字合成体层成像原理中的技术细节 数字合成体层成像关键技术涵盖多方面。在运动控制与成像几何上，X线球管运动轨迹影响照射角度与投影关系，且其运动速度需与曝光精准同步。图像重建算法中，滤波反投影算法的滤波函数与反投影计算影响图像质量，迭代重建算法靠选择合适的模型与收敛准则来平衡。探测器性能有特殊要求，其角度响应特性要校准补偿以保投影数据准确，低剂量下要通过改进材料、结构与电路等优化性能来获取高质量投影数据。

（五）数字合成体层成像在临床应用中的优势与局限性

数字合成体层成像在临床应用有诸多优势，胸部检查利于肺部结节检测等多种病症诊断，乳腺筛查可克服组织重叠且剂量更低，骨科及多领域也有应用潜力。然而其局限性也明显，微小病变与精细结构显示受限，空间分辨率不及部分技术；图像易受运动伪影、重建伪影影响干扰诊断；不同组织密度差异大区域成像有挑战，如金属植入物周围成像质量差。

数字合成体层成像技术有明确发展趋势。技术改进上，致力于提高图像分辨率，借探测器技术革新与算法优化达成，且持续降低辐射剂量，拓展应用人群。在融合发展方面，与人工智能辅助诊断结合，可自动分析图像、减少误诊；还能与其他成像模态融合，整合不同图像信息，为各疾病诊断与治疗提供更全面、精准的依据。

（六）与传统X线成像和其他体层成像技术的比较

1. 与传统X线成像相比 数字合成体层成像克服了组织重叠的问题，能提供更清晰的体层图像信息，极大提高了诊断的准确性。传统X线成像在面对复杂解剖结构或多组织重叠区域时，往往难以准确判断病变情况，而DTS通过其独特的成像原理和技术，可以更好地显示感兴趣层面的情况。

2. 与CT成像相比 DTS的空间分辨率和三维成像能力相对较弱。CT能够提供高分辨率的三维图像，对复杂解剖结构和病变的细节显示更为详细。但是，DTS的优势在于其相对较低的辐射剂量和较快的成像速度，在一些对分辨率要求不是特别高的初步检查或筛查场景中，DTS可以作为一种替代或补充检查方法，为临床诊断提供有价值的信息，同时减少患者接受的辐射剂量和检查时间。

第三节　乳腺 X 线摄影成像原理

一、乳腺 X 线摄影系统的基本构成

（一）X 线发生装置

1. X 线管　乳腺 X 线摄影的 X 线管是专门设计用于乳腺这类软组织进行成像。其特点是产生的 X 线具有较低的能量范围，一般为 20~40kVp，这是因为乳腺组织主要是软组织，较低能量的 X 线更容易被乳腺组织吸收和衰减，从而在成像介质上形成对比度良好的图像。X 线管的阳极靶面通常采用钼（Mo）或钼铑（Mo-Rh）合金等材料，这些材料在低电压下能产生特征 X 线，其能量与乳腺组织对 X 线的吸收特性相匹配。如钼靶 X 线管在 20kVp 左右时产生的特征 X 线能量，有利于突出乳腺组织内不同密度结构的差异。

2. 高压发生器　在乳腺 X 线摄影中，高压发生器需要能够精确地控制输出电压，因为电压的微小变化会对 X 线的能量和强度产生显著影响，进而影响乳腺图像的质量。一般来说，它可以在较低的电压范围内进行精细调整，以适应不同厚度和密度乳腺组织的成像需求。

（二）压迫装置

1. 压迫板　压迫装置是乳腺 X 线摄影特有的重要组成部分，其主要部件是压迫板。压迫板通常由透明的有机材料制成，如聚碳酸酯等。在检查时，压迫板通过机械传动系统对乳腺组织进行轻柔而均匀的压迫。这种压迫有多个重要作用：一是使乳腺组织厚度均匀，减少因乳腺厚度变化导致的 X 线吸收不均匀，从而提高图像的清晰度和对比度；二是减少乳腺组织的移动，避免因移动产生的运动模糊；三是使乳腺组织尽量展开，减少组织重叠，更有利于发现潜在的病变，如微小钙化点和肿块等。

2. 压迫力度控制　压迫力度需要可调节，以适应不同患者的耐受程度和乳腺大小、硬度等。合适的压迫力度既能保证上述成像效果，又不会给患者带来过度的不适。一般通过压力传感器和控制系统来实现对压迫力度的监测和调整，确保压迫在安全有效的范围内。

（三）探测器

1. 乳腺 X 线摄影探测器类型　乳腺 X 线摄影常用的探测器包括胶片-增感屏系统和数字探测器。在传统的乳腺 X 线摄影中，胶片-增感屏系统曾广泛应用。增感屏可以将 X 线光子能量转换为可见光，增强对胶片的曝光作用，提高成像效率。而现代乳腺 X 线摄影更多地采用数字探测器，如非晶硅平板探测器和非晶硒平板探测器等。这些数字探测器具有高分辨率、宽动态范围等优点，能够更准确地捕捉乳腺组织的 X 线影像信息，并直接转换为数字信号，便于后续的计算机处理和图像分析。

2. 探测器性能要求　无论是哪种类型的探测器，在乳腺 X 线摄影中都有很高的性能要求。首先是高分辨率，因为乳腺组织中一些病变（如微小钙化点）尺寸非常小，探测器需要清晰地分辨这些细微结构。理想的探测器像素尺寸应足够小，以确保能够显示直径小于 0.1mm 的钙化点。其次是高对比度，由于乳腺组织密度差异相对较小，探测器要能准确地反映不同密度组织对 X 线的吸收差异，突出病变与正常组织之间的对比度。最后，探测器的低噪声特性也很重要，低噪声可以保证图像的清晰度，减少伪影对诊断的干扰。

（四）准直器

1. 准直器的作用与结构　准直器在乳腺 X 线摄影中用于限制 X 线的照射范围，它通常由铅或其他高原子序数的材料制成。其结构包括多个可调节的叶片，通过调整叶片的位置可以将 X 线束准直成与乳腺形状和大小相适应的形状，一般为矩形或椭圆形。这样可以减少对乳腺周围组织如胸壁、腋窝等的不必要照射，降低患者的辐射剂量，同时避免周围组织产生的散射线对乳腺图像质量的影响。

2. 准直器的调整　在实际操作中，准直器需要根据患者乳腺的大小、形状和位置进行精确调整。操作人员可以通过 X 线机的操作界面或手动调节装置来控制准直器叶片的开合和角度，确保 X 线只照射到乳腺组织，并且在不同体位下都能实现最佳的准直效果。

二、乳腺 X 线摄影的形成原理

（一）X 线与乳腺组织的相互作用

1. X 线在乳腺组织中的衰减　当 X 线穿过乳腺组织时，会与乳腺组织内的各种成分发生相互作用并产生衰减。乳腺组织主要由脂肪、腺体组织、纤维组织和可能存在的病变（如肿块、钙化点等）组成。不同成分对 X 线的衰减程度不同，这是形成乳腺 X 线图像对比度的基础。一般来说，脂肪组织对 X 线的衰减较小，在图像上表现为较亮的区域；而腺体组织、纤维组织和钙化点等对 X 线的衰减较大，在图像上呈现为较暗的区域。

2. 光电效应和康普顿散射在乳腺 X 线成像中的作用　在乳腺 X 线成像中，光电效应和康普顿散射是 X 线与乳腺组织相互作用的主要方式。光电效应在低能 X 线与乳腺组织相互作用时占比较大。在光电效应中，X 线光子与乳腺组织内原子的内层电子相互作用，光子能量被电子完全吸收，电子获得能量后脱离原子成为光电子。这种效应在高原子序数的物质（如钙化点中的钙）和低能 X 线情况下更容易发生，使得钙化点等高密度结构在图像上清晰显示。康普顿散射则是 X 线光子与乳腺组织外层电子的相互作用，光子部分能量传递给电子，光子改变方向。虽然康普顿散射在乳腺 X 线成像中也存在，但由于乳腺组织主要是软组织且 X 线能量较低，其对成像的影响相对光电效应较小，在一定程度上会影响图像的对比度和清晰度，尤其是在散射较多的情况下，需要采取措施（如使用滤线栅）来减少其影响。

（二）成像过程

1. X 线曝光　在乳腺 X 线摄影时，根据患者乳腺的厚度、密度等情况，调整好 X 线发生装置的参数后进行 X 线曝光。X 线经过准直器准直后，穿透被压迫的乳腺组织。对于较厚或密度较高的乳腺，可能需要适当增加管电压或管电流以保证 X 线有足够的穿透力，同时要注意控制曝光时间，避免过度曝光或曝光不足影响图像质量。

2. 信号产生与采集 在使用胶片-增感屏系统时，X 线首先照射到增感屏上，增感屏将 X 线光子能量转换为可见光，可见光再使胶片感光。胶片上的卤化银晶体在受到可见光照射后发生化学反应，形成潜影。经过显影、定影等化学处理后，潜影转变为可见的影像，其灰度与 X 线在乳腺组织中的衰减情况相对应，反映了乳腺组织的结构和病变信息。

使用数字探测器时，其信号产生与采集同数字化 X 线摄影成像，数字信号的大小和分布反映了乳腺组织对 X 线的吸收和衰减情况，从而构成了乳腺的数字 X 线图像。

（三）图像后处理（针对数字乳腺 X 线摄影）

1. 对比度调整 数字乳腺 X 线图像可以通过计算机进行对比度调整。由于乳腺组织密度差异较小，在原始图像中可能有些病变与正常组织的对比度不够明显。通过对比度调整算法，可以增强不同密度组织之间的灰度差异，使病变更加突出。

2. 空间频率处理 空间频率处理可以对图像中的细节信息进行增强或抑制。对于乳腺 X 线图像，常需要增强高频信息以突出微小钙化点和病变的边缘等细节。这可以通过高通滤波等空间频率处理方法来实现，使图像的清晰度和细节表现力得到提高。同时，也可以适当抑制低频信息，减少因乳腺组织整体密度变化产生的背景影响，使图像更加简洁明了，有利于病变的检测。

3. 噪声抑制 数字乳腺 X 线图像中可能存在噪声，这些噪声会干扰病变的识别。噪声抑制算法可以降低图像中的噪声水平，提高图像的信噪比，为临床诊断提供更准确的依据。

4. 乳腺 X 线摄影成像原理中的关键技术 乳腺 X 线摄影成像原理涉及多项关键技术。X 线管靶面材料中，钼靶与钼铑靶各有特性，其产生的特征 X 线能量与乳腺组织匹配，能优化成像。压迫装置可使乳腺组织厚度均匀化，减少运动模糊，提升图像均匀性、对比度与清晰度。非晶硅平板探测器的碘化铯闪烁体适配乳腺成像，非晶硒平板探测器有直接转换优势，均利于显示微小钙化点与精细结构。图像后处理算法具有针对性，针对钙化点有形态学、灰度阈值算法优化显示；针对软组织病变，纹理分析、区域生长算法可改进显示，帮助医生准确判断乳腺病变特征、边界、大小等，为诊断提供有力依据。

三、乳腺 X 线摄影成像的特点

（一）图像质量方面

1. 对微小钙化点的高敏感性 乳腺 X 线摄影的一个重要特点是对微小钙化点具有高敏感性。由于探测器的高分辨率和成像原理中对低能 X 线的利用，能够清晰地显示直径在 0.1~0.5mm 甚至更小的钙化点。这些微小钙化点在乳腺疾病诊断中具有重要意义，尤其是在早期乳腺癌的筛查和诊断中，钙化点的形态（如点状、泥沙样、簇状等）、分布和密度等特征可以为医生提供关键的诊断线索。

2. 软组织对比度良好 乳腺 X 线摄影能够在以乳腺这类软组织为主的组织中获得良好的对比度。通过合理选择 X 线能量、使用合适的探测器和图像后处理技术，可以清晰地显示乳腺组织内脂肪、腺体、纤维组织之间的边界和密度差异，有助于发现乳腺组织中的肿块、结构扭曲等病变。即使是密度差异较小的病变，也能在图像中得到较好的呈现，提高了乳腺疾病的诊断能力。

（二）检查方面

1. 体位多样性与全面性　乳腺 X 线摄影可以采用多种体位进行检查，常见的有头尾位（CC 位）和侧斜位（MLO 位）。头尾位可以显示乳腺的上下部分，包括乳头、乳晕和大部分腺体组织；侧斜位则可以观察乳腺的外侧、上方和下方部分，以及腋窝淋巴结等情况。通过这两种基本体位及可能的其他辅助体位（如侧位、外展位等），可以对乳腺进行全面的检查，减少病变的漏诊率。不同体位的图像可以相互补充，为医生提供更完整的乳腺结构和病变信息。

2. 低辐射剂量　乳腺 X 线摄影在保证图像质量的同时，尽量保持低辐射剂量。这是因为乳腺是对辐射较为敏感的器官，尤其是年轻女性和长期需要进行乳腺检查的患者。通过使用低能 X 线、精确的准直、合适的压迫等，可以在获得诊断所需图像的同时，将辐射剂量控制在安全范围内。

（三）乳腺 X 线摄影在临床应用中的优势与局限性

乳腺 X 线摄影在临床应用有诸多优势。它是早期乳腺癌筛查重要手段，能发现微小钙化点和早期肿块，降低死亡率。在乳腺疾病诊断和鉴别中具有很高价值，可判断肿块性质，为异常情况提供线索。还能引导活检和辅助治疗计划制订。

但是，其局限性也不可忽视。在致密型乳腺诊断方面存在挑战，易掩盖病变。存在假阳性和假阴性结果，可能因结构变异、伪影或病变特征、技术限制导致，会增加患者心理负担或延误诊断。此外，尽管可以采取措施降低辐射剂量，但其仍有潜在风险，尤其对长期检查或年轻女性，必要时需考虑其他低辐射或无辐射检查方法作为补充或替代。

乳腺 X 线摄影技术有明显的发展趋势。在技术改进上，探测器技术会进一步提升，包括提高分辨率、降低像素尺寸，提升对微小病变分辨力，提高量子效率以降低辐射剂量。X 线管技术也会创新，如探索新靶面材料等，优化图像质量并提升检查速度。在融合发展方面，会与人工智能深度融合，AI 可自动分析图像、辅助诊断，减少误诊漏诊。还会和多模态成像技术整合，通过图像融合结合多种信息，为复杂乳腺疾病诊断提供更全面的视角。

（四）与其他乳腺检查的比较

1. 与乳腺超声检查对比　乳腺 X 线摄影和乳腺超声检查是两种常用的乳腺检查方法，各有优缺点。乳腺 X 线摄影对微小钙化点和乳腺结构的显示有优势，尤其是在早期乳腺癌筛查中作用显著。而乳腺超声检查对于区分肿块的囊性或实性、观察乳腺组织的血流情况等方面更具优势。超声检查可以实时观察乳腺组织的动态变化，且无辐射。两者可以相互补充，如对于 X 线摄影发现的可疑钙化点，可以进一步用超声检查观察其周围组织的情况；对于超声检查发现的肿块，X 线摄影可以提供更全面的乳腺结构信息，帮助判断肿块与周围组织的关系。

2. 与乳腺磁共振成像对比　乳腺 MRI 是一种对乳腺软组织分辨力极高的检查方法，它可以更清晰地显示乳腺组织的内部结构、病变的范围及与周围组织的关系。MRI 对于乳腺疾病的诊断敏感性高，尤其适用于对高危人群的筛查和对可疑病变的进一步评估。然而，乳腺 MRI 检查成本高、检查时间长且对设备要求高。乳腺 X 线摄影则相对简单、快速、成本较低，在乳腺疾病的初步筛查和常规检查中仍然具有不可替代的作用。两者结合可以提高乳腺疾病诊断的准确性，例如，对于 X 线摄影或超声检查发现的可疑病变，可以通过 MRI 进行更详细的评估。

▶ 知识拓展

创新 X 线成像，赋能精准医疗

近年来，X 线成像技术在多方面取得显著进展。光子计数探测器技术崭露头角，其能精准探测单个 X 线光子能量，大幅提升图像分辨率与对比度，尤其在低剂量成像时优势明显，有望降低患者辐射剂量，同时为微小病变检测提供更清晰图像。此外，X 线与其他技术融合不断深入，如与光学相干层析成像（optical coherence tomography，OCT）结合，可同时获取组织结构形态与功能信息，为疾病诊断提供更丰富数据，在心血管疾病与眼科疾病诊断等领域展现出巨大潜力。

精准医疗是现代医学发展趋势，X 线成像技术在其中扮演重要角色。在肿瘤治疗方面，通过先进的 X 线成像技术可精确确定肿瘤位置、大小和形状，助力放疗计划制订，实现精准照射，提高治疗效果并减少对周围正常组织损伤。在心血管疾病治疗中，能帮助医生精准评估血管狭窄程度与斑块性质，指导介入治疗操作，如支架置入术，确保治疗精准性与安全性。

在全球范围内，X 线成像技术发展呈现多样化态势。许多国家在技术研发与设备创新方面持续投入，推动 X 线成像技术向更高分辨率、更低剂量与智能化方向发展。同时，我国除致力于研发和创新外，还不断优化 X 线成像技术应用，提高基层医疗机构设备水平与诊断能力，以满足广大人民群众基本医疗需求，推动 X 线成像技术发展。

—• 考试知识点总结 •—

—• 本章小结 •—

—• 协和云课堂…… 拓展练习及参考答案 •—

（刘海强）

第五章　X 线影像质量管理及控制

教学课件

学习目标

素质目标

（1）具备严谨的质量管理思维和质量控制意识，建立标准化、规范化的影像质量控制体系，以最低辐射剂量获得高质量图像。

（2）树立良好的团队协作与责任意识，通过 PDCA 循环法，不断优化工作流程，降低重拍率和误诊率。

知识目标

（1）掌握：X 线设备、X 线影像、影像显示和影像打印的质量控制，以及其他相关指标与质量标准。

（2）熟悉：X 线摄影图像质量评价的标准及质量评价内容，模拟成像与数字成像质量评价的异同。

（3）了解：影像质量管理发展历史，影像质量管理的基本概念，质量管理活动的程序，质量管理的必要性。

能力目标

（1）能制订和执行质量控制计划，确保 X 线设备性能符合标准、X 线摄影图像符合影像质量标准。

（2）能学以致用，正确分析 X 线摄影图像质量，识别影响图像质量的因素并采取相应改进措施。

案例导入

【案例】

患者，女，54 岁。3 天前因咳嗽、咳痰自行服用“感冒药”后未见好转，前往某医院就诊，行胸部 DR 检查。在检查过程中，放射科技师未按规范对患者家属进行必要的保护，同时也未按规范要求患者摘除佩戴的项链等金属异物。

【问题】

1. 该放射科技师违反了质控的哪些规则？

2. 一张标准的 X 线胸片应该具备哪些要素？

· 核心知识拆解 ·

本章主要内容是 X 线影像质量管理及控制，主要包括 X 线摄影图像质量管理、X 线摄影图像质量评价的标准、X 线摄影图像质量控制。

第一节　X 线摄影图像质量管理

一、医学影像质量管理发展简介

在 20 世纪 70 年代初，美国医学影像领域出现质量危机。1973 年，《北美放射学杂志》报道的研究显示，美国肺尘埃沉着病检查影像中近 40%未达到诊断标准，严重威胁劳动者健康。这一问题引起了美国职业安全与健康管理局的重视，促使影像学界重新审视医学影像质量管理，以保障职业病早期发现和治疗，推动美国放射学领域对质量管理的深入探讨。

1979—1980 年，美国弗吉尼亚州的影像学专家召开了放射诊断与核医学质量保证会议，提出覆盖采集、处理、存储、解读的全流程医学影像质量管理体系，旨在提高影像的一致性和可靠性。此体系为医学影像诊断提供了重要质量保障，尤其在公共卫生领域具有显著价值，推动了医学影像质量管理的规范化。

在全球范围，世界卫生组织（World Health Organization，WHO）也积极推广医学影像质量管理理念。1980 年，WHO 在德国慕尼黑举办放射诊断质量保证研讨会，汇集全球专家交流医学影像质量管理经验。1982 年，WHO 出版《放射诊断的质量保证》，系统总结了各国成功经验，为医学影像质量控制提供了权威指南。该书广泛传播，成为各国医学影像质量管理规范化的基础，提供了科学化管理的重要依据。

相比之下，我国医学影像质量管理起步较晚，但在 20 世纪 80 年代中后期迅速跟上国际步伐。1987 年，翻译出版了 WHO 的《放射诊断的质量保证》，标志着我国医学影像质量管理理念的引入。次年，浙江省建立了首个放射质量控制中心，开启了国内区域性医学影像质量管理实践，推动国家卫生标准技术委员会制定医用放射诊断质量标准，为医学影像质量控制奠定了规范基础。

进入 20 世纪 90 年代，国家卫生部进一步支持医学影像质量管理。1993 年，国家卫生部发布《医用 X 线诊断放射卫生防护及影像质量保证管理规定》，它成为我国首部系统规范医学影像质量管理的法规，并提出全面质量控制要求。1995 年，《大型医用设备配置与应用管理暂行办法》进一步明确各级医疗机构的质量保证责任。这些法规推动了我国医学影像质量控制的标准化和规范化，显著提升了整体医学影像质量水平。

如今，随着科技进步和影像需求增长，我国医学影像质量管理进入全面发展阶段。影像管理软件和数据分析技术的应用使质量管理逐步实现数字化、智能化。同时，我国积极参与国际交流与合作，借鉴全球经验，以促进国内医学影像管理的进步。国际化视野推动了我国医学影像质量管理的发展，并为全球医学影像质量管理贡献了中国经验。

二、影像质量管理的基本概念

（一）国际标准化组织管理理念

1. 质量管理原则　成功的质量管理需要采用系统化管理和透明化管理的方式。以下为八项质量管理原则。

（1）以服务对象为中心：以服务对象为中心的理念强调所有管理活动均应围绕客户的需求展开。客户是组织生存和发展的根基，管理人员需确保满足客户要求并努力超出其期望，从而提升客户的满意度与忠诚度，增加组织的竞争力与市场份额。

（2）领导的作用：要求高层管理者在质量管理中发挥关键影响力。高层领导应通过树立明确的方向、愿景和目标来引导组织的质量文化，并提供必要的资源和支持，以确保员工在其指导下能够朝着质量改进的方向努力。

（3）全员参与：提倡组织内所有成员积极参与质量管理活动。质量不仅是管理层的责任，所有员工都有参与和贡献的义务。通过激发员工的责任感与参与意识，组织能够更有效地识别改进机会并实现质量目标。

（4）过程方法：强调通过管理和优化各个具体过程来提升整体绩效。组织可以将工作任务分解为若干相互关联的过程，进行监控和控制，以确保资源的高效利用和工作质量的稳定，从而推动组织绩效的不断提升。

（5）系统方法：强调通过系统化的管理将各个过程有效地协同。将组织视为一组互相关联的系统，通过整体规划和资源优化，确保不同过程和职能部门之间的协调合作，以达到更高效的管理效果。

（6）持续改进：确保组织在质量管理上不断优化。持续改进是质量管理的核心，通过定期评估并调整管理措施，组织能够适应外部环境的变化和客户需求的升级，保持长期的竞争优势和内部运作效率。

（7）基于事实的决策：通过数据分析支持管理者的决策过程。科学的决策需要建立在真实数据的基础上，通过收集、分析和解释数据，确保管理决策的客观性与合理性，避免主观判断带来的偏差和风险。

（8）互利原则：注重与利益相关方建立共赢关系。组织应与供应商、客户、合作伙伴和其他利益相关者建立互利互惠的合作模式，通过共享信息、共同改进，推动价值链的优化，实现双赢局面。

2. 质量管理体系基本原理　质量管理体系的基本原理主要涵盖以下七个方面。

（1）方法原理：要求在管理中系统性地应用各类科学的管理方法。通过系统化地选择、制订和应用各种管理方法，可以使组织的管理过程更规范、更高效，确保各项质量管理活动得到有力支持。

（2）过程方法原理：指通过将输入转化为输出的管理活动来推动结果实现。组织应通过有效的流程设计与控制，确保从投入到产出每一环节的有效性，以保障最终产品或服务质量的稳定性和一致性。

（3）最高管理者的作用原理：强调高层在管理体系中的核心作用。高层管理者不仅要确立方向、目标，还应提供资源和环境支持，确保体系的顺利推行和持续改进，并成为推动质量文化的领导力量。

（4）管理文件原理：通过规范文件管理支持质量管理的有序进行。文件记录了质量管理体系的各项要求和操作步骤，便于统一标准、传达信息及后续的追溯和检查，以确保体系的可持续性和一致性。

（5）质量管理体系评价原理：指定期评估体系的有效性和适应性。通过对体系的定期审查，组织能够识别不足之处，确定改进方向，确保体系始终适应内外部环境的变化，并持续达到质量目标。

（6）持续改进原理：在于不断推进优化和创新。通过引入持续改进的思想理念，组织能将持续改进视为常态化工作，通过各种评估工具发现问题，并制订相应的改进措施，推动管理水平的持续提升。

（7）统计技术原理：通过数据分析支持和改进管理过程。运用统计方法对数据进行分析和解释，帮助组织掌握生产和服务的状态，识别变异趋势，提供改善的依据，确保决策更具科学性和客观性。

3. 质量管理体系的要求 质量管理体系的要求包括以下四个方面。

（1）识别质量管理体系所需过程：组织需识别质量管理体系中所需的各项过程。识别这些关键过程有助于管理者掌握影响产品和服务质量的核心环节，确保体系覆盖各项质量要求，为组织的持续发展奠定基础。

（2）确定过程的顺序和相互作用：在识别过程后，需确定这些过程的顺序和相互作用。明确的过程关系有助于组织更好地规划资源配置和信息传递，确保在各个环节之间形成连贯高效的工作流程，实现最终的质量目标。

（3）确保有效运作和监控：为确保体系的有效性，组织应建立对各个过程的监控机制。通过实时监督各项过程的执行情况，及时发现和纠正偏差，保证过程的稳定性和有效性，确保最终结果符合预期。

（4）持续监控和分析过程数据：通过持续监控和分析过程数据，组织能够识别改进机会，并采取措施以提高绩效。过程改进是质量管理体系的核心，组织需将其视为常态工作，以实现质量水平的不断提升和客户需求的动态满足。

（二）质量与质量管理

1. 质量与管理 质量是指产品特性满足顾客和其他相关方需求的能力。在放射诊断领域，质量特指影像的特性及其满足临床诊断需求的效果。管理则是协调和控制组织内部各项活动的过程，涵盖从计划制订到执行的所有环节。

2. 质量管理（quality management, QM） 指围绕质量目标制订计划并执行的所有活动的总和，包括质量保证（quality assurance，QA）和质量控制（quality control，QC）两个部分的全过程。质量管理结合了现代质量管理的理念、方法和工具，形成了系统化的质量标准、价值观和行为准则，最终体现为全员参与的质量文化。

（三）全面质量管理

全面质量管理（total quality management，TQM）是通过医疗机构及医疗企业内各部门的协调，使质量开发、质量保证和质量改进等活动一致进行，以实现高效生产和销售，最终提供符合质量标准、用户满意的产品。在医学影像质量管理中，全面质量管理涉及以下几个重要方面的协调。

1. 以低辐射剂量获取高质量影像 在保障患者安全的前提下，影像科应尽量使用低辐射剂量进行检查，以减少患者的辐射暴露。与此同时，通过优化成像参数和技术，确保影像的清晰度和诊断价值，使低剂量成像既符合安全要求，又具备充分的诊断支持功能。

2. 满足临床诊断需求的高质量图像 影像的质量应符合既定的质量标准，以支持临床诊断的精确性和可靠性。高质量影像能够清晰展示患者病变或异常，有助于医生的精准判断，为制订后续治疗方案提供有力依据，达到满足诊断需求的目的。

3. 引入高质量成像设备 通过引进高质量、先进的成像设备，影像科可以显著提升影像的清晰度和精确度，确保获得更细致、更稳定的成像效果。这类设备不仅改善了图像质量，还为医生提供了更可靠的诊断工具，有助于提高诊断效率和准确性。

4. 全员参与质量保证和质量控制 影像科的所有成员均应参与到质量保证和质量控制活动中，建立质量管理的全员责任制。通过共同推进质量管理工作，确保影像科室整体的服务质量和成像水平稳步提升，以适应和满足临床的高标准需求。

（四）影像质量管理内容构成

1. 设备质量控制 医学影像设备是生成高质量影像的关键，其性能直接影响影像的清晰度和准确性。因此，需定期检测和校准设备的关键物理参数，以确保其符合质量标准。例如，在 X 线摄影中，必须将管电压、管电流和曝光时间保持在规定误差范围内，以保证影像的密度和对比度稳定。对于 CT 设备，需定期检测探测器灵敏度和扫描层厚精度，并使用专业剂量仪检测 X 线辐射输出是否达标，从而提升成像效果。

2. 影像采集质量控制 影像采集的质量控制涉及多个方面。首先是患者的准备，需根据检查部位采取相应措施，例如，在进行 X 线胸部检查前，应要求患者摘除胸部的金属物品（如项链、纽扣等），以避免伪影影响影像清晰度。其次，应根据检查项目合理设置成像参数，例如，在 X 线摄影中，根据患者体型和检查部位选择合适的曝光条件。最后，技术操作人员的专业技能也至关重要，精准摆位和适当的射野控制能减少伪影的产生，使影像清晰地展现检查部位的解剖结构。

3. 影像处理质量控制

（1）影像处理技术

1）窗口技术：通过调节图像的亮度和对比度，适应不同组织结构的显示需求。调整窗口宽度和窗口层次能够有效突出不同组织的影像特征，增强诊断时的可视效果。

2）组织均衡技术：通过数字化处理，改善图像中不同密度区域的对比度，使各区域更为均匀，提升整体图像的清晰度。这一过程能够使组织边界和内部细节更加明显，有助于细致的临床观察。

3）滤波技术：根据需要应用不同类型的滤波器，如增强滤波器或减弱滤波器，优化图像的显示效果。增强滤波器可突出图像细节，减弱滤波器则有助于减少不必要的噪声干扰，增强图像质量的稳定性。

（2）数字 X 线影像处理的优化方法

1）对比度优化：通过调整对比度参数，增强图像中的微小细节，使病灶或异常区域更为突出，从而提高诊断的准确性。对比度优化在显示组织结构差异方面起到了重要作用，尤其在密度差异小的组织中，更能体现处理效果。

2）图像平滑与增强处理：在减少噪声的同时，通过应用平滑处理算法和锐化、平衡化等增强处理，进一步提高图像的清晰度。平滑处理减少了干扰噪声，锐化则强调边缘和细节，平衡化处理优化灰度分布，使图像质量和诊断效果得以提升。

4. 影像存储和传输质量控制 医学影像的存储需保障数据的完整性、安全性和便捷的检索功能，存储系统使用 DICOM 格式以适应跨设备的数据传输要求。存储介质的稳定性和容量规划至关重要，需定期进行数据备份以防止数据丢失。在影像传输过程中，特别是在远程会诊时，需确保传输速度和准确性，避免影像数据在传输中出现丢失或错误，从而保证诊断医生能够在最短时间内获取完整、准确的影像数据。

三、影像质量管理活动的程序

在医学影像领域，质量管理活动通常分为正常管理程序和问题管理程序。在正常管理程序中，采用美国管理学家戴明（Deming）提出的 PDCA 循环，即计划（plan）、执行（do）、检查（check）、总结（action），以持续优化质量管理过程。

（一）正常管理程序

1. 计划（plan） 计划阶段的关键在于设定明确的管理目标，合理分工，完成成像设备和材料的采购及技术方法的选择等基础准备工作。为确保质量管理活动的有效性和长期稳定性，计划的制订必须考虑其可行性、科学性与严谨性。参考 WHO《放射诊断的质量保证》及《放射科管理规范及质控标准（2017 版）》，确保计划符合临床实际需求。

2. 实施（do） 在实施阶段，需严格按照计划进行管理活动，确保各项要求有效落实。人员分工明确，各岗位职责和上下级关系清晰，规章制度科学合理，全体员工遵循统一规范。合理配置人员资源，分配任务并明确时间节点，确保进度与效率。同时，要求全员遵循双人核对制（技师操作+医师确认），职业道德培训覆盖辐射防护、患者隐私保护，从而达到最佳的实施效果。

3. 检查（check） 是 PDCA 循环中的核心步骤，用于评估计划实施的实际效果是否符合预期目标。通过客观的物理测量（如空间分辨率检测、噪声评估）和统计分析方法，对比计划与实际效果，及时发现和解决可能存在的问题，确保管理流程的顺畅运行。检查环节不仅是对执行情况的监督，还能为持续优化和改进提供重要的反馈，确保质量管理活动符合既定标准。

4. 总结（action） 在总结阶段，通过技术资料、数据和图表全面评估执行情况，肯定成功的经验，发现存在的问题，尤其是未及时解决的关键问题，以便在下一轮 PDCA 循环中改进（如 DR 自动曝光响应延迟问题，需升级曝光控制模块）。为鼓励全员参与质量管理，实施成果兑现机制，将取得的成效合理分配给相关人员。每次完成 PDCA 循环后，质量管理将不断提升，通过总结和反思为新一轮循环提供改进依据，推动全面质量管理的实现。

（二）问题管理程序

当出现影像质量缺陷（如伪影、分辨率不足）时，启动以下流程。

1. 分析问题原因　组建专业分工的 QC（质量控制）小组，深入现场分析，将现状与标准状态进行对比，以找出差异。通过集体讨论，确定问题是由设备、技术方法、材料还是人员操作导致。为确保分析准确性，应基于客观数据，多角度考察，避免主观判断。

2. 制订对策　在明确问题根本原因后，制订对应的解决方案并编写实施计划，终止旧的操作方式，转而按新方案执行。方案需详细列出步骤和所需资源，确保执行的可行性和规范性。

3. 确认效果并总结　当新方案达到预期效果时，需确认效果并获得上级支持。为使质量改进成果得以持续，明确责任人、关键技术、注意事项和操作要点，使良好效果逐步巩固，形成常态化操作。最后，撰写书面总结和 QC 活动报告。若问题尚未完全解决，可将当前进展记录为阶段性报告，为进一步改进提供依据。

四、影像质量管理的必要性

（一）规范技术操作，提升影像检查质量

为确保影像质量符合临床要求，规范化技术操作在医学影像中至关重要。在现有设备和仪器条件下制订操作规范和检查流程，不仅可以提高疾病诊断的准确性，还能有效减少漏诊和误诊，从而降低医疗纠纷的风险。规范化操作要求影像技师在实际操作中严格遵循既定标准，实现操作的标准化与一致性。

（二）降低电离辐射对人体的危害

影像检查不可避免地会对受检者造成 X 线辐射。近年来，随着检查频率增加，放射检查的平均剂量已从 20 世纪 80 年代的 0.54mSv 上升至当前的 3.2mSv，成为人体电离辐射的主要来源之一。研究表明，X 线检查可能增加患癌风险，例如，英国和德国约有 0.6%和 1.5%的癌症病例与 X 线检查相关，而在日本该比例高达 3.2%。因此，影像检查质量管理应关注以最低辐射剂量获得高质量影像，从而最大限度地减少电离辐射对患者的危害。

（三）保障设备正常运转，发挥设备最大效能

随着 X 线检查项目的增多和设备类型的多样化，设备性能直接影响影像质量和患者的受照剂量。高效的设备管理不仅关系到影像检查的质量，还直接影响医院的整体医疗服务水平。因此，保障设备正常运转并充分发挥其效能，成为提升影像质量的关键环节。

（四）提升影像检查质量，确保正确诊断

随着影像设备成像参数和扫描方式的多样化，医学成像的复杂性也随之增加。建立系统化、科学的质量控制标准，确保影像质量符合临床诊断需求，是提升诊断准确性的关键。通过制订严格的成像标准和质控流程，影像科室能够提高检查的精确度和一致性，降低误诊和漏诊风险，使临床医生的诊

断依据更加可靠。同时，影像检查质量的提升不仅有助于更早期、更准确地发现病灶，也在一定程度上提高了患者的治疗效果和预后，使医院和患者双方都能获得更优质的诊疗体验，真正实现双赢。

第二节　X 线摄影图像质量评价的标准

一、主观评价法

主观评价法是一种依赖影像诊断医生或专业人员的视觉感知和经验的定性评价方法。评价者通过观察影像的清晰度、对比度及噪声等特征，结合专业知识对影像质量进行综合判断。此方法直接反映影像在临床诊断中的可用性，但因评价者的视觉感知、专业水平和偏好不同，结果存在个体差异。影像质量主观评价的几种方法如下。

（一）分辨力评价法

分辨力评价法利用人眼的视觉感知来判断影像细节的分辨度，并通过每毫米可分辨的线对数（LP/mm）来量化影像清晰度。该方法操作简单、便捷，但因依赖人眼的主观判断，评价结果会因人而异，可能不够全面。

（二）ROC 曲线法

受试者操作特性曲线（receiver operating characteristic curve，ROC curve）起源于通信工程的信号检测理论，通过心理临床评价的受试者操作特性曲线及数理统计分析来评估影像质量。该方法广受认可，尤其适用于影像检查技术和诊断方法的对比研究。ROC 曲线法被认为是影像检查技术评估的标准化统计方法，能够提供相对客观的评价。

（三）对比度清晰度曲线图法

此方法通过观察不同对比度与清晰度组合的测试图像，绘制对比度清晰度曲线图，以评估影像质量。较高对比度和清晰度的区域一般对应于优质影像，而曲线较平缓或低对比度区域则表明影像质量较差。尽管这种方法能够综合反映对比度和清晰度，但绘制曲线较为繁琐，且结果仍受主观因素影响。

（四）模糊数学评价法

模糊数学评价法将清晰度、对比度等指标划分为不同的模糊等级（如高、中、低），通过建立模糊关系矩阵和模糊综合评价模型，对影像质量进行综合评估。该方法在一定程度上减少了主观偏差，但需要大量实验数据和专业知识来建立模型，在实际应用中较为复杂。

二、客观评价法

客观评价法通过量化影像的物理属性，如空间分辨率、密度分辨率、噪声特性和调制传递函数（modulation transfer function，MTF），评估影像质量，减少人为主观因素。它利用专业仪器和算法提供客观数据，适用于设备性能评价和质量控制，但仅反映影像的物理特性，未必能直接反映其临床诊断价值。以下是常用的客观评价法。

（一）调制传递函数评价法

调制传递函数是用于描述成像系统分辨率和锐利度的关键参数，是评估影像质量的重要指标。MTF 将输入与输出对比度关联起来，并以空间频率为函数，表示成像系统在不同空间频率下对对比度的还原能力。MTF 能够全面反映成像系统解析不同大小细节的能力，广泛应用于影像系统分辨力的评估。

（二）噪声评价法

噪声评价法包括均方根值（root mean square，RMS）和噪声功率谱（noise power spectrum，NPS）。RMS 用于统计 X 线影像中的斑点大小，反映影像的噪声水平；NPS 则描述噪声在不同空间频率下的分布特征，揭示噪声与分辨力之间的关系。RMS 和 NPS 能够提供影像斑点特性的数据，有助于评估成像系统的噪声表现。

（三）等效噪声量子数和量子检出效率评价法

等效噪声量子数（noise-equivalent number of quantum，NEQ）和量子检出效率（detective quantum efficiency，DQE）是 20 世纪 70 年代引入医学影像的评价参数，用于量化成像系统的综合性能。DQE 被视为评估不同成像设备效率的金标准，衡量设备将输入 X 线信号转化为有效输出信号的效率，并评估成像过程中噪声的增益。较高的 DQE 值表明设备能高效利用 X 线信息，提升信噪比，减少噪声对影像的干扰。

三、综合评价法

综合评价法结合主观与客观评价的优势，全面评估 X 线影像质量。此方法既基于影像的物理特性，又重视其临床应用效果，通过整合物理数据和临床评价，弥补单一评价的局限性。综合评价法考量影像的清晰度、美观度，辐射剂量控制及成像技术的有效性，为影像质量管理提供支持。具体评价标准如下。

（一）影像显示标准

影像显示标准要求影像能够清晰呈现关键解剖结构和细节，帮助医生识别病灶或异常区域。根据可见程度，影像显示效果分为隐约可见、可见和清晰可见三个等级。该标准的实现依赖于精确的体位设计、患者的良好配合及成像系统的技术性能。

（二）画面质量标准

画面质量标准包括画面美观、体位设计规范、摄影标志齐全、用片尺寸合理、分格规范、照射野适当，且照片无污染、无划痕等要求。

（三）参考剂量水平

参考剂量水平（dose reference level，DRL）是控制影像学检查中辐射剂量的重要指标。国际辐射防护委员会提出了 DRL 的概念，用于评估影像检查中辐射剂量的合理性。DRL 是一种易于测量的参考剂量值，通常通过体模或参考人群表面测量。如果检查剂量持续高于 DRL，应采取质量保证和质量控制措施，以降低剂量，确保在满足诊断需求的同时，最大限度减少辐射对患者的影响。表 5-1 展示了不同组织机构发布的参考剂量水平。

表 5-1　不同组织机构发布的参考剂量水平

检查	IAEA	EC	IPEM	MRPB	AAPM
胸部后前位	0.4	0.3	0.3	0.2	0.25
胸部侧位	1.5	1.5	1.5	1.0	1.50
腹部前后位	10.0	—	10.0	6.0	4.50
骨盆前后位	10.0	10.0	10.0	4.0	—

注：IAEA（国际原子能机构）、EC（欧洲委员会）、IPEM（英国医学物理与工程研究所）、MRPB（英国医学辐射委员会）、AAPM（美国医学物理学家协会）。

（四）技术参数

必需的技术参数需合理组合，包括摄影设备、标称焦点、管电压、总滤过、滤线栅性能、摄影距离、照射野控制、曝光时间和防护屏蔽等。

标准影像应遵循以下基本原则：影像能够满足诊断需求；影像标注完整、准确；无技术操作缺陷；用片尺寸合理、分格规范，照射野大小适当；影像整体布局美观，无影像变形；检查部位以外的区域做好防护；密度值控制在 0.25~2.00。

在影像质量标准的讨论中，不同摄影部位的影像密度要求存在差异（表 5-2）。需要注意的是，不同的诊断医生对影像密度可能会有不同的要求。

表 5-2　不同摄影部位的影像密度

解剖部位	影像密度	解剖部位	影像密度
肺野第 2 前肋间	1.70±0.05	软组织	1.7~1.8
肺门	0.75±0.05	关节腔	0.9~1.1
肺周边部	0.65±0.05	股骨皮质	0.4~0.5
心影部	0.40±0.02	髌骨重叠区	0.4~0.5
膈下部（肝区）	0.35±0.02	胫骨上段中点	0.55~0.65

（五）环境因素

常规影像照片为黑白负片，需借助 X 线观片灯，通过透射光将影像的光密度分布转化为可见的光强度分布，从而形成视觉影像。因此，观片室的环境条件及观片灯的性能应纳入质量管理范畴。数字成像则依赖电子显示设备进行图像观察，显示设备的亮度和表面反射等因素会影响诊断效果，对环境条件也有严格要求。

四、模拟成像与数字成像质量评价的异同

模拟成像和数字成像在成像质量上各具特征。在放射学中，模拟成像包括屏-片组合和影像增强器电视系统，而数字成像则涵盖 CR、DR、数字减影血管造影（digital subtraction angiography，DSA）、CT 和 MRI 等。成像质量的评价方法在屏-片组合与 CR、DR 之间有显著不同。

（一）主观评价结果的异同

1. 分辨力评价结果 在分辨力方面，胶片成像系统中的卤化银颗粒大小为 1～2μm，X 线胶片与高分辨率增感屏组合时可达到 15LP/mm，而常规屏-片组合的分辨力则为 5～7LP/mm。相比之下，CR 和 DR 的分辨率通常为 3～5LP/mm，受限于像素大小，故在分辨力上低于屏-片组合。

2. ROC 曲线评价异同 屏-片组合的 ROC 曲线在成像技术参数确定后保持不变。而 CR 和 DR 的 ROC 曲线则会因后处理参数的调整而改变，使 CR 和 DR 可以通过后处理生成多种 ROC 曲线，具备更高的灵活性。

（二）客观评价结果的异同

1. γ 值测定的异同 对于屏-片组合，在相同测试条件下确定的特性曲线是固定的。而在 CR 和 DR 系统中，曝光后可以通过后处理的旋转量调整 γ 值，旋转量增大会增加影像对比度，旋转量减小则会降低对比度，这使 CR 和 DR 系统相较于屏-片组合具有更佳的选择性。

2. MTF 测试的异同 调制传递函数用于测试系统的空间分辨率。屏-片系统的特性曲线在直线部分呈线性，而 CR 和 DR 的特性曲线完全呈线性，因此在 MTF 测试的线性度上，CR 和 DR 更优。然而在位置不变性上，屏-片系统影像密度为连续分布，而 CR 和 DR 的数字影像是离散的，屏-片系统略有优势。但总体而言，CR 和 DR 的后处理功能使其 MTF 表现优于屏-片系统。

3. NPS 测试的异同 屏-片组合影像中的噪声因素包括：①X 线量子噪声。②增感屏结构噪声。③胶片颗粒噪声。而数字影像中的噪声来源更多，以 CR 为例，噪声因素包括：①X 线量子噪声。②模/数转换量子噪声。③IP 的结构噪声。④激光扫描引起的读取噪声。⑤显示或记录系统噪声（如激光打印或显示噪声）。⑥胶片噪声。

测试噪声频率特性 NPS 时，CR 和 DR 测定难度较大，且 NPS 值受后处理影响，而屏-片组合不受此限制。总体上，数字影像优于屏-片组合，更能满足临床需求，通过一次曝光和后处理技术获得不同对比度和区域的影像。但需谨慎选择后处理参数，否则会使影像噪声增加，输出信息量减少。

五、 X 线影像质量评价内容

X 线影像通过不同组织密度和厚度的 X 线吸收差异，在二维平面上展现体内结构，用于疾病诊断。理想 X 线片应具备层次分明、密度对比佳、轮廓清晰、细节锐利、解像度高且失真度低的特征。数字化 DR 系统可调窗宽和窗位优化显影，但初始拍摄仍需按标准条件设定，以确保影像质量和诊断信息丰富。以下是 X 线影像质量的几个关键要素。

（一） 照片密度

照片密度即影像的黑化程度。理想的 X 线片应具备多层次的密度。现代 DR 系统配备了曝光控制和后处理功能，使照片密度问题得到一定程度的控制，但操作仍需依据设备设定的管电流与曝光时间乘积（mAs），以避免影像过暗或过亮。

（二） 对比度

对比度是影像上相邻部位密度差异的表现。不同组织对 X 线吸收率的差异形成影像对比度，例如，金属、骨骼、液体、软组织、脂肪、空气的吸收能力依次减弱。合适的对比度使影像细节更为清晰，影响对比度的因素包括成像设备选择和 mAs 设定，mAs 过低或边缘增强过大会导致对比度异常，影响影像质量。

（三） 层次

层次指的是 X 线片上不同组织密度的表现差异。为获得良好对比度和丰富层次的影像，应合理选择 X 线球管电压（kV） 和 mAs。合适的层次能帮助区分不同组织与器官，确保影像中病变和正常组织对比清晰。

（四） 清晰度

清晰度反映了影像边缘的锐利度，影响细小病变的观察效果。清晰度受几何投影影响，焦点到影像探测器的距离通常为固定值，不需要频繁调整。清晰度主要受患者运动影响，如在胸部投照时应避免患者呼吸急促，并确保曝光时间在 0.05 秒以内，以减少运动引起的模糊。

（五） 失真度

失真度指影像与原物体在形状和大小上的差异。由于 X 线影像是对三维结构的二维投影，因此不可避免地存在失真。为获得准确的诊断影像，应尽量减少人为因素引起的失真，通过标准摆位和尽可能贴近探测器的方式，确保感兴趣区域的形态真实。

在实际操作中，影像质量依赖于设备选择、参数设定和操作流程的规范化。尽管 DR 系统可通过后处理进行调整，但良好的初始成像是确保影像诊断信息完整、提高诊断准确性的关键。影像技术人员应遵循科学的拍摄条件和规范操作，从源头上优化影像质量。

第三节　X 线摄影图像质量控制

一、X 线设备的质量控制

（一）数字 X 线摄影系统的计量性能及要求

数字 X 线摄影系统计量性能检测的主要目的是确保设备在日常应用中保持稳定的性能和高质量的影像，以满足临床诊断的精度需求。以下为数字 X 线摄影系统的技术指标及要求。

1. 辐射输出的空气比释动能　空气比释动能指单位质量的物质中带电粒子的总初始动能与该质量的比值，是评价辐射强度的核心指标。在影像检查中，为保证患者的安全和影像诊断的有效性，单次曝光的空气比释动能需控制在不超过 10mGy。这一限制依据标准检定条件进行设定，确保设备在提供诊断信息的同时，患者接受的辐射剂量在安全范围内。

2. 辐射输出的重复性　是确保影像设备稳定性的关键标准之一。在固定的 X 线管电压和电流条件下进行连续 6 次照射，要求辐射输出的重复性变化在 5%以内，以保证辐射输出的一致性和稳定性。这一要求使影像检查的辐射剂量保持恒定，从而保障影像质量的均匀性和临床诊断的可重复性，减少诊断误差并提高影像科的工作效率。

3. 辐射输出的质量　辐射输出的质量以半价层（half-value layer，HVL）为主要评价指标，确保射线的穿透能力和均匀性。在 X 线管电压设置为 70kV 时，半价层应不低于 2. 1mm 铝，这一标准保障了射线的穿透深度和质量，使射线能穿透不同密度的胸部组织，实现图像的最佳对比度和分辨率。通过控制辐射输出的半价层，影像设备能够提供更具诊断价值的图像。

4. 空间分辨力　空间分辨力是影像系统分辨相邻细小结构的能力，尤其是在高对比度条件下对细节的呈现。在 50kV、5mAs 或最低自动曝光条件下，CR 系统分辨力要求不低于 18LP/cm，CCD 探测器的 DR 系统不低于 20LP/cm，FPD 探测器的 DR 系统不低于 25LP/cm。这些参数确保影像清晰地呈现细微的解剖结构，有助于医生识别病变和组织特征。

5. 低对比度分辨力　是衡量影像系统在低对比度环境中识别细小密度差异的能力。在 70kV、12. 5mAs 的曝光条件下，影像系统应能够分辨模体 DICOM-13 中 1. 2%的密度差异，以保证影像足以展示微小的组织变化。低对比度分辨力的优化使得图像能够显示组织内的细微病变，满足对诊断要求较高的临床需求，有助于医生更好地观察组织内的微小差异。

6. 动态范围　代表影像系统在一次曝光中能捕捉的亮度信息量。对于 CR 系统，在不使用滤线器的常规 SID、70kV、20mAs 条件或自动曝光模式下，要求分辨阶层数大于 40；而 DR 系统在使用滤线器的常规 SID、70kV、20mAs 条件或自动曝光模式下要求大于 50。较大的动态范围可以确保图像在明暗细节上的细腻表现，使得各级密度的组织都能清晰分辨。

7. 伪影　是指在影像上出现正常结构之外的异常显影，可能会干扰诊断的准确性。为确保影像质量和诊断可靠性，要求常规工作条件下影像无明显伪影，以保持影像的纯净度和一致性。去除伪影不仅提升了图像的清晰度，还避免了因异常显影造成的干扰，使得医生在分析图像时可以获得更真实的解剖信息，提升影像系统的诊断价值和安全性，保障诊断的精确性。

8. X 线管电压 X 线管电压的稳定性是影响影像质量的关键因素。在设备的工作范围内，X 线管电压误差应严格控制在±10.0%以内，确保辐射输出的一致性。这种控制能够减少因设备波动引起的影像质量偏差，保持影像系统的输出稳定性，为医生提供可靠的影像依据。通过精确控制，影像设备在不同应用条件下的质量和一致性得到有效保障，为临床诊断提供了技术基础。

（二）检测用设备

1. 剂量计 应为积分型电离室或半导体型，具备精准测量功能，以满足影像辐射输出的检测要求。其剂量有效量程上限应不低于 10Gy，下限不高于 1Gy，以覆盖常见测量范围，适应影像科室的需求。校正因子的扩展不确定度应控制在 5.0%以内，保证在不同使用环境下的测量结果稳定可靠。通过高精度剂量计应用，可以有效监测影像设备辐射输出，保障患者辐射安全。

2. 半价层测量仪 所用的铝片纯度应高于 99.5%，厚度误差控制在±0.05mm 以内。这些参数确保半价层测量的准确性，有助于评估影像设备的辐射输出质量。高纯度、标准化厚度的铝片能够确保测量结果的一致性，保障影像系统的辐射穿透力满足标准要求，为后续诊断提供可靠的辐射基础。

3. 空间分辨力测试卡 应具备 0.1mmPb 的铅当量，最大有效线分辨率不低于 50LP/cm，以满足高分辨力检测的需求。该测试卡能有效阻挡干扰射线并确保精确分辨，适用于影像系统空间分辨力的检测。通过空间分辨力测试卡，可以准确判断影像系统对细微结构的分辨能力，为影像系统提供高精度的质量控制保障。

4. 密度分辨力模体 应符合 AAPM 和 IEC 的相关技术标准，以确保在测试中具备科学性和标准化。通过权威认证的模体能够有效检验影像系统的密度分辨力，为控制影像质量提供可靠依据。模体的技术参数设计应符合检测要求，使影像设备在低对比度条件下的表现得到真实反馈，满足临床诊断的需求。

5. 灰阶等级模块 灰阶等级模块的材料吸收系数应达到技术要求，灰阶层数不低于 100 级，厚度误差控制在±0.02mm 以内。其多层灰阶的设计保证了影像细节区分的精确性，使各层级影像在观察中表现一致。通过灰阶等级模块的应用，影像系统能够更好地展现细微结构变化，为医生提供丰富的影像细节。

6. 均匀模块 用于检测的铝均匀模块纯度要求不低于 99.5%，厚度误差不超过±0.1mm，确保在检测过程中减少杂质对测量结果的干扰。高纯度和精密厚度的铝均匀模块可有效保证检测影像设备输出质量的稳定性和一致性，防止因不均匀性造成的影像质量下降，从而保障影像的均匀性。

7. 非介入式电压表 用于测量 X 线管电压时，相对误差应小于±2.0%，以保证测量数据的精确性。准确的电压测量为影像设备的辐射输出提供了可靠的电压数据，确保影像系统在使用中的安全性和稳定性。非介入式电压表的精确测量结果有助于优化设备的使用效果，保障影像质量。

（三）检测方法

1. 辐射输出的空气比释动能

（1）将剂量仪电离室置于照射野的中心，电离室中心轴与射线束垂直，源像距（source-to-image receptor distance，SID）为 100cm，在正常过滤条件下选最大照射野，设置 X 线管电压为 70kV、20mAs。

（2）在上述条件下曝光，连续测量3次，取其平均值，按下式计算空气比释动能（K），单位为mGy。

$$K = M \cdot K_{TP} \cdot N_K \tag{式5-1}$$

式中，M为剂量计3次测量的平均值，K_{TP}为电离室型探测器温度、气压密度修正，N_K为电离室或半导体探测器空气比释动能的校准因子。

2. 辐射输出的重复性

（1）在摄片方式工作时，将X线管电压调至70kV、20mAs或X线管电流调至最大管电流的50%。

（2）用积分式剂量计，在非减弱辐射束下将剂量仪电离室置于照射野的中心，在正常过滤条件下，选最大照射野，电离室的中心轴与射线束垂直，SID为100cm，连续测量n次（n≥6），重复性计算公式如下

$$V = \frac{1}{\overline{K}} \sqrt{\frac{\sum_{i=1}^{n} (Ki - \overline{K})^2}{n-1}} \times 100\% \tag{式5-2}$$

式中，Ki为空气比释动能测量值，$\overline{K}$为空气比释动能测量值的平均值。

3. 辐射输出的质量 将剂量仪的电离室置于X线照射野中心，在标准过滤条件下选择最大照射野。电离室中心轴与射线束垂直，SID为100cm，X线管电压调至70kV、20mAs。采用半价层测量仪直接进行测量。

4. 空间分辨力 将分辨力测试卡放置在影像探测器的输入端，并位于照射野的中心。在50kV、5mAs或自动模式条件下进行曝光，调整窗宽窗位至影像最佳状态，直接读取可分辨的线对值。

5. 密度分辨力 将密度分辨力测试模体置于影像探测器输入端并位于照射野中心，采用70kV、12.5mAs的曝光条件，调整窗宽窗位至最佳状态，应能分辨出模体（DICOM-13）1.2%的密度差异。

6. 动态范围 选择管电压70kV、20mAs或适当电压，在自动曝光模式下对阶梯模块进行成像，调整窗宽窗位至最佳状态，并在影像上直接读取可分辨的阶层数。

7. 伪影

（1）对CR使用不同规格的常用IP进行检测，检测前应彻底擦除IP：①在未曝光条件下扫描成像，在常用窗宽和窗位下调整、观察，应无伪影出现。②在观片灯或显示器上观察原始影像，影像应全野清晰、均匀一致，无伪影。如超过2块IP影像显示不均匀或伪影，应对所有相关影像进行检测与评估。

（2）对于DR，使用均匀模块，以常用SID和70kV、20mAs的自动曝光条件成像，确保影像中无伪影。

8. X线管电压 将非介入式电压表的探测器置于X线照射野中心，射线束轴垂直于探测器截面，选择70kV或其他常用电压值，每个电压值至少测量3次，取其平均值，用相对偏差Ev表示电压准确度。

（四）检测结果的处理

根据国家医用数字X线摄影系统检定规程，检测机构需对系统的各项性能指标（如空间分辨率、密度分辨率、图像均匀性等）进行严谨测试。符合标准的设备将获得检定证书，以确认其处于良好

运行状态，适合临床使用；未达标设备则会收到检定结果通知书，提醒存在缺陷并需改进。为确保设备的长期精度，检定周期通常不超过 1 年，且经调试或维修的系统必须重新接受全面检定，以保证医疗质量和患者安全。

二、 X 线影像的质量控制

为提升我国医学影像质量水平，2023 年，中华医学会放射学分会制定了《放射影像专业医疗质量控制指标（2024 年版）》。其核心在于通过最低的辐射剂量提供高质量影像，以满足临床诊断需求。

（一）影像质量评价标准

该标准的目的是优化成像过程，确保影像质量满足诊断需求，同时将辐射剂量降至最低，保障患者安全。影像质量评价标准基于以下三条主线。

1. 诊断学要求 影像质量需以临床诊断需求为核心，确保影像能够支持医生的准确判断。影像应清晰显示解剖结构和病理特征，为临床提供可靠的诊断信息。满足诊断学要求有助于提升影像的临床实用性，为疾病诊断和治疗提供科学依据。

2. 技术条件 技术条件是满足诊断要求的关键保障。选择适当的成像参数和技术手段，确保影像在清晰度、对比度等方面达到规定标准，以便支持影像在实际诊断中的应用。技术条件的优化可确保影像细节到位，成像效果稳定，提升影像的质量。

3. 辐射剂量控制 在满足影像质量的前提下，尽可能减少受检者的辐射剂量，降低对患者的健康风险。通过调节成像参数和技术方案，确保影像成像时辐射暴露降至最低，保护患者的安全，并符合放射诊断的辐射防护原则。

（二）影像质量控制

1. 诊断学标准

（1）影像显示标准：影像上应清晰显示关键解剖结构和细节，可见程度分为以下三级。①隐约可见：解剖结构基本可识别，但细节模糊。②可见：解剖结构和细节可辨认，但锐利度略有欠缺。③清晰可见：解剖结构和细节清晰分明，能满足临床诊断需求，使医生能够准确判断影像信息。

（2）影像细节：影像应呈现出最小的病理性细节，为诊断提供定量参考。这些细节有助于医生观察微小病变及变化情况，确保对疾病的诊断和评估更加精确。影像细节的清晰度直接影响到诊断的准确性，有助于提升影像的诊断价值。

2. 体位显示标准 按照摄影的体位要求，确保影像准确显示出对应的解剖结构。符合体位显示标准的影像能充分展示解剖细节，便于医生通过影像了解病变的具体位置和形态，使诊断更加直观和精确。正确的体位显示可优化影像信息的呈现，增强临床诊断的准确性。

3. 成像技术标准 成像技术标准规定了影像成像的最佳参数组合，确保质量的一致性。通过统一设备参数和技术手段，达到影像的清晰度、对比度的稳定性的目的，从而提高影像的可比性和可靠性，为临床和科研提供高质量的影像支持。

4. 受检者剂量标准 针对不同类型的摄影检查，提供参考的体表入射剂量标准，以在满足影像质量的同时控制受检者的辐射暴露。设置剂量标准能够确保在影像检查中，患者的辐射剂量处于安全范围，符合辐射防护要求，保护患者健康。

5. 照片影像上解剖点的密度标准范围　设定不同部位解剖点的密度标准，以便对影像质量进行定量评估。通过解剖点密度的标准化设定，影像能够清晰呈现相关解剖结构，为诊断提供可靠的密度对比，确保影像的精确性，支持医生的病理分析和判断。

（三）标准影像必须遵循的一般规则

该规则适用于各部位影像质量的评价，确保每张影像达到诊断质量要求，具体如下。

1. 影像显示须满足诊断需求，确保临床医生能够准确识别关键解剖结构及病理特征。影像显示的清晰度和对比度应符合诊断标准，以便提供充分的诊断依据，帮助医生进行正确判断。

2. 影像标注须完整准确。影像标注应包括检查日期、受检者姓名、影像部位等基本信息，确保资料的可追溯性，避免因标注错误或缺失而影响诊断的准确性和后续治疗。

3. 技术操作须无缺陷。影像的质量高度依赖于技术操作的规范性，影像技术人员应严格遵守操作规程，确保影像无模糊、伪影或其他人为缺陷，避免影响影像的诊断价值。

4. 片幅与分隔应规范合理，照射野控制应精确适当。合理的片幅与分隔安排可减少影像浪费，确保每个检查部位都得到适当显示。照射野的精确控制能够确保成像部位完整清晰，同时减少不必要的辐射暴露。

5. 影像布局应美观且无诊断变形。影像结构比例需保持真实，以便医生准确判断病变区域，避免因布局不当造成结构失真或比例误差，影响诊断结果。

6. 辐射敏感部位应尽量屏蔽。对于辐射敏感部位（如眼和甲状腺等），应采取屏蔽措施，以尽可能降低受检者的辐射剂量，保障安全。

7. 影像密度范围需控制在 0.25~2.00，以保证诊断效果。适当的密度范围可以确保影像中的细节得以清晰呈现，从而提升影像的可读性和诊断精确度。

三、影像显示的质量控制

（一）X 线检查数字图像共享软阅读环境要求

1. 图像阅读工作站

（1）需具备 DICOM 3.0 格式的数字图像阅读及后处理功能，以确保影像的标准化存储与传输，同时便于在诊断过程中进行必要的图像调整和增强处理，以提升影像的可读性和诊断精度。

（2）应具备数字图像与显示器 1∶1 匹配显示的能力，使图像在显示器上呈现的大小与实际尺寸一致，避免因缩放或比例失真影响诊断结果，确保医生可以直观地评估解剖结构和病变情况。

（3）显卡需支持灰阶输出大于 10bit，以提高影像的灰度层次表现，使细微的影像对比得以更好呈现，为精准诊断提供细节支持。

（4）具备 CD-R 阅读驱动器，确保医生可读取影像存储光盘，方便影像资料的查阅、备份与分享，便于患者影像信息的长久保存和跨设备的灵活应用。

2. 诊断室　照度小于 100lx，显示器表面无直射光。

（二）X 线检查硬拷贝图像共享观察条件要求

1. 合格及以上质量的 X 线摄影图像。
2. X 线摄影图像及造影图像应有受检者基本信息、检查时间和体位。
3. X 线摄影图像硬拷贝尺寸应接近真实大小。
4. 观片灯箱的亮度大于或等于 2000cd/m^2。
5. 观片灯光源颜色为白色（含色温大于 6500k 以上的光源），并且具有良好的均匀性。

四、影像打印的质量控制

影像打印的质量控制是确保医学影像诊断一致性的关键环节。胶片影像的质量受多种因素的影响，包括主机设备的图像信号质量、图像信号在打印过程中的化学特性转换，以及打印介质的存储条件。作为当前胶片打印的主流设备，干式打印机的质量控制标准尤为重要。

（一）干式打印机影像质量标准

干式打印机作为医疗影像胶片打印的重要设备，需满足以下质量标准，以确保影像输出质量与长期保存的可靠性。

1. 灰阶能力 干式打印机需具备 12bit 的灰阶打印能力，能够打印 12bit 图像数据，支持新型主机设备的高质量影像输出。12bit 灰阶能够提供更丰富的灰度层次，有助于显示影像细节，特别是在对比度要求高的医学影像中能提高影像的准确性和清晰度。

2. 胶片边缘打印 打印后的胶片应无白边残留，确保影像覆盖整个胶片区域。此外，在灯箱照射或受热时，胶片需保持平整、不卷曲，避免影响观片效果。胶片边缘打印质量直接关系到影像展示的完整性和临床使用的便捷性。

3. 存档特性 胶片应具备优异的存档性能，在符合美国标准协会推荐的存储条件下可保存 100 年，以满足医院对影像长期保存的需求。优良的存档性能可以确保影像在多年存储后依然清晰可辨，符合医疗记录的长期保存和再利用标准。

4. DICOM 标准 打印机需兼容 DICOM 3.0 标准的影像输出信号，确保影像在不同设备间的传输和打印一致性。DICOM 兼容性允许影像从各种医疗设备传输至打印机，保证了影像质量在不同设备间的统一性和互操作性。

5. 联网能力 干式打印机应具备强大的网络互联功能，能够与其他胶片打印机组成阵列支援系统，或连接至影像存储与传输系统（picture archiving and communication system，PACS）网络，实现资源共享。联网功能可提高打印机的灵活性和利用率，有助于优化医院影像管理流程。

6. 密度范围 干式胶片的密度范围应满足最低密度为 0.20~0.22、最高密度为 2.8~3.2 的标准，以确保打印图像具备足够的清晰度和对比度。合适的密度范围有助于影像层次的清晰呈现，满足临床诊断对影像质量的高要求。

（二）胶片打印机的技术指标

为确保打印质量，胶片打印机的技术指标主要包括以下几个方面。

1. 分辨力　分辨力（dpi）表示单位面积内的像素数量，是衡量图像显示精度的关键指标。按照国际标准，分辨力以每英寸的像素数进行计算，分辨力越高，影像细节越清晰。高分辨力的打印机能展现影像的更多细节，提供精确的诊断依据。

2. 片速　指打印胶片的速度，通常以每小时内打印 14in×17in 胶片的数量（张/小时）来衡量。片速越高，打印效率越高，对于高需求的医疗环境，快速的打印速度能够满足临床的时间需求，有效提升影像输出效率。

3. 像素大小　像素大小通常以微米（μm）为单位，像素越小，打印影像的分辨力越高。较小的像素尺寸有助于提高影像清晰度，能够精准显示解剖结构和病变特征，有助于医生对病情进行细致观察，提升诊断的准确性。

4. 图像大小　通常以矩阵形式表示，如 1024×1024 或 2048×2048 矩阵，这决定了打印图像的尺寸和分辨率。矩阵越大，影像的分辨率和细节越高，为影像提供清晰、准确的显示效果，确保图像的空间覆盖和细节表现，满足不同场景的打印需求。

五、其他相关指标与质量标准

（一）成像服务量化评价指标

医学影像成像服务的量化评价是影像科室管理与优化的重要基础，核心指标包括平均划价预约登记操作时间、平均候检时间、平均检查时间及平均阅片报告时间。这些指标通过医学影像信息系统对各流程节点的统计分析得出，能够客观反映影像科室的服务效率、流程顺畅性及资源利用状况。

1. 平均划价预约登记操作时间　是衡量影像科服务窗口效率的重要指标，反映了划价、预约及登记的流程效率。这一过程不仅受限于检查项目的多样性（如 X 线、CT、MRI 等项目在流程与操作要求上的差异），还受到登记保管人员的操作熟练度及业务知识掌握水平的影响。因此，预约登记时间会出现一定波动。这一指标为登记人员的绩效考核提供了客观依据，有助于识别个体工作效率的差异，进而推动服务流程优化与人员专业技能提升。

2. 平均候检时间　是影像科室服务能力与效率的核心绩效考核指标。它统计了受检者从预约登记完成到检查开始的等候时长，反映了影像科整体流程的流畅性与效率。候检时间过长不仅会影响受检者的就医体验，使其产生焦虑情绪，从而影响检查配合度，还可能影响诊疗流程的连续性和及时性，延误病情判断和治疗。通过引入智能预约系统、加强人员培训、合理调配设备并定期维护，影像科室可以优化候检流程，缩短等待时间，提高患者满意度。

3. 平均检查时间　这一指标涵盖受检者进入检查机房至完成检查的平均时间，反映设备性能、检查项目复杂度、患者个体差异及技师操作水平。X 线检查和 MRI 检查的时长差异明显，不同项目流程也各不相同。影像科室通过分析不同设备和项目的平均检查时间，可合理排期和安排机房资源，提高设备利用率，并以此作为技师绩效考核的依据。

4. 平均阅片报告时间　是评估影像诊断医生工作流程和效率的关键指标，指医生从阅片到完成报告的时间。阅片时间因检查项目和患者病情复杂度而异，如 X 线片阅片较快，神经系统 MRI 则需深入分析。该指标反映医生的专业水平和效率，影像科室可通过分析阅片时间数据识别瓶颈问题，针对性地优化流程和加强培训，从而提升整体效率。

（二）胸部正位的影像质量标准

根据影像质量综合评价的要求，将综合评分划分为视读评价、物理评价、入射剂量评价和摄影技术评价四个部分，其中视读标准 70 分，物理标准 30 分，技术标准 50 分，入射剂量标准 50 分，总计 200 分。

1. 视读评价

微课：符合质控的胸部 DR 正位影像

（1）视读评价分数与划区：胸部 X 线影像的视读评分设为 70 分，主要根据诊断学划区和标准评分。影像划分为肺野区和纵隔区两大区域，每个区域细分为多个小区域，以确保各解剖结构细节清晰呈现。

1）肺野区：此为影像诊断的主要区域，进一步分为肺纹理末梢侧和纵隔侧。肺纹理末梢侧展现细小的肺血管分支及周围组织，纵隔侧显示肺部与纵隔结构的相互关系。分区后的影像有助于医生清晰观察肺部细微变化，尤其可在早期检测微小病变时提供关键依据。

2）纵隔区：包括重要解剖结构，细分为气管、气管分叉及心隔重叠部。气管的清晰度有助于识别气道异常，气管分叉可定位病变起始部位，心隔重叠部则帮助观察心脏、隔膜及其周边关系和异常情况。

（2）影像整体质量要求：优质的胸部 X 线影像应具备良好清晰度与对比度，确保结构完整显示和细节突出。评价内容如下。

1）肺门清晰度：肺门区域须清晰，便于观察肺部血流情况和异常淋巴结。

2）左心影内肺纹理辨识度：左心影内的肺纹理须清晰，以便评估心脏与肺部解剖关系，判断潜在心肺病变。

3）肩胛骨投影位置：肩胛骨应位于肺野外，避免对肺部解剖结构的干扰。

4）胸锁关节对称性：影像中两侧胸锁关节应对称，以确保患者体位正确，为影像分析奠定基础。

5）影像美观和对比度协调：需具备适宜的光学密度、良好对比度和清晰层次，增强可读性和诊断价值。

（3）各解剖区域的光学密度标准：不同区域设有特定密度标准，以确保结构细节清晰。

1）第 2 肋间区域：密度标准为 1.70，有助于显示胸廓骨骼结构及周边组织关系，支持骨骼病变判断。

2）肺门区域：密度为 0.75，便于展示肺门血管和软组织特征，辅助淋巴结病变分析。

3）肺周边区域：中密度设为 0.65，有助于观察肺外周细微结构变化，便于早期病灶发现。

4）心影区域：密度为 0.4，以清晰显示心脏轮廓及内部结构，便于观察心脏形态和异常。

5）膈下区域：最低密度为 0.35，确保膈肌和腹部器官边界清晰，有助于膈肌功能异常判断。

（4）诊断要求与评价标准：针对各解剖结构，影像诊断要求和评价标准更为具体。

1）上肺野：两上肺野应清晰显示直径 2mm 的末梢血管分支，密度标准 1.70±0.05，占 15 分。

2）下肺野：两下肺野应展示直径 1mm 的末梢血管，密度标准 1.13±0.05，占 15 分。

3）肺动脉：左上和右下肺动脉的直径 5mm 血管应清晰显示，密度标准分别为 1.13±0.04 和 0.98±0.02，各占 8 分。

4）气管：关注气管低密度区和低对比影像分辨力，密度标准为 0.62±0.03，占 8 分。

5）支气管：左右主支气管需清晰显示气管分叉部位，密度标准 0.44±0.02，占 8 分。

6）心脏和横膈部：心影密度标准为 0.37±0.02，膈下密度为 0.33±0.02，占 8 分。

2. 物理评价 共 30 分，对比度、锐利度和颗粒度各占 10 分，光学密度纳入各评价区域进行定标。在胸部影像评价中，对比度、锐利度和颗粒度是衡量影像质量的关键因素。

（1）对比度评价：肺野与肺门的 0.8 密度差可凸显肺门结构；气管与纵隔的 0.05 密度差帮助辨别气管轮廓；肺野、气管分叉与下纵隔的 1.3 密度差可清晰呈现纵隔复杂结构；肺野与邻近肋骨的 0.3 密度差可区分肋骨与肺组织。

（2）锐利度评价：锁骨、肋骨、心脏和横膈边缘须锐利，肺纹理边缘清晰，以精准描绘解剖形态，便于识别细微病变。

（3）颗粒度评价：肩胛骨下方软组织应无噪声斑点，影像背景纯净，减少干扰，提升诊断准确性。

3. 入射剂量评价 是影像质量评估中至关重要的环节。入射剂量主要指 X 线进入人体表面时的辐射剂量。标准成人胸部摄影入射剂量平均值见表 5-3。

表 5-3 标准成人胸部摄影入射剂量平均值

性别	胸厚/cm	身高/cm	体重/kg	一次剂量/mGy	积累量/mGy	评价分数/分
男性	20	173	67.5	0.117	≤0.5	50
女性	18	162	54.5	0.100	≤0.3	

从安全性角度来看，合理控制入射剂量是减少受检者辐射风险的关键。在胸部 X 线检查中，不同设备和技术会导致不同的入射剂量。例如，数字化 X 线摄影相比传统的屏-片系统，能在保证影像质量的前提下有效降低入射剂量。

对于入射剂量的评价，有严格的标准和参考值。这些标准通常基于大量实验研究和临床实践，以确保在获取满足诊断要求的影像的同时，将受检者的辐射剂量控制在最低合理水平。同时，检查部位、受检者体型和检查目的等因素也会影响入射剂量的合理范围。

在评价入射剂量时，需综合考虑影像的诊断价值。如果入射剂量的降低导致影像质量下降，无法满足诊断要求，如不能清晰显示肺门血管、末梢肺纹理等重要结构，则这种剂量控制是不合理的。相反，若入射剂量过高，尽管影像质量较好，却会增加受检者的辐射致癌等潜在风险。

此外，入射剂量的评价还涉及设备性能参数。设备的管电压、管电流和曝光时间等参数的优化组合可在一定程度上调节入射剂量。通过定期对设备进行剂量校准和质量控制检测，确保设备辐射输出准确、稳定，并符合国家和国际相关标准，这对于保障受检者安全和维持影像质量稳定具有重要意义。

4. 摄影技术评价 胸部摄影基本保证条件主要涵盖设备器材、患者准备和技术参数三个关键方面。

（1）设备器材方面：高质量 X 线设备是优质胸部影像的基础。设备在射线输出时需保持管电压和管电流的稳定，以满足胸部不同密度组织的穿透需求。合理的管电压范围能确保射线穿透胸部骨骼、软组织和空气等结构，获得最佳影像清晰度与对比度。探测器性能也是关键，特别是在数字摄影中，平板探测器（flat panel detector，FPD）的空间分辨率和量子效率决定影像细节和低剂量成像的质量。高量子效率探测器能在低辐射剂量下捕获清晰影像，从而保障患者安全。

同时，滤线栅的使用对提升影像对比度效果显著，有助于清晰呈现肺部结构、血管纹理等细节。传统摄影中，暗盒尺寸须与成像板匹配，增感屏与胶片的组合应具备良好的感光度和对比度，确保胸部 X 线片的清晰度。

（2）患者准备方面：标准化的体位摆放在胸部 X 线摄影中至关重要。常规体位为站立或仰卧位，拍摄前后位时，患者应双肩下垂并略内旋，以避免肩胛骨遮挡肺野；侧位拍摄时，患者双臂应上举，确保胸部结构对称清晰。规范的体位摆放能避免影像失真，减少重复拍摄。呼吸控制也是关键，要求患者深吸气后屏气，使肺组织充分扩张，提高影像对比度和纵隔区域观察效果。对于儿童、老年人或呼吸困难患者，可使用约束装置或呼吸指导以减少伪影。检查前应确保患者胸部无金属饰物或体表物品（如纽扣、项链等）以避免干扰影像。若患者有病史要求，应保留病灶标记以供诊断参考。

（3）技术参数方面：合理的技术参数设置是保障影像质量的核心。曝光条件需根据患者体型与胸部厚度调节，以确保不同组织的穿透效果。曝光量由管电流与曝光时间乘积决定，曝光时间宜短，以减少因患者呼吸或轻微移动导致的运动伪影，确保影像清晰。视野选择也需适当，过小视野可能遗漏肺周边区域，过大则增加辐射量，因此应在显示胸部全貌的基础上控制辐射暴露。合适的焦-片距有助减少几何模糊，呈现更清晰细节。在数字影像处理上，窗宽和窗位需依据组织密度调整，突出感兴趣区域；锐化和降噪技术可适度应用以强调解剖结构，但避免影像失真或信息丢失，确保影像真实反映患者情况。

胸部摄影基本保证条件见表 5-4。

表 5-4　胸部摄影基本保证条件

项目	指标	评价分数/分
管电压	120kV	10
栅比	>10∶1	10
影像载体感度	相对感度 400	10
总过滤	>3.0mmAl	10
焦点	≤0.6	10
总计		50

5. 正位影像评价　胸部正位影像评价等级和评价分数标准见表 5-5。

表 5-5　胸部正位影像评价等级和评价分数

评价部位	标准片/分	一级片/分	二级片/分	废片/分
1. 右上末梢血管追踪	15	12	9	6
2. 右下末梢血管分叉	15	12	9	6
3. 左上肺动脉分支	8	6	4	2
4. 右下肺动脉重叠影	8	6	4	2
5. 主气管	8	6	4	2
6. 左右主支气管追踪	8	6	4	2
7. 心脏横膈重叠影	8	6	4	2
8. 对比度	10	8	6	4
9. 锐利度	10	8	6	4
10. 颗粒度	10	8	6	4
11. 密度	纳入 1~7 评价区域中定标			

影像质量评分标准如下。

（1）优秀（90~100 分）：满足对各种胸部疾病（如肺部炎症、肿瘤、气胸、心脏增大、纵隔病变等）的诊断需求，能提供准确、全面的影像学依据，为后续诊断治疗提供可靠支持。①位置与解剖结构显示：胸廓对称，锁骨和肩胛骨位置正常，不遮挡肺部，胸部解剖结构（包括肺野、肺门、心脏、大血管、气管、支气管、横膈）完整清晰呈现。肺野细节完整，从胸廓入口至膈顶均无缺失或模糊区域。②密度与对比度：肺野密度均匀，光学密度适中，使不同密度组织清晰区分。肺野与肺门密度差约为 0.8，气管与纵隔密度差约为 0.05，均在正常范围，保证各结构的清晰可辨。③锐利度与清晰度：锁骨、肋骨、心脏和横膈边缘锐利分明，肺纹理自然延伸，2mm 的上肺野血管和 1mm 的下肺野血管分支清晰，各级分支连续且无模糊或中断。④颗粒度与噪声：整体背景干净，无明显颗粒感或噪声，影像细腻如高质量印刷品，显示出优良的散射线控制与探测器性能。

（2）良好（75~89 分）：适用于大多数常见胸部疾病的诊断，如较大肺部肿块或中等胸腔积液能准确发现，但对于细微病变（如早期小结节、轻微支气管扩张）可能需要结合其他检查进一步观察。①位置与解剖结构显示：胸廓基本对称，可能略有不对称但不影响主要结构观察。锁骨和肩胛骨位置大致正常，肺部未被遮挡。大部分胸部解剖结构清晰，少量边缘区域（如肺野外周）稍有模糊，但不影响整体诊断。②密度与对比度：肺野密度较均匀，光学密度基本合适。密度差基本符合要求，可能在肺野与肺门交界处对比稍弱，但主要血管和结构仍能分辨，气管与纵隔、肺野与邻近肋骨的密度差接近标准值。③锐利度与清晰度：肋骨、心脏、横膈边缘较为锐利，肺纹理大部分清晰，直径 2mm（上肺野）和 1mm（下肺野）的末梢血管分支大部分可见，局部可能稍模糊。④颗粒度与噪声：影像整体颗粒感较小，肩胛骨下方可能有轻微噪声斑点，但不影响主要结构的观察，整体影像质量良好。

（3）合格（60~74 分）：能提供大范围胸部病变（如广泛肺实变、大量胸腔积液、显著心脏增大）的初步诊断信息，但对于小病变或需精确判断病变范围的情况，诊断价值有限，可能需要重新拍摄或结合其他检查。①位置与解剖结构显示：胸廓存在一定程度的不对称，可能会对部分结构的观察造成干扰。锁骨和肩胛骨的位置偏移较明显，遮挡了部分肺部区域，但关键的解剖结构如肺门、心脏和大部分肺野仍可见。部分边缘结构显得模糊，可能影响对病变范围的准确判断。②密度与对比度：肺野密度分布不均，部分区域光学密度偏高或偏低，导致一些结构之间的界限不够清晰。例如，肺门血管和周围组织之间的分界稍显模糊，但仍可大致辨识。③锐利度与清晰度：主要结构边缘的锐利度有所下降，肺纹理部分清晰，但较多血管分支模糊不清，直径 2mm（上肺野）和 1mm（下肺野）的末梢血管分支影像仅部分可辨，影响了细微结构的观察。④颗粒度与噪声：影像存在一定的颗粒感，尤其在肩胛骨下方的软组织内有明显噪声斑点，其他区域也有少量噪声，影响了影像的整体清晰度。

（4）不合格（0~59 分）：影像完全不具备诊断价值，需重新拍摄以获得符合诊断要求的影像质量。①位置与解剖结构显示：胸廓严重不对称，关键解剖结构被遮挡严重，如肺野大部分被肩胛骨或其他结构遮挡，肺门、心脏等结构显示不清或者无法完整显示，导致无法观察胸部的全貌和重要结构。②密度与对比度：肺野密度严重不均匀，光学密度过高或过低，使得大部分结构无法分辨。密度差不符合要求，导致组织结构之间界限模糊，如肺野与肺门、气管与纵隔等结构完全无法区分。③锐利度与清晰度：主要结构边缘模糊不清，肺纹理几乎无法辨认，血管分支完全模糊，无法观察到末梢血管分支影像，影像质量差，无法提供有效的解剖信息。④颗粒度与噪声：影像颗粒感严重，有大量噪声斑点影像，整个影像看起来模糊杂乱，严重影响对胸部结构的观察。

（三）阅片条件的检测

阅片条件的检测是指对阅片灯亮度和阅片环境照度（illuminance in reading room，IRR）进行检测，以确保阅片医生能够清晰观察影像上的信号，避免因阅片条件不达标而导致影像信息无法准确呈现。

1. 阅片灯亮度的检测

（1）检测依据：根据人眼的生理特性，阅片能力随光照度的增加而提升，并与光强度的对数成正比。但是当光照度达到一定值后，提升效果会趋缓甚至饱和，继续增加反而可能导致视读能力下降。1995 年欧洲联盟的影像质量标准规定，X 线影像的光强度应保持在约 100cd/m^2，即约 314Lx 的照射强度。为确保影像质量，阅片灯应具备 2000～6000Lx 的可调照度范围，且需配置强光灯，以便医生能清晰阅览高密度影像。

（2）检测方法：每天在医生读片前应对阅片灯亮度进行检测。若亮度低于 2000Lx，建议更换阅片灯。此外，还需检测亮度的均匀性，依据国家卫生健康委员会标准，阅片灯的不均匀度应不超过 30%，若超过则应更换阅片灯。

2. 阅片环境照度的检测

（1）检测依据：外来光线会降低影像对比度，使原有信号难以识别。建议阅片室的环境照度应控制在 50～100Lx，以保证理想的阅片效果，即提倡在低环境照度条件下使用高性能阅片灯的原因。

（2）检测方法：在阅片前需检测阅片室的环境照度。若环境照度在 50～100Lx，则符合要求；若高于 100Lx，应使用布帘遮光，降低外来光线强度。

（四）数字化影像科工作人员的质量角色和责任

受检者到达影像科后，影像科工作人员（如登记保管员、影像技师、影像护士、影像诊断医生等）应依据各自工作角色和岗位职责为受检者提供服务，以确保影像检查和诊断结果的顺利完成。

1. 登记保管员 在影像科服务窗口工作的登记保管员主要负责影像检查的划价记账、预约登记、机房分配、预约改期，以及诊断报告和影像胶片的整理、核对与发放。其职责包括确保受检者及检查数据的正确性、完整性和唯一性，保障信息数据质量和医疗安全。此外，登记保管员需耐心、细致地解答受检者的疑问，不断提升窗口服务质量，改善患者体验。

为合理分配影像检查资源，登记保管员需与影像技师和影像护士保持密切沟通，确保平均候检时间在医疗机构考核标准范围内，有效提升患者满意度。在需要受检者提供外院历史影像或进行会诊才能出具诊断报告的情况下，登记保管员还需与影像诊断医生协作，确保诊断报告的及时完成和按时发放。

2. 影像技师 在影像检查机房内工作，需按照设备操作和技术规范完成影像检查，包括固定受检者，执行床旁 X 线摄影、CT、MRI、数字乳腺摄影、骨密度测量、核医学检查及口腔 X 线摄影等工作。影像技师需遵循临床医嘱，优化技术参数以确保影像质量和患者安全。此外，影像技师还负责影像胶片的排版、打印、整理和核对，杜绝差错，保证影像发布的质量。技师需严格遵守设备操作规程，做好设备的日常质控、保养和维护，确保设备始终处于完好待用状态。同时，影像技师要耐心解答受检者的疑问，以不断提升影像检查服务质量。

3. 影像护士 在影像检查机房内工作，需根据医疗器械、高压注射器和监护设备的操作规范，安全使用器械和对比剂，确保急救药品在有效期内。影像护士负责设置高压注射器的注射参数，协助影像技师完成增强检查，并登记医用耗材、对比剂及急救药品的数量、批号和有效期。

检查过程中如受检者出现过敏反应，影像护士需遵循紧急预案，协助医师进行现场抢救。影像护士通过严格遵循操作规程，保障增强扫描过程中的药品和器械使用安全，为影像检查提供有效的护理支持。

4. 影像诊断医生 影像诊断医生需确保影像诊断质量和医疗安全，回答受检者的咨询以提升诊断服务质量。在书写与审核影像报告时，影像诊断医生需结合患者既往病史和本次检查目标，进行规范、准确的影像学描述，并对比历次医学检查和结果，确保诊断意见符合影像表现。

根据诊断需求，影像诊断医生可以要求临床医生补充患者详细病史，或根据影像质量要求影像技师重新检查。高年资影像诊断医生具有召回已审核签发报告的权限，以及时纠正潜在差错并管控医疗风险，确保诊断质量。

在质量管理方面，医学影像质量管理采用以患者为中心的 PDCA 管理模式，通过系统化和透明化的管理方式提升服务质量。在放射诊断影像质量评价中，主观评价、客观评价和综合评价法各具优缺点，需根据实际情况选择适当的方法。此外，数字 X 线影像质量管理应从设备、图像质量、影像显示与打印等方面进行系统化管理，并加强对放射科人员职责的监督和检查，以确保影像诊断的准确性和可靠性。

▶知识拓展

综合评价法

综合评价法中的主观评价法与客观评价法各有利弊，均无法全面分析影像质量。为提高影像质量控制精度、优化影像设备效能、确保检查准确性、减少人为错误及资源浪费、降低废片率，并提供高质量 X 线照片，需对影像质量进行综合评估。

影像质量综合评价结合主观与客观评价，并考虑诊断需求及患者 X 线剂量。世界卫生组织推动的放射科质量保证和质量控制体系促进了放射影像学的发展。我国于 1992 年提出实施 QA、QC 原则，卫生部 1993 年颁布规定，要求医疗单位建立质量保证组织，实施质控方案并建档。

质量管理是对传统管理手段的改进，以质量为核心，推动管理向科学化、系统化和现代化发展。

考试知识点总结

本章小结

协和云课堂……拓展练习及参考答案

（许建国）

第六章　图像后处理及打印技术

教学课件

微课：图像后处理及打印技术

学习目标

素质目标

（1）具备创新思维、设计洞察力和健康的审美意识，灵活运用图像后处理与打印技术，提高图像质量。

（2）树立不断探索的科学精神，持续学习与实践图像处理与打印的新知识、新技术，减少误诊率、漏诊率。

知识目标

（1）掌握：常规X线摄影图像后处理技术，数字图像打印技术的主要类型。

（2）熟悉：数字图像打印技术的工作原理。

（3）了解：数字图像打印技术的发展趋势。

能力目标

（1）能独立完成X线摄影图像的后处理操作，包括图像存储、传输、排版和打印。

（2）能理论联系实际，在临床工作过程中应用各种数字图像打印设备为患者提供优质的影像图像。

案例导入

【案例】

患者，女，25岁，外伤后手部疼痛，活动受限。查体：T 36.6℃，P 70次/分，R 20次/分，BP 120/80mmHg。左手第3指远节指骨压痛（+）。患者行左手后前位X线摄影检查。

【问题】

1. 影像技师可对其X线图像进行哪些后处理？
2. 最方便患者取胶片和检查报告单的方式是哪种？

· 核心知识拆解 ·

本章的主要内容是介绍图像后处理技术及打印技术，主要包括 X 线摄影图像后处理技术、数字图像打印技术。

第一节　X 线摄影图像后处理技术

医学影像图像后处理是指对通过各种医学成像设备（如 X 线、CT、MRI、超声等）获取的原始图像，利用计算机软件和特定算法进行进一步处理和分析的技术。其目的是提高图像质量、增强图像中病变或解剖结构的显示效果，从而辅助医生更准确地进行疾病诊断、治疗计划制订和疗效评估。

一、医学图像基本处理

（一）图像裁剪和缩放

1. 裁剪　裁剪功能可以选择图像中的特定区域进行裁剪并重点观察。在 X 线图像中，可能会包含一些与影像无关的区域，如胶片边缘的标记或过多的背景部分。通过裁剪这些区域，可以更好地显示感兴趣的解剖结构或病变区域。例如，在手部 X 线摄影时，如果照片上下缘范围过大，就可以将无关区域裁剪，并对病变部位进行放大，可方便观察感兴趣区域的细节（图 6-1）。

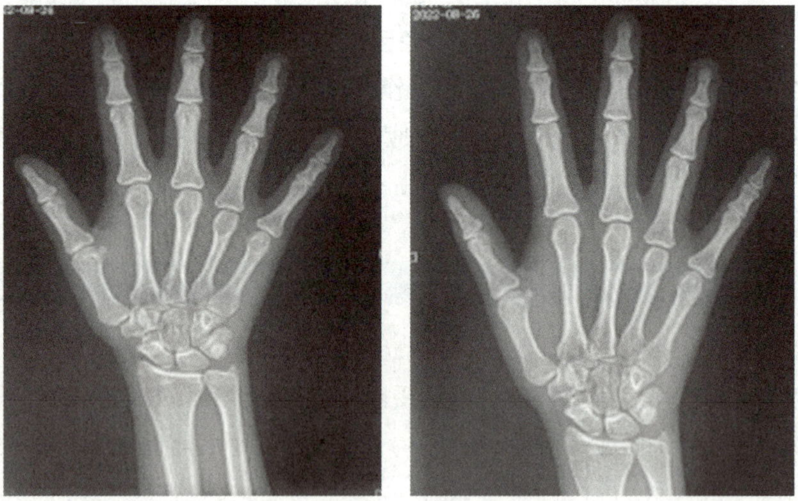

A　　　　B

图 6-1　裁剪

A. 裁剪前；B. 裁剪后

2. 缩放　缩放功能可以放大或缩小图像。放大图像有助于观察微小的结构和细节，如在观察胸部 X 线片上的小结节时，放大图像可以清晰地看到结节的内部、边缘等细微结构，进而对病灶作出更准确的评估。而缩小图像则可以提供整体的解剖结构视图，方便对病灶的位置和范围进行定位，例如观察手部病灶时，可先缩小图像，确定病灶的定位，再放大图像观察病灶的细节（图 6-2）。

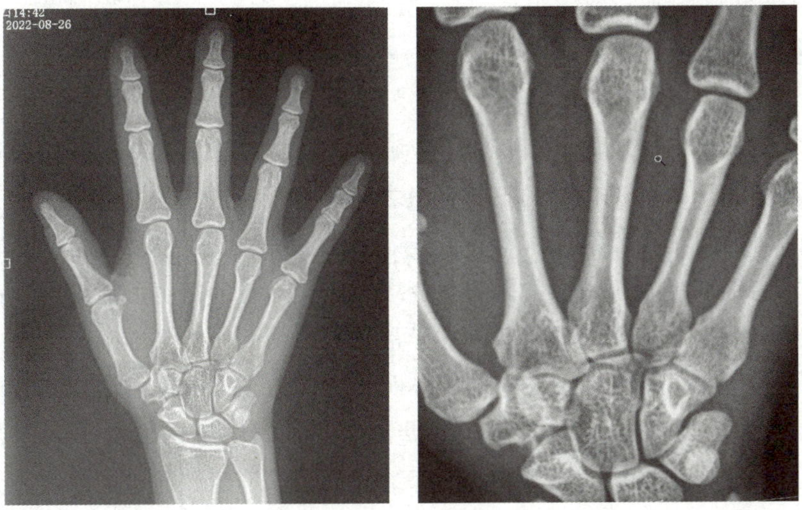

A　　B

图 6-2　手部放大

A. 放大前；B. 局部放大后

（二）图像翻转和旋转

1. 翻转　图像翻转包括水平翻转和垂直翻转。水平翻转可以将图像左右颠倒，垂直翻转则是上下颠倒。在某些情况下，翻转图像可能有助于更好地观察病变或者解剖结构的对称性。例如，在观察 X 线片时，通过水平翻转其中一侧的图像，可以方便地对比两侧同一部位的结构和形态是否存在差异（图 6-3）。

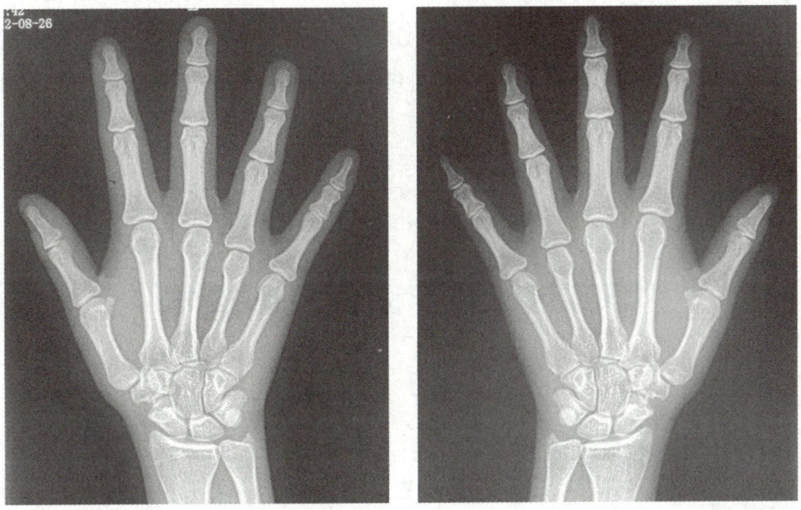

A　　B

图 6-3　手部翻转

A. 左右翻转前；B. 左右翻转后

2. 旋转　旋转功能可以将图像按照一定的角度进行旋转。可以纠正拍摄角度偏差或者调整图像方向以符合观察习惯。例如，当患者无法配合 X 线摄影而导致肢体偏斜时，通过旋转图像可以使解剖结构处于水平或垂直方向，便于准确地判断结构的位置关系和形态特征。

二、灰度调整

1. 对比度调节 对比度是指影像上相邻两个区域之间密度的差别，即最亮和最暗区域之间的差异程度。通过调整对比度，可以使图像中的不同组织之间的差异更加明显。例如，在胸部 X 线摄影中，适当提高对比度可以让肺部低密度组织（黑色）与高密度肋骨（白色）的边界更加清晰，有助于发现肺部的细微病变或者肋骨的骨折情况，因为病变组织或骨折线的密度可能与周围正常组织相近，通过调节对比度可以更好地分析、判断感兴趣区的异常变化，从而作出更准确的诊断。

2. 亮度调节 亮度调节主要是改变图像的整体明亮程度。图像亮度过高或者过低都将使图像信息量严重受损。如果 X 线图像过暗，可能会掩盖一些细节，如软组织内的微小钙化点；而过亮的图像则可能使一些本来应该较暗的结构，如骨骼的内部结构，显示不清。通过增加或减少亮度，可以将图像的灰度值整体向上或向下移动，使图像的亮度处于合适的范围，便于观察各种组织的细节。

三、图像滤波

1. 平滑滤波 主要用于减少图像中的噪声。X 线摄影过程中，可能会因为设备本身的电子噪声、散射线等因素产生噪声，这些噪声会使图像看起来颗粒感很强，影响医生对图像的观察。平滑滤波通过对图像中的像素进行加权平均处理，降低相邻像素之间的灰度差异，从而达到减少噪声的目的。但是过度的平滑滤波可能会导致图像细节丢失，所以需要根据图像的实际情况选择合适的滤波参数。

2. 锐化滤波 目的是增强图像的边缘和细节信息。它通过增加像素之间的灰度差异来使图像的边缘更加突出。在 X 线图像中，如观察骨骼的边缘或者病变组织与正常组织的边界时，锐化滤波可以让这些边缘更加锐利，轮廓更为清晰。常用的锐化滤波方法是通过计算图像的梯度来确定边缘的位置，然后在边缘处增强灰度差。但是锐化滤波也可能会同时放大图像中的噪声，所以在使用时需要平衡锐化程度和噪声的影响。

第二节 数字图像打印技术

一、医学影像打印技术的发展历程

20 世纪 70 年代至 80 年代，视频多幅照相技术较为常见，其原理是利用带有移动镜头的照相机摄取图像，通过显像管阴极射线管显像，利用快门开关和马达移动控制，在胶片上分步曝光成像，然后冲洗胶片获得载有多张影像信息的胶片。这种方式成像速度慢，分辨率有限，且操作相对繁琐。20 世纪 90 年代初，湿式激光打印技术兴起，它将原始数字信号直接表达为胶片图像，避免了信号衰减和细节失真等问题，影像质量较视频多幅照相有了显著提高，但存在液体、气体废弃物排放等环保问题。20 世纪 90 年代中期以后，干式激光打印和热敏打印技术逐渐发展，干式激光打印无须暗室冲印，感光和显影在一个流程完成，具有分辨率高、感光度高、加工过程耗能低、影像稳定、含银量低、无污染、成本低等优点。热敏成像则通过热敏头实现影像“转印”，设备构造简单，可明室装片，操作方便，成像过程环保。

随着医学影像设备和技术的迅速发展，打印技术和打印机也在不断发展。3D 打印技术在医学影像领域的应用不断拓展。它可以将医学影像数据转化为三维模型并打印出来，为医生提供更直观、更准确的解剖模型，有助于手术模拟、术前规划、定制化假体制造等，在骨科、牙科、整形外科等多个医学领域都发挥了重要作用，未来有望实现真正意义上的人体器官打印。

随着数字化技术的不断进步，医学影像打印与 PACS、放射信息系统（radiology information system，RIS）等的融合更加紧密。患者的影像数据可以通过网络直接传输到打印机，实现远程打印和集中打印管理，提高了工作效率和医疗资源的利用效率，同时也方便了医生和患者获取和使用影像资料。

智能化打印技术是借助人工智能和机器学习算法，医学影像打印设备能够自动识别影像中的关键信息，如病变部位、器官轮廓等，并根据预设的规则和参数进行自动排版、裁剪和打印，提高了打印的准确性和效率，减少了人工操作的误差和工作量。

近年来，数字“云胶片”服务在各大医院也已推行，患者将无须带着胶片东奔西走。同时通过医疗影像资料的云端存储与共享，打破信息孤岛，使得医生能够迅速获取患者的历史检查数据进行诊疗。现在电子胶片清晰度更高，原始信息更为丰富，医生诊断更为清晰方便，也可避免跨院就诊的重复检查。

二、数字图像打印技术的主要类型

（一）干式激光打印成像技术

1. 干式激光胶片的结构　干式激光胶片是一种含银激光胶片，无须采用暗室技术冲洗，简称为干银胶片。其结构包括以下五层。

（1）保护层：在胶片表面涂布一层透明的特殊胶质材料，防止胶片划伤、操作污染及静电等。

（2）感光成像层：由细微的银盐颗粒和成色剂（一种透明材料）构成，与制备传统的感光卤化银乳剂不同的是，感光成像涂层中包括对比剂，而在传统的成像系统中，对比剂为化学加工药液，胶片本身不含有对比剂。

（3）结合层：片基层表面的一层黏性很强的胶体，可以使乳剂层牢固地黏附在片基层，防止乳剂层在加工时脱落。

（4）片基：激光胶片为聚酯片基，是乳剂层的支持体，可以使胶片保持牢固。

（5）防反射层：在片基底部涂布的一层深色吸光物质，吸收产生光渗现象的光线，防止光反射对乳剂再曝光，提高影像清晰度。

相对于湿式胶片，干银胶片具有更多的优点，具体如下。

（1）分辨力高。

（2）感光度高。

（3）加工耗能低，更环保。

（4）影像信息可长期保存。

（5）含银量低。

（6）显影过程无污染，节约水资源。

（7）成本低等。

2. 干式激光打印机的基本结构 干式激光打印机包括四部分，即胶片传送系统、激光扫描系统、加热鼓显像系统、控制系统。

（1）胶片传送系统：包括送片盒、收片盒、辊轴、高精度电机及动力传动部件等。其功能是将要曝光的胶片从送片盒内取出，经过传动装置输送到激光扫描位置，再将已曝光的胶片送到加热鼓进行加热显影，最后把显影完的胶片传送到收片盒。

（2）激光扫描系统：由光学模块和胶片滚动模块构成，当胶片定位于胶片滚筒上时，光学模块对滚筒曝光，形成潜影。与湿式激光打印机不同，干式激光打印机在激光打印过程中，胶片始终处于静止状态，激光束在胶片 X 轴和 Y 轴方向上的扫描全由激光头所附带的控制模块完成。不同厂家或不同型号的干式激光打印机，其扫描方式也不同。

（3）加热鼓显像系统：通过热力作用完成对胶片的显影和定影，从而完成干式激光打印机中自动洗片机的显影、定影、水洗、烘干等工作。胶片从显影旋转加热鼓（120℃以上 15 秒）中吸收热量。热能作用于潜影点，通过催化反应过程使胶片中的金属银颗粒密度发生变化，使银原子形成银颗粒。在热处理过程之后，由于黑色银颗粒分布密度的不同，即形成不同密度的影像。曝光后的胶片中，银离子大致分成 3 种形态存在于敏感层之中，即感光充分的金属银颗粒、感光不足的混合金属银颗粒、未感光的银离子。这是影像片成像后显示不同灰阶的关键。

（4）控制系统：包括触摸屏控制、密度计、自动成像质量控制（automatic image quality control，AIQC）系统。触摸屏控制用以操作设备的各种功能。内置密度计接收通过显影器后的胶片，并执行密度检测以确定图像质量。AIQC 系统可确保对比度、密度等其他图像质量参数符合用户预设首选项值。

3. 干式激光打印机的显像原理与工作流程

（1）干式激光的显像原理：胶片接受激光扫描后产生的感光效应，是光电吸收产生的光电子造成的。一个高能量的激光光子，能与胶片感光层中的银原子作用，可以在多个颗粒的感光中心产生上万个银离子。曝光后的胶片从旋转的热鼓中吸收热能，热能作用于所有潜像中的原子核而显影。通过这一催化作用过程，银离子变成金属银，即形成不同密度的影像。

（2）干式激光打印机的工作流程：①检取区中的吸盘从胶片供应卡盒中吸起一张胶片，并将其送入垂直传送轴。②垂直胶片传送轴将胶片下移至滚筒轴。③滚筒轴将胶片推进至胶片滚筒。④滚筒将胶片卡位并固定不动，同时激光器将图像数据写入胶片（曝光）。⑤滚筒轴将胶片送至垂直传送轴，然后传送轴将胶片上移至显影旋转加热鼓进行加热显影（显影）。⑥胶片传送轴带动曝光的胶片穿过显像密度计，达到分拣器，然后输出至收片盒。

4. 保养及维护 为了保证设备在最合适的条件下运行，需执行定期的保养与维护，这有利于机器的正常运转和延长使用寿命。干式激光打印机故障时应由专业人员进行维修。在进行任何维护工作前，务必关闭设备并拔下电源。

（1）干式激光打印机工作场所应安装空调。对长时间不使用的打印机及用量较小的单位，应将胶片从打印机中取出，单独存放于低温环境下。

（2）相机及激光片储存室都必须保持湿度低于70%。

（3）每月拆下过滤器，用吸尘器去除灰尘。定期应进行表面清洁、激光头清洁、热鼓清洁。

5. 干式激光打印机的特点　相对湿式激光成像系统而言，干式打印成像系统具有以下明显的优点。

（1）干式激光片的对比度和最大密度与湿式激光片等同，其主要原因是干式激光片的处理过程都是在干燥和自动化的环境中进行，完全没有人为操作的干扰和湿式系统中化学药液的影响而导致的影像质量的不稳定性。

（2）干式激光打印成像系统集打印和显像为一体，而湿式激光成像系统的打印和显像是分体的；干式打印成像系统无须另外购买冲洗胶片的显、定影液，既节省了配换药液的人力，又无洗片机传动系统的磨损，不存在酸碱的污染、管道的堵塞、齿轮及辊轴橡胶老化和漏液等问题，减少了故障，降低了维修成本，从而提高了经济效益。

（3）干式激光打印成像系统无须各种管道的连接和暗室，安装方便，可直接放置在操作间。

（4）节约水资源，保护生态环境。

（5）干式打印成像系统完全符合DICOM 3.0的标准，可实现点对点的直接连接，或DICOM网络连接，为医院的PACS系统发展及网络化管理提供了极其方便的条件。

（二）热敏成像技术

热敏成像技术起源于20世纪60年代发明的传真机，在20世纪90年代初，随着热敏胶片技术的成熟，该技术才应用于医学影像打印领域。热敏成像技术是通过热力头直接在胶片上产生影像的，热敏型成像以高温阵列式热力头取代了复杂的激光发光、偏转扫描系统和光学失真校正系统等。热敏成像技术分为直接热敏成像技术和热升华成像技术。本节段主要介绍直接热敏成像技术。

1. 干式热敏胶片的结构　直接热敏成像打印使用的介质为干式热敏专用胶片，其结构与干式激光胶片相似。干式热敏胶片的特点是对温度敏感，温度越高，持续时间越长，胶片密度越大。目前使用的干式热敏胶片根据显像材料不同分为有机银盐胶片和纯有机物显色剂胶片。干式热敏胶片的结构如下。

（1）保护层：含有细微的无机原料及润滑剂，有利于热力头和胶片的润滑性，可提高图像质量。

（2）感热层：内含银盐或微粒胶囊。

（3）支持层：是0.175nm厚的聚酯片基。

（4）吸收层：起稳定作用。

（5）背层：涂有3~6μm薄膜的无光剂，增强观片效果。

2. 热敏打印机的结构　主要包括电源开关系统、数据传输系统、胶片传送系统、热敏加热显影系统及整机控制系统等。

（1）开关电源系统：为打印机提供匹配的电源供给。

（2）数据传输系统：是直接热敏成像系统与医疗摄影设备的数据通道，接收摄影设备的数字图像数据，并输送到系统的存储器中。

（3）胶片传送系统：包括送片盒、收片盒、辊轴、高精度电机及动力传动部件等。其功能是将要曝光的胶片从送片盒内取出，经过传动装置输送到热力头，再把已曝光的胶片送到出片口。

（4）热敏加热显影系统：当胶片通过时，热力头产生的热量使其与胶片紧密接触，胶片即可产生不同的灰阶影像。核心部件是热力头。直接感热的热力头有厚膜头和薄膜头两种，直接热敏打印机采用的是薄膜头热力头，因为薄膜头热力头上放热电阻的阻值误差小，因而记录的图像质量高。热力头由放热部分、电路控制部分和放热片组成。

（5）控制系统：是整个直接热敏成像系统控制中枢，负责系统各部件状态的控制，如热力头的开启或关闭，热敏电阻的功率调制、高精度电机控制及胶片传送系统运行等。

3. 直接热敏成像打印机的工作原理 直接热敏成像技术是一种非激光扫描的成像技术，它将图像数据转换成电泳脉冲后传送到热力头，使胶片成像。热力头由一排微小的热电阻元件组成，热电阻元件能将电信号转变成热能。胶片成像时，热电阻元件产生的热量传递到胶片上，胶片中的热层中具有显色功能的微粒胶囊和乳化物靠黏合剂均匀散布在胶片片基层上，当热力头对干式热敏胶片加热后，微型胶囊的胶囊壁有了透过性，显色剂进入胶囊发生发色反应，当停止加热时，胶囊壁又重新变成具有非透过性而停止发色反应，胶片上根据发色的程度而记录下影像，由于在常态下微型胶囊不具有透过性，记录的图像可以稳定地保存。这种利用热反应微型胶囊记录影像的技术称为微型隔离技术。

4. 热敏成像技术的特点 热敏成像技术相比于激光打印技术，没有复杂的激光发光和投射系统等，设备构造变得简单。胶片也不再是感光型，而改成了热敏型，故可明室装片，也不影响成像效果。成像过程不产生废气和废物，符合环保要求。

（三）喷墨打印成像技术

喷墨打印机是通过将墨滴喷射到打印介质上来形成文字或图像的打印设备。随着 PET、CT、MRI 等数字影像设备技术发展，血管成像和功能成像广泛应用，输出的图像基本都是彩色图像，诊断信息进一步丰富，喷墨打印机成了彩色图像输出的最佳打印设备。

1. 喷墨打印介质 喷墨打印介质分为照片类和普通类。喷墨打印机的打印介质选择方案多，在固定机型的情况下，选用不同的介质直接影响最终成像质量。医学图像分辨率高，打印精度要求高，常用的打印介质有彩喷照片相纸和彩喷胶片。

（1）彩喷照片相纸：又称为彩色喷墨纸或数码打印纸或彩喷纸。彩喷纸是在具有一定质量要求的纸表面，经过特殊涂布处理，涂上一层具有吸墨性的多孔性颜料或在涂层中能形成多孔性结构的材料，在纸的表面形成一层良好的水性油墨接受层，使之既能吸收水性油墨又能使墨滴不向周边扩散，从而使打印出来的图像能完整地保持原稿的色彩和清晰度。如膨润型相纸、铸涂型相纸及树脂涂层相纸（resin coated photo paper，又称 RC 相纸）。

（2）彩喷胶片：一般多采用聚对苯二甲酸乙二醇酯（polyethy-lene terephthalate，PET）为底材，涂布透明吸墨涂层，打印图像有透明效果，透光度高，色彩鲜艳，图像解析度高。常见有白基胶片（透明胶片）和蓝基胶片，可以打印彩色影像。具有机械强度大、尺寸稳定、打印后不发生化学反应、保存时间长、环保无污染的特点。可正视（反射效果）或透视（透射效果）观察图像。

2. 喷墨打印机分类

（1）根据用途：分为普通喷墨打印机和数码照片打印机（专业照片/胶片打印机）。

（2）根据打印幅面：分为 A4 喷墨打印机、A3 喷墨打印机和 A2 喷墨打印机。

（3）根据墨水形态：分为固体喷墨打印机和液体喷墨打印机，最常用的是液体喷墨打印机。

（4）根据喷墨方式：分为连续喷墨式打印机和随机喷墨式打印机。连续喷墨式打印机使用连续循环的喷墨系统，能生成高速墨水滴，可以使用多种打印介质，包括普通纸。随机喷墨式打印机喷墨系统中的墨水只有在打印需要时才喷射，具有结构简单，成本低，可靠性高的特点。

3. 喷墨打印机的基本结构 喷墨打印机主要由以下几部分组成。

（1）机壳部分：包含控制面板、接口、托纸架、卡纸导轨、送纸板、出纸板等。

（2）字车（墨盒匣）机构：是安装喷头的部件。字车在字车机构中传动皮带的拖动下，沿导轨做左右往复的直线间歇运动。喷头便能沿字行方向完成打印。

（3）主/副电机：主电机负责带动传动皮带，是字车机构驱动的动力；副电机负责进纸机构，是抽墨机构的驱动动力。

（4）进出纸机构：打印机多采用摩擦式进纸方式的进纸器，这部分由压纸辊、变速齿轮机构及负责进纸器驱动的副电机组成。

（5）感应器：检测打印机各部件的工作状态和控制打印机的工作。

（6）供墨机构：包括打印喷头、墨盒及清洁机构。

（7）控制电路：主要由主控制电路、驱动电路、传感器检测电路、接口电路和电源电路组成。

4. 喷墨打印机的工作原理 喷墨打印技术是通过喷头将墨滴喷射到打印介质上来形成图像的。喷墨打印机的打印头是由成百上千个直径极其微小的墨水通道组成，这些通道的数目就是喷墨打印机的喷孔数目，这直接决定了喷墨打印机的打印精度。每个通道内部都附着着能产生振动或热量的执行单元，当打印头接收到驱动信号后，即驱动这些执行单元产生振动，将通道内的墨水挤压喷出；或产生高温，加热通道内的墨水产生气泡，将墨水喷出喷孔。喷出的墨水到达打印纸，即产生图形。早期的喷墨打印机是采用连续喷墨技术，当前主流喷墨打印机以随机喷墨技术为主。随机喷墨技术包括气泡喷墨技术、压电喷墨技术和固体喷墨技术。其中，气泡喷墨技术和压电喷墨技术属于液体喷墨打印机使用的打印技术。

5. 喷墨打印机的特点 喷墨打印机具有打印质量好，噪声低，成本低，可适用各种打印介质等优点。

（四）自助胶片打印设备

随着医疗水平的不断发展，各大医院的就诊量逐年增加，伴随医院放射科 PACS/RIS 系统的普及，目前放射科已基本形成数字化检查流程，且传统的影像报告和胶片仍需工作人员手工发放的方式已不适应于现在的医疗需求。为了减少患者在医院的等待时间及患者取错结果造成的医疗纠纷，自主胶片打印技术应运而生。自助胶片打印技术的出现改变了原有取片模式，提升了胶片及报告发放工作效率与准确性，同时规范了工作流程，提高了科室信息化水平（图 6-4）。

1. 自助胶片打印设备的基本结构 自助打印设备由多种设备组合而成，自助打印是建立在 PACS/RIS 基础上的，由服务器和打印终端共同实现自助打印胶片和纸质报告。其基本结构如下（图 6-5）。

（1）服务器：与放射科大型设备、工作站相连，存储打印胶片信息、纸质报告信息和新数据库信息。整个网络分别与医院的 PACS、RIS 等系统连接。

（2）打印机：包括胶片打印机及报告打印机。胶片打印机一般以干式打印机为主，报告打印机以激光打印机或喷墨打印机为主。

（3）触摸显示器：实现人机交互。

（4）读卡器或条码扫描器：读取不同种类身份识别卡片，识别就诊者的身份。

（5）中控计算机：控制自助打印机各个部分协调工作。

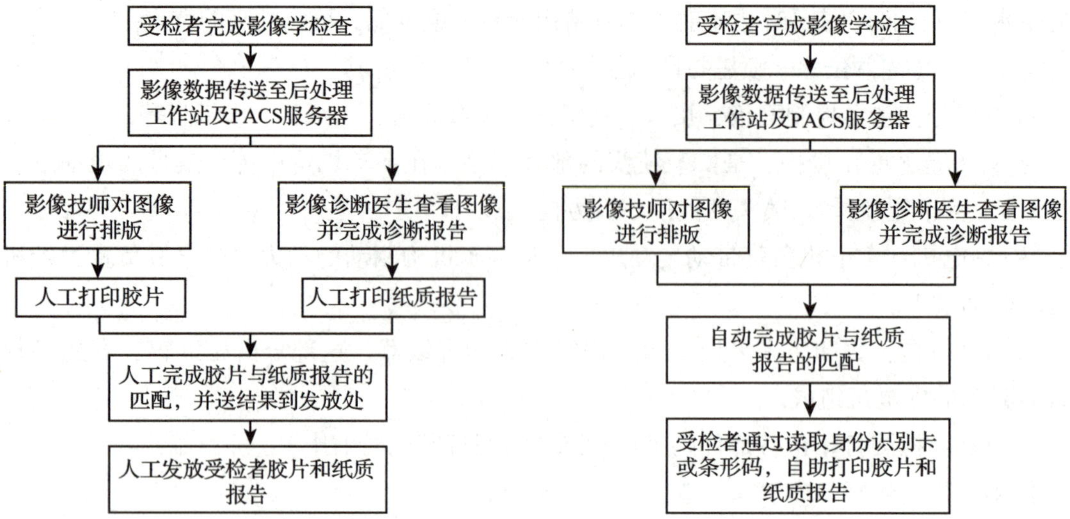

A　　　　B

图 6-4　胶片-报告发放流程

A. 传统胶片-报告发放流程；B. 自助胶片-报告发放流程

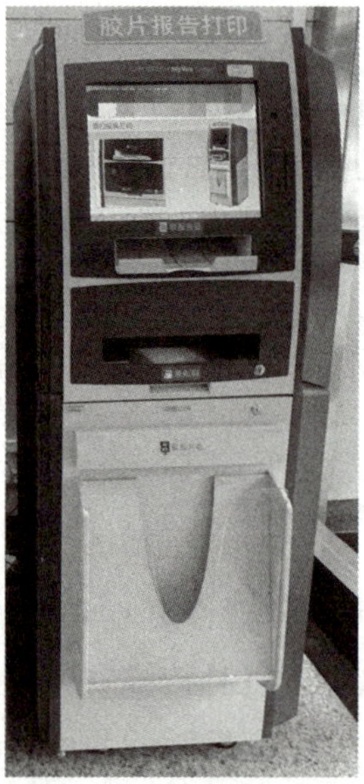

图 6-5　胶片-报告自助打印机

2. 自助胶片打印设备工作原理

（1）采集电子胶片打印信息：首先建立一个虚拟胶片集中打印服务器，用于采集不同检查设备传输的数字化影像数据。影像信息以 DICOM 3.0 标准为存储和传输格式，通过 PACS 系统完成信息的终端间交换。

（2）胶片打印信息的匹配：采集的影像数据进行光学字符识别（optical character recognition，OCR），从 RIS 系统中进行受检者检查信息的检索，匹配 ID 号、检查号等信息后建立数据关联。

（3）胶片打印信息上传：通过 RIS 系统中检索的受检者检查信息与胶片信息合成 DICOM 图像，上传至 PACS 服务器进行存储。

（4）胶片打印信息取回：受检者通过自助打印机读取受检者信息，服务器将定影的打印数据取回至本地磁盘。

（5）胶片打印：内置打印机完成胶片和纸质报告的打印。

3. 养护及维护　需安排一名工作人员协助就诊者使用自助打印机，实时关注医用胶片、打印纸的添加，以及简单故障的处理等。

4. 自助胶片打印技术的特点　与传统的影像报告和胶片仍需工作人员手工发放不同，自主胶片打印系统的应用，具有以下优势。

（1）简化了就诊者就诊流程，缩短了就诊者的等待时间。

（2）方便灵活，就诊者可以随时取报告，不再受时间限制，既提升了服务，又避免了排队拥堵情况，改善了就医环境。

（3）减少了放射科人力资源耗费，提高了工作人员的工作效率。

（4）减少了人员干预和差错，提高了医疗质量与服务质量。

（5）减少了资源浪费，不再出现胶片及报告单废弃、积压的情况。

▶**知识拓展**

云胶片

云胶片，即存储在云端的电子胶片，是一种由 PACS 衍生的、创新的互联网医疗模式的产品，它包含电子胶片、检查报告和原始的 DICOM 格式影像。云胶片作为一种创新的互联网医疗模式，其显示信息完整，使用便捷及服务多元化，在医学影像检查中的应用具有重要意义，它的应用可以取代传统医用胶片和纸质报告。云胶片是利用数据抽取、转换、加载等技术，将医院内网的 PACS 中影像和报告数据抽取到院内前置机，传到云端。患者可以使用移动设备通过互联网查看、管理和分享自己的影像检查数据，医生可通过影像工作站读取影像平台上患者的影像信息，进行二次诊断，从而实现影像数据的实时互操和共享。

考试知识点总结　　**本章小结**

协和云课堂……　拓展练习及参考答案

（赵慧慧）

第二篇

常用部位的 X 线摄影检查技术

第二章

[illegible]

第七章 X线摄影检查的基本操作

教学课件

学习目标

素质目标

（1）树立遵守X线摄影设备的应用原则的意识，培养严谨规范的操作习惯，确保X线图像的质量。

（2）具备严谨认真的工作态度和以患者为中心的服务理念，减少患者不适。

知识目标

（1）掌握：X线摄影检查的基本步骤及模拟X线机、CR、DR系统的操作规程。

（2）熟悉：X线摄影检查的原则。

（3）了解：X线摄影体位及摄影标记。

能力目标

（1）能独立完成X线设备开机、体位设计、曝光及关机等标准化的操作步骤。

（2）能根据患者检查部位合理选择焦点、滤线设备、屏气方式及摄影距离，并能规范放置铅字标记。

案例导入

【案例】

患者，男，30岁，摔伤致右上臂疼痛、肿胀、活动障碍2小时。查体：T 36.5℃，P 75次/分，R 18次/分，BP 128/75mmHg，皮肤未见出血，腹软，移动性浊音（-）。右上臂肿胀明显，局部压痛，可见瘀斑，可触及骨擦感。考虑右上臂骨折。

【问题】

作为医学影像技师，应该采取怎样的规范操作步骤为该患者进行X线检查？

·核心知识拆解·

本章的主要内容是介绍X线摄影检查的基本操作，包括X线摄影检查的原则、X线摄影检查的步骤、X 线摄影体位命名、X 线摄影信息标记及 X 线摄影系统的基本操作。

第一节　X 线摄影检查的原则及步骤

一、 X 线摄影检查的原则

微课：X 线摄影的原则

X 线检查的原则包括两个方面，即对摄影设备的应用原则和对受检者的操作原则。

（一） X 线摄影设备的应用原则

1. X 线机使用原则

（1）操作人员需经过培训，具备一定的专业知识；在使用前详细阅读 X 线机使用说明书，了解其基本结构、功能及使用注意事项；能够正确、熟练地操作仪器。

（2）开机后应根据机房温度及机器结构特点，适当预热，以防因室温较低且机器预热不充分，曝光时损坏球管。

（3）注意曝光间隙，禁止超容量使用，尽量避免不必要的曝光。

（4）定期对 X 线机保养、检修，确保 X 线机的正常运行。

2. 大、小焦点选择原则　小焦点摄影的优点在于它能提供更清晰的影像细节。因为焦点小，产生的半影小，图像锐利度高（图 7-1），适合拍摄对细微结构显示要求高的部位，如手部、耳部等小关节或精细结构的检查。但是小焦点能承受的管电流相对较小，在需要较大功率输出（如拍摄较厚身体部位）时可能受限。

大焦点摄影可承受的管电流较大，能够产生足够强度的 X 线穿透较厚的身体部位，在拍摄胸部、腹部、骨盆等厚度较大的部位时更合适。但由于焦点大，产生的半影较大，影像的清晰度和锐利度相对小焦点摄影略偏差（图 7-2）。

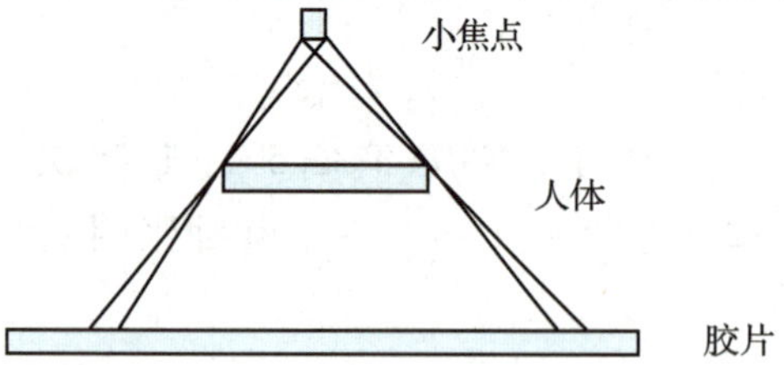

图 7-1　小焦点摄影

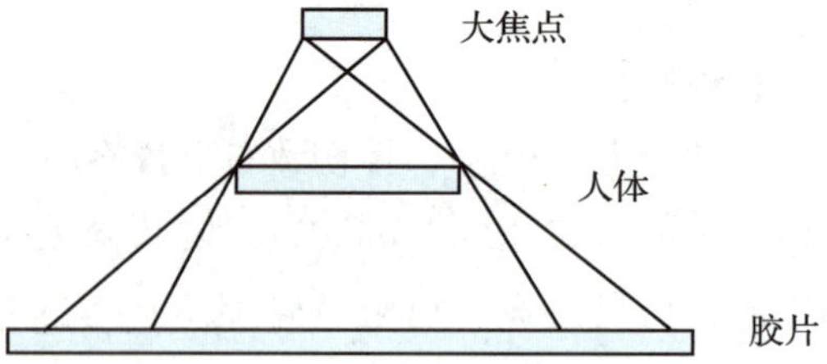

图 7-2　大焦点摄影

在进行 X 线摄影时，在 X 管负荷允许的情况下，尽量选择小焦点摄影，以提高照片影像的锐利度，减小几何模糊。具体选择如下。

（1）较薄肢体和不易活动且照射野比较小的部位应选用小焦点摄影，如四肢、乳突等部位，这样可以提高照片影像的锐利度。

（2）较厚肢体和呼吸不易控制的部位应选用大焦点摄影，如头颅、腹部、脊柱、胸部等部位。

（3）对于高千伏摄影，也可选用小焦点进行摄影。

3. 滤线设备使用原则　滤线设备的主要作用是吸收散射线、提高对比度、降低灰雾度。

（1）对于较厚部位或容易产生较多散射线的部位，如胸部、腹部、腰椎等，通常需要使用滤线设备。对于较薄部位或散射线较少的部位，如手指、手腕等，一般可不使用滤线设备。工作中被检肢体厚度超过 15cm，应使用滤线器摄影技术。

（2）使用较高的管电压进行摄影时，因产生的散射线较多，应使用滤线设备。管电压超过 60kV 以上时使用滤线器摄影技术。

（3）不同类型的 X 线机可能对滤线设备的要求不同。一些高档的数字化 X 线机可能自身具有较好的散射线抑制功能，在某些情况下可以适当减少对滤线设备的依赖。传统的模拟 X 线机通常更需要滤线设备来提高图像质量。

（4）使用滤线设备时，可能需要适当调整曝光参数，如增加曝光量。因为滤线设备会吸收一部分 X 线，为了保证图像的亮度和对比度，需要适当增加曝光量。

（5）当运用滤线器进行摄影操作时，要熟悉所用滤线器具备的特性，以及在使用过程中的注意事项。

4. 摄影距离的选择原则　X 线摄影时，尽量增大焦点到探测器的距离（焦-片距），主要有以下好处。

（1）减小放大失真：根据几何投影原理，X 线影像会存在一定程度的放大。当焦点到探测器距离增大时，在相同物体大小的情况下，影像的放大率会减小，能够更真实地反映物体的实际大小和形状，这对于一些对尺寸精度要求高的部位诊断很重要。

（2）减少半影：半影会导致影像边缘模糊，影响清晰度。增大焦-片距可以减小半影，使影像边缘更加锐利，有助于提高影像质量，更好地显示组织和病变的细节（图 7-3，图 7-4）。

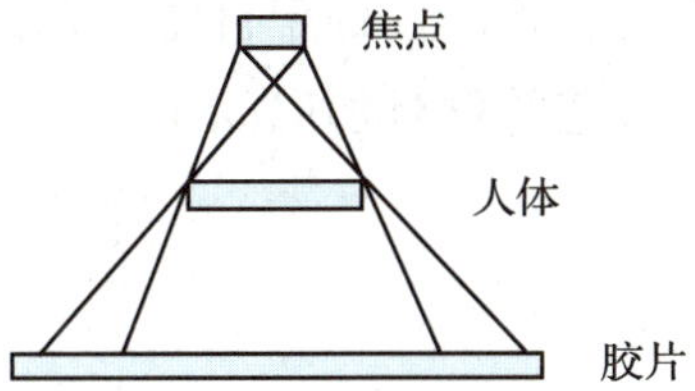

图 7-3　近焦-片距

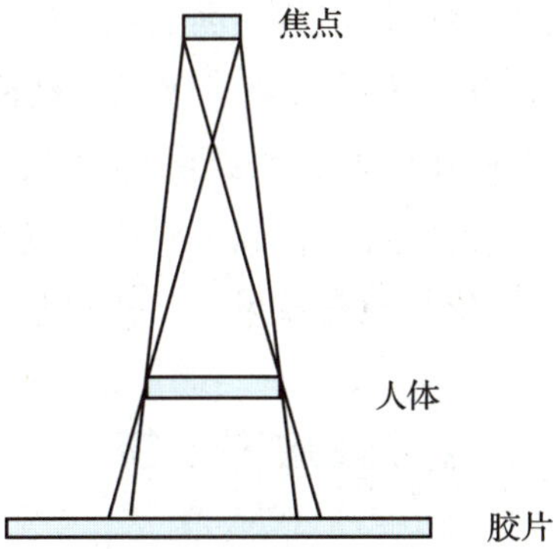

图 7-4　远焦-片距

为了减小影像失真及模糊度，在 X 线管负荷量允许的情况下，尽量增大焦点至探测器之间的距离。

四肢摄影时摄影距离为 75～100cm；成人胸部摄影正位时距离为 180～200cm、侧位时距离为 150cm；婴幼儿胸部较薄，摄影距离为 100cm；腹部等厚部位因要应用摄影床下滤线器摄影，摄影距离为 90～100cm。

5. 曝光条件的选择原则　在进行摄影操作时，需综合考量多方面因素来选择各项参数，包括管电压、管电流、曝光时间、摄影距离、影像接收器及滤线设备等。

对于那些较薄、密度低且容易固定的检查部位，建议采用小毫安、长曝光时间的设置，如此能在保障成像质量的同时，避免过度曝光。对于较厚、密度高的部位，则宜运用高千伏摄影技术，它能够穿透组织，捕捉到更多影像信息。这时会产生较多散射线，所以需使用滤除散射线的装置，确保影像清晰度。对于外伤、危重患者及婴幼儿这类难以长时间保持固定姿势的群体，应尽量缩短曝光时间。总体而言，曝光条件的设定并非一成不变，要充分依据患者的年龄差异、病情轻重、被检肢体的解剖构造，还有临床对于照片影像的具体要求等灵活调整。

（二）对受检者的操作原则

1. 呼吸方式的运用原则 由于呼吸运动，人体的一些部位在曝光过程中会发生移动，使拍出的图像出现运动模糊。所以，为显示最佳影像效果，针对人体不同部位开展摄影工作时，就需要选用合适的呼吸方式。

（1）前臂、下肢的摄影，受呼吸运动影响极小，可采用平静呼吸状态方式。

（2）上臂、颈部、头部和心脏等部位，会因呼吸运动产生运动模糊，因此，需采用平静呼吸下屏气的方式。

（3）肺部、胸骨侧位及膈上肋骨摄影，采用深吸气后屏气方式。此方式可使肺内含气量增加，使影像对比度增加，同时膈肌下降，可以显示更多的膈上肺野及肋骨。

（4）腹部及膈下肋骨摄影，采用深呼气后屏气方式。该方式使肺体积缩小，膈肌上升，更有利于膈下脏器的显示，同时，深呼气后屏气使腹部变薄，可降低曝光条件。在实际的操作流程里，为了让受检者能够维持较长时间的屏气状态，可以让其进行数次深吸气，再要求其深呼气后屏住呼吸。这样可以延长受检者屏气时长，提高血液中的含氧量。

（5）胸骨正位摄影，采用均匀连续浅缓呼吸的方式，这样可使远胶片侧组织因呼吸运动影像模糊，而近影像接收器的胸骨因受到压迫，近似不动或活动度很小，从而衬托出胸骨的影像。

2. 被检部位的固定原则 曝光时被检部位、X 线管及 IR 必须固定，减少照片影像的运动模糊。X 线管和 IR 靠机械装置及电器装置固定，在工作中要特别注意对被检部位的固定。固定被检部位要保证符合摄影体位的要求，固定时应让受检者感到舒适，同时应保持被检部位处于自然状态，避免过度扭曲或压迫而影响检查效果。工作中常用棉垫、绷带、软木塞和沙袋等器具加以固定。

二、 X 线摄影检查的步骤

1. 登记、编号 当接到受检者后，第一步是仔细阅读检查申请单。要逐一核对受检者的姓名、性别、年龄、所申请的检查项目，同时全面了解临床检查反馈的信息。完成信息确认后，在本部门进行项目登记和编号。还需向受检者本人或其家属讲解检查时需要留意的关键事项，保障检查流程顺利推进。

2. 分诊 登记后，引导受检者到达候诊区域等待检查。

3. 摄片 在 X 线检查即将开始前，请受检者本人或其家属协助，帮忙脱掉可能干扰 X 线的厚外套、带有金属拉链或纽扣的衣物，摘下项链、手镯、耳环等饰物。之后，依据受检者和 X 线检查要求，选择适当尺寸的 X 线胶片，并标明片号、摄影日期和方位（左或右）。随后，严格按检查规范摆放摄影体位，并进行呼吸方式训练，过程中应顾及受检者感受，使其感到舒适，防止移动。调整照射野、焦-片距并固定 X 线管和摄影床面。此外应做好受检者及其家属的射线防护。

4. 图像处理　当主机工作站显示受检者图像信息时，对图像进行图像后处理，包括左右标记、窗宽、窗位、对比度、锐利度和图像的放大、缩小、翻转等。待图像质量符合诊断要求，发往工作站进行胶片打印，注意发送时应再次核对患者的信息。

5. 图像打印　按照需要，选择单幅、双幅或多幅方式和打印的张数，进行打印。

第二节　X 线摄影体位命名及摄影信息标记

一、X 线摄影体位命名

（一）人体结构学体位及定位标志

X 线摄影检查是利用 X 线对人体组织和器官进行摄影并成像。X 线摄影检查过程中，在描述人体体位时，需按照人体的结构学姿势及人体的轴、面、线等解剖学术语进行。

1. 人体结构学姿势　又称为人体解剖学姿势或人体标准姿势，身体直立，面部向前，两眼平视前方，双上肢自然下垂于躯干两侧，掌心向前，双下肢并拢，足尖向前（图 7-5，图 7-6）。

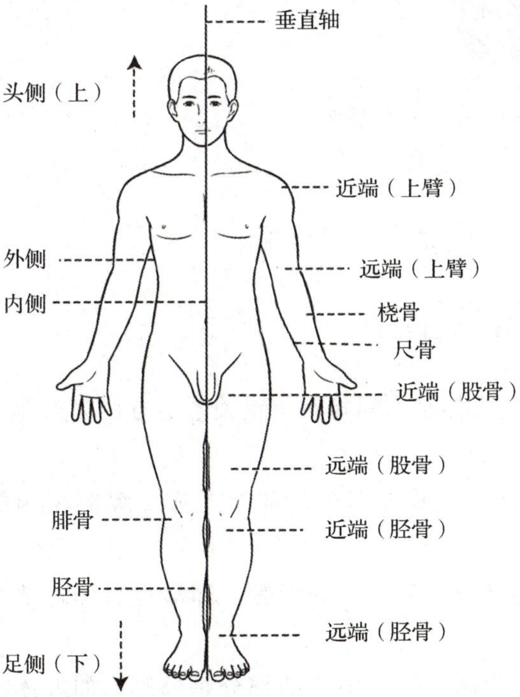

图 7-5　人体结构学姿势（正面观）

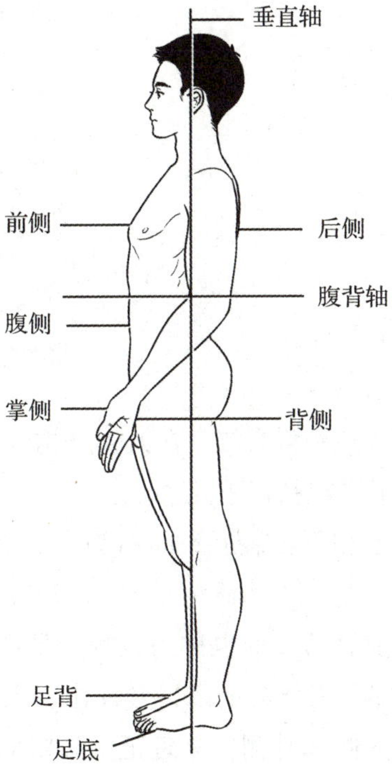

图 7-6　人体结构学姿势（侧面观）

2. 人体结构学的基准轴与基准面

（1）垂直轴：由上而下，与地平面的垂直的轴称为垂直轴，又称为人体长轴。以其为参照，可以描述某些器官在人体上下方向的位置关系。

（2）矢状轴：按前后方向，与身体长轴平行，同时与地面垂直的轴称为矢状轴，又称为腹背轴。常被用于描述身体部位在前后方向上的运动或位置关系。

（3）冠状轴：左右方向穿过人体，平行于地平面，且与垂直轴、矢状轴直角相互交叉的轴称为冠状轴，又称为额状轴。

（4）矢状面：沿着矢状轴的方向，将人体纵向分为左右两部分的切面，称为矢状面。其中，正中矢状面为将人体分成左右相等、对称的两部分的矢状面。

（5）冠状面：按左右方向将人体分为前、后两部分的切面称为冠状面，又称为额状面。

（6）水平面：和地面平行，将人体横断分为上、下两部分的切面，称为水平面。此切面与人体的长轴垂直，又称为横断面。

水平面、矢状面、冠状面三个面相互垂直（图 7-7）。

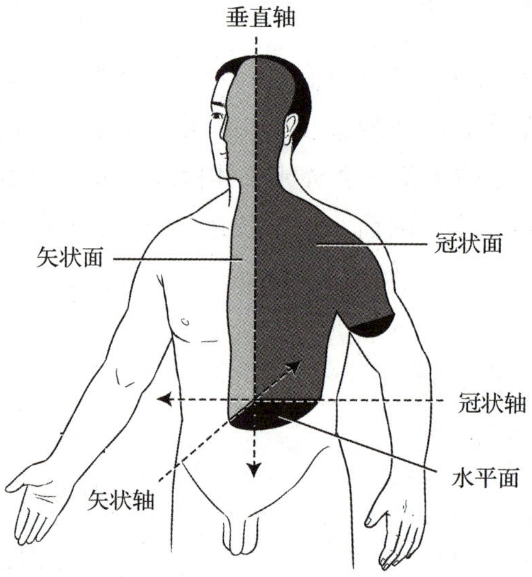

图 7-7　人体结构学的基准轴与基准面

3. 人体结构学方位　在人体结构学姿势状态下，描述人体结构间相对位置关系的方位为人体结构学方位。主要包括以下几种。

（1）上和下：靠近头部称为上，靠近足部的方向是下。如头部在颈部的上方，腹部在胸部的下方。

（2）前和后：前也称为腹侧，是指靠近身体前面的部分，后也称为背侧，即靠近身体背部的位置。如胸部在人体的前部，脊柱位于人体的后部。

（3）内侧和外侧：靠近正中矢状面的位置为内侧，远离身体正中线的部分是外侧。如人体胫骨在小腿的内侧，腓骨在小腿的外侧。

（4）近和远：距心脏近者为近端，距心脏远者为远端。如人体肩关节和肘关节相比较，肩关节在近端，肘关节在远端。

（5）浅和深：靠近体表的位置为浅，远离体表，靠近身体中心或者内部器官的部分是深。如皮肤相对于皮下组织是浅的，骨骼相对于肌肉位置较深。

对于四肢，可根据一侧肢体骨骼解剖部位的相对关系来确定位置关系，如手前侧可称为手掌侧，手后侧可称为手背侧，靠近尺骨的为尺侧，靠近桡骨的为桡侧，靠近胫骨的为胫侧，靠近腓骨的为腓侧，靠近跖骨上部为足背侧，靠近跖骨下部为足底侧等。

4. X线摄影体表定位标志 包括定位点和定位线，定位点是指在人体体表可以触摸或观察到的一些固定的标志点，这些点与体内某些解剖结构或组织器官位置相对固定，构成对应关系；定位点之间的连线称为定位线。定位点与定位线用于在X线摄影过程中帮助准确地定位拍摄部位。

（二）X线摄影体位及命名

X线摄影体位分为两种，即一般摄影体位和专用摄影体位。

1. 一般摄影体位

（1）站立位：受检者身体直立，矢状面、冠状面与地面垂直的体位称为站立位。

（2）坐位：受检者呈坐姿，躯干部分后仰时称为半坐位（半卧位）。

（3）仰卧位：受检者卧于摄影床面上，腹侧在上，背侧在下，称为仰卧位。

（4）俯卧位：与仰卧位相反，受检者背侧在上，腹侧在下，脸部可偏向一侧。

（5）侧卧位：受检者矢状面与摄影床面平行的体位称为侧卧位。左侧在下称为左侧卧位，右侧在下称为右侧卧位。

（6）斜位：受检者身体的冠状面与IR成小于90°的体位称为斜位。

（7）侧卧水平正位：指受检者侧卧于摄影床面上，X线中心线与地面平行，经身体前至后面或后至前面呈水平投射的体位。

（8）仰卧水平侧位：指受检者仰卧于摄影床面上，X线中心线与地面平行，经身体一侧至另一侧呈水平投射的体位。

2. 专用摄影体位

（1）前后位：受检者后面紧贴IR，身体的矢状面与IR垂直，冠状面与IR平行，X线中心线由受检者身体的前面射至后面的摄影体位称为前后位。

（2）后前位：受检者前面紧贴IR，身体的矢状面与IR垂直，冠状面与IR平行，X线中心线由受检者身体后面射至前面的摄影体位称为后前位。前后位和后前位又称为正位。

（3）左侧位：受检者左侧紧贴IR，身体的矢状面与IR平行（冠状面与IR垂直），X线中心线由受检者身体右侧射至左侧的摄影体位称为左侧位。

（4）右侧位：受检者右侧紧贴IR，身体的矢状面与IR平行（冠状面与IR垂直），X线中心线由受检者身体左侧射至右侧的摄影体位称为右侧位。

（5）水平位：受检者仰卧、俯卧或侧卧于台面上，X线水平摄影。

（6）左侧卧水平正位：受检者左侧卧于台面上，X线水平摄影。

（7）右侧卧水平正位：受检者右侧卧于台面上，X线水平摄影。

（8）仰卧水平侧位：受检者仰卧于台面上，X线水平摄影。

（9）俯卧水平侧位：受检者俯卧于台面上，X线水平摄影。

（10）右前斜位：受检者身体右前部靠近IR（冠状面与IR夹角小于90°），X线中心线从受检者左后方射入至右前方射出的摄影体位称为右前斜位，也称第一斜位。

（11）左前斜位：受检者身体左前部靠近 IR（冠状面与 IR 夹角小于 90°），X 线中心线从受检者右后方射入至左前方射出的摄影体位称为左前斜位，也称第二斜位。

（12）左后斜位：受检者身体左后部靠近 IR（冠状面与 IR 夹角小于 90°），X 线中心线从受检者右前方射入至左后方射出的摄影体位称为左后斜位，也称第三斜位。

（13）右后斜位：受检者身体右后部靠近 IR（冠状面与 IR 夹角小于 90°），X 线中心线从受检者左前方射入至右后方射出的摄影体位称为右后斜位，也称第四斜位。

（14）轴位：受检部位矢状面与 IR 垂直，X 线中心线方向与被检部位长轴平行或近似平行投射的摄影体位。

（15）切线位：X 线中心线通过受检器官或病灶的边缘并与 IR 垂直的摄影体位。

（16）前弓位：X 线中心线呈水平投射，摄影时，受检者胸部前弓，下胸部前方靠近 IR，X 线中心线从受检者后方射至前方，为后前方向前弓位；后背上部靠近 IR，X 线从受检者前方射至后方，为前后方向前弓位。

（17）蛙形位：髋关节摄影的特殊体位，受检者仰卧，双下肢屈曲，髋关节外旋，IR 在下，类似青蛙双下肢姿势。

（18）功能位：用 X 线摄片来观察人体某些部位的功能，如颞下颌关节的张口位、闭口位等。

二、 X 线摄影信息的标记

X 线摄影信息标记主要是指在 X 线照片上显示的相关信息标识。它们能够帮助医护人员准确识别患者、区分不同的检查项目、明确检查时间等，对后续的诊断和医疗档案管理等工作极为重要。

（一）标记内容

X 线摄影标记内容包括患者的基本信息，如姓名、性别、年龄、检查日期、ID 号、检查部位（如胸部、腹部等）、左右方位标记、医疗机构名称等。

1. 受检者 ID 号 按照受检者的就诊先后顺序编排的数字号码。每一位受检者在同一医疗机构只占唯一的一个 ID 号，不允许两人甚至多人共用。在同一个医疗机构，同一受检者同一日期内摄不同位置的照片或不同日期内所摄的照片可用同一个 ID 号。在医院的影像存储与传输系统中，ID 号可以精准定位某一特定受检者的 X 线片。

2. 摄影日期 每张 X 线片上均须标明摄影日期，帮助医生了解 X 线照片拍摄的时间顺序。

3. 方位 是指摄影时摄的是哪一侧肢体及被摄肢体的哪一侧，一般用“左（L）”或“右（R）”来标识。

4. 摄片时间 是指造影时对比剂引入人体后的摄片时间。

5. 摄影条件标记 如管电压（kV）、管电流（mA）和曝光时间（s）。这些参数对于评估图像质量、判断曝光是否合适很重要。

6. 其他标记 X 线检查时有时需要做特殊标记，如新生儿先天性肛门闭锁应标明肛门位置等。这些标记有助于 X 线影像的诊断。

（二）标记方法

1. 铅字法 因为铅具有原子序数高、吸收 X 线能力强的特点，用铅制成数字与文字，粘贴在暗盒上并摄片，相应的文字和数字可以清晰地显示在 X 线照片上。铅字标记有“正放”与“反放”之分，“正放”指铅字面向 X 线管放置，“反放”是指铅字背向 X 线管放置。

铅字标记的放置方法如下。

（1）正位片：前后位片“正放”，后前位片“反放”。

（2）侧位片：照片标记一律“反放”。胸部、腹部侧位摄影，方位标记以近片侧为准，左侧靠片时放置“左”字，右侧靠片时放置“右”字。对于四肢侧位的标记，根据拍摄的肢体部位而定。正、侧位同时摄影时，只在正位的照射野内进行照片标记即可。

（3）斜位片：根据 X 线穿过方向而定，后前斜位时“反放”，前后斜位时“正放”。

（4）轴位片：下上方向时“正放”，上下方向时“反放”。

X 线摄影后照片上发现漏标记内容，应及时采用辅助法。用蓝黑色墨水将 X 线片号、摄影日期等基本标记内容书写在照片中无组织影像的透明区域。此方法也适用于点片后的标记。

2. 直接输入法　在计算机的录入界面，将医院名称、检查号、受检者姓名、性别、年龄、方位等标记内容输入计算机，显示在图像上，用于数字影像检查技术的照片标记。

（三）标记原则

1. 标记内容务必避开诊断区域，防止干扰判断。
2. 从观片角度出发，铅字标记需正面呈现、字迹清晰可辨。
3. 标记内容应靠近胶片边缘放置。
4. 除胸部正位外，铅字排长轴要与被摄肢体长轴平行。

（四）常用摄影位置标记举例

1. 胸部照片铅字标记　胸部正位片，铅字排置于两肩之上区域，颈部的左右两侧；胸部侧位片，铅字排置于胸部前上方，且平行于身体长轴。

2. 腰椎及腹部照片标记　腰椎正位片铅字排置于身体外侧，侧位片铅字排置于身体腹侧，且平行于身体长轴。腹部正、侧位片铅字排放位置与腰椎相似。

3. 四肢照片铅字标记　正位片的铅字标记要放在被检肢体外侧，侧位片则置于肢体后方，且铅字排列都需与肢体长轴平行。若正、侧位片需摄于同一张胶片，那么仅在正位照射野内放置铅字标记即可。

4. 头颅照片铅字标记　无论胶片呈现横向放置还是竖向摆放，铅字标记均放于探测器下方，并且其排列方向需与身体的长轴相互垂直。

（五）X 线照片标注的注意事项

1. 认真核对受检者姓名、X 线序列号是否相符，不得混淆。
2. 严格比对受检者体侧别与标注，务必完全一致，以免引起医疗差错。
3. 认真查验摄片日期。
4. 若 X 线照片标注有误，涂改要慎重，存疑时应重新摄片或透视确认。

第三节　X 线摄影系统的基本操作

身为医学影像技术工作者，必须熟悉所用 X 线机特性，使其充分发挥设计效能，拍摄出满足诊断需求的影像。X 线机的种类繁多，但其主要的工作原理一样，控制台面上各调节器功能相似。为保证设备安全并延长使用年限，摄影时各设备的基本操作必须严格按照操作步骤进行，以确保整个摄影检查流程有序高效。

一、DR 系统基本操作

DR 的种类较多，其成像原理各异，设备结构也有差别，但操作步骤相似。

（一）机房准备

在日常工作开始之前，技师须确认 DR 检查室内温度及湿度是否在允许范围内（温度 18～25℃，相对湿度 40%～70%），确认电源电压、频率变化是否在允许范围内，各部分的地线是否连接完好，电缆是否完整无损等。

检查机房是否消毒完毕，室内设备陈列整洁，所需防护用品是否齐全。

（二）启动系统

为确保整个系统稳定运行，应从操作安全、网络登录顺畅到打印机正常工作进行检查，系统启动时务必严格遵循以下顺序。

1. 开启配电柜电源总开关。
2. 依次接通接线板电源、X 线机控制器电源、电脑主机电源。
3. 启动技术工作站及其他医生工作站。
4. 打开文字报告打印机（激光打印机或喷墨打印机）。
5. 开启胶片打印机。
6. 系统开始正常工作。

确认设备在正式用于患者检查前，保持性能稳定。当设备发生故障时，进行日常质检或联系工程师维修，并及时分流预约患者。

（三）应用系统

1. 用户登录　操作人员首先在“技师”的位置选择自己的名字，此时会弹出对话框，输入有效密码并确认后，就能解锁系统开始使用。目前有的机器设置已经优化，系统启动后，点击相应图标便可直接进入应用系统。

2. 病历录入与选择　录入患者的姓名、性别、年龄、编号、住院号、病区、床号、临时诊断、检查类型、送诊科室、送诊医师、技师、收费等病历信息。

3. 曝光参数设置　依据系统界面上提供的参数调节 kV、mA、s 值。有的系统能依据所选摄影部位直接给出适配参数，也可根据诊断需要临时调节。

4. 核对受检者信息　让受检者进入摄影室内，放射科技师应严格按照临床医嘱，实施检查项目。注意在检查前，仔细核对受检者基本信息，至少使用两种标识确认受检者身份。口头内容主要包括姓名、性别、年龄、床号或病房号等的确认。核对检查信息，内容包括受检者病情及状况，明确 X 线检查的部位和要求。

5. 去除异物　技师应嘱咐受检者在检查前去除受检范围内的所有金属，以及可能造成图像伪影的异物，如发夹、假发、护膝、皮带、拉链、磁疗内裤、带金属的内衣、金属饰物、膏药等。根据患者的摄影部位，以及病变需求进行呼吸屏气训练。主动告知受检者摄影流程，消除受检者紧张情绪，保证检查过程的绝对配合。

6. 摄影体位设计及校准中心线　需依据检查规范设计体位。摆放摄影体位时要考虑受检者实际情况，尽量使其舒适，防止在检查进程中出现位移，必要时请受检者家属协助固定被检部位。检查 X 线管、被检部位中心、IR 中心是否在一条直线上，做好中心线的校正、摄影距离的调节、照射野的调整等。

若是对 FPD 曝光，要调好 X 线管焦点到摄影床（或摄影架）的距离，开启限束器中的模拟照射野灯，调准中心线，进行对焦；若是线扫描装置，要调准扫描起始位置。

7. 辐射防护　给患者穿戴铅围裙、铅围脖、铅帽等防护用品，对敏感部位如腹部、甲状腺、性腺等进行屏蔽，以有效地阻挡 X 射线，降低辐射剂量。

8. 曝光　若是对 FPD 进行曝光，应提前训练受检者呼吸，曝光时提醒受检者屏气后曝光；若是线扫描装置，应点击“采集”按钮，进行扫描并获得图像。

9. 接受或拒绝　在曝光（或采集）完成后系统会自动读出数据并出现图像。获得图像后，选择适当的参数，根据图像质量，选择“拒绝”或“接受”。如果选择“拒绝”，则需要重新摄影；如果选择“接受”，则摄影完成。

（四）图像处理

DR 系统会直接把 X 线影像信息转化为数字信号，随后在具有图像处理功能的计算机的控制下进行图像处理。图像处理涵盖了灰阶变换（影像密度、对比度的调节）、黑白反转、图像滤波、影像缩放、数字减影、图像注释、添加标记、噪声抑制等方面。这一系列的处理过程已经被编成软件固化入计算机，实际工作中只需点击相应的菜单键，就可以完成相对应的处理。图像处理后，就进入图像打印与图像发送阶段。

1. 图像打印　根据具体的诊断要求，选择单幅或多幅打印（2 张、4 张或多张）。

2. 图像发送　点击“病历发送”或“发送”按钮，将已拍摄的图像发送至影像管理中心供诊断医生进行诊断。如发送图像失败或不理想，也可点击“重发”。

（五）关闭系统

1. 退出技术工作站软件　关闭技术工作站，让计算机自动关机。

2. 退出医生工作站软件　关闭医生工作站，让计算机自动关机。

3. 退出病历中心软件　关闭病历中心工作站，让计算机自动关机。

4. 关闭报告打印机　按照文字报告打印机（激光打印机或喷墨打印机）操作要求关闭打印机。

5. 关闭胶片打印机 按照胶片打印机操作要求关闭胶片打印机。

6. 关闭电源 ①关闭 X 线高压电源。②关闭控制柜电源。③关闭计算机配电接线板电源。④关闭配电柜电源总开关。

二、 CR 系统基本操作

X 线机的操作及摄影体位的设计与 DR 摄影系统基本操作一样。CR 系统的机器设备各有特点，但其组成和应用原理基本相同。一般操作步骤如下。

（一）开机

1. 显示器开机 接通系统电源，打开显示器，正常开启。

2. 主机开机 打开扫描主机开关，再按机器上的软件开关，待所有程序进入后方可使用。

（二）使用方法

1. 录入受检者基本信息 包括 ID 号、姓名、性别、年龄、临床诊断、送诊科室等。

2. 扫描 进入部位选择界面，选择被检体位所对应部位，如头、颈、胸、乳腺、腹、骨盆、上肢、下肢等，点击“OK”按键，返回原界面，对 IP 盒的条码窗口进行扫描。

3. 读取信息 将扫描后的 IP 盒插入扫描主机，读取已记录的影像信息。

4. 图像标记 扫描每幅图像后，依据所摄部位，添加“左或右”标记。

5. 图像后处理 通过计算机对已获取图像进行对比度、翻转等内容的调整。

（三）图像打印

1. 调阅图像 打开报告工作站，找到受检者信息，点击选中该受检者信息，点击图像调阅。

2. 选择打印 根据需要选择单幅、双幅或多幅和打印张数后进行打印。

3. 退出打印 完成全过程后，如重新开始，退回到主界面。

（四）关机

1. 登记电脑关闭 先退出所有已开启的软件，点击电脑左下角“开始”菜单，选择“关闭计算机”选项。

2. 扫描图像电脑关闭 点击相应操作按钮，选择“结束系统”功能（关闭电脑前需先退出 CR 机器配套软件）。

3. CR 仪器关机 待扫描图像电脑完全关闭，CR 机器的小屏幕熄灭后，此时关闭其电源开关即可。

4. 相机关机 长按相机上的软件开关，直至小屏幕显示“END”字样后松开，待屏幕完全变黑，再关闭电源开关。

三、模拟X线摄影系统基本操作

（一）开机

1. 闭合外电源开关，并观察外电源电压状态。
2. 接通机器电源，调节电源调节器，使设备电源电压指示在标准位置上。

（二）摄影体位的确定和设计

1. 阅读X线检查申请单 核对受检者的姓名、性别、年龄，了解其病情及状况，明确X线检查的部位和要求。

2. 说明检查过程 请受检者本人或在家属帮助下把影响X线检查的衣服和饰物脱掉或摘掉，向受检者解释说明X线检查的过程，以取得受检者的最佳配合。

3. 放置标记 依据X线检查要求放置必要的标志，如方位（左或右）等。

4. 设计检查体位并做好投射校准 按检查要求进行X线摄影体位的设计，并做好固定。中心线对准要拍摄的身体部位中心，选择合适的照射野，做好摄影距离的调节、照射野的调整等。

5. 辐射防护 用铅衣遮挡非照射部位，尤其是对X线敏感部位，如胸腺、性腺等。

6. 呼吸方式训练 某些部位的检查，特别是胸部各部位的摄影要进行呼吸方式训练，避免因呼吸运动造成运动模糊。

（三）曝光

1. 参数选择 根据检查需要进行技术参数选择，注意先调节毫安值和曝光时间，再调节电压值。

2. 按下曝光按钮 前期操作完成后，让受检者按要求进行呼吸准备，按下手闸进行曝光。曝光时要观察控制台上指示灯、仪表状态及受检者情况。

3. 做好曝光记录 曝光结束后，如实记录曝光参数，操作者签名，特殊检查体位应做体位记录。

（四）图像处理

请受检者或其家属在候诊区等待照片冲洗。曝光后的胶片要经过图像的后处理过程才能得到影像。照片影像满意，达到X线诊断要求时，再让受检者离开。

（五）关机

工作全部完成后，切断机器电源和外部电源，将机器恢复到原始状态。

—• 考试知识点总结 •—

—• 本章小结 •—

—• 协和云课堂…… 拓展练习及参考答案 •—

（王 平）

第八章　四肢 X 线摄影检查技术

教学课件

学习目标

素质目标

（1）树立知行合一的意识，运用所学知识，分析和解决活动受限患者 X 线摄影检查体位设计问题。

（2）培养对四肢病变患者的同理心与耐心，注意患者感受，做到轻柔、精准操作。

知识目标

（1）掌握：四肢的体表定位标志、摄影注意事项及常规摄影位置。

（2）熟悉：四肢常规 X 线摄影体位标准影像所见。

（3）了解：四肢其他摄影位置。

能力目标

（1）能根据患者的临床表现、病史、临床检查，综合分析四肢病变情况，正确选择摄影位置。

（2）能掌握四肢摄影检查的流程，明确其中操作技术要点，评估四肢 X 线摄影图像质量是否符合诊断要求。

案例导入

【案例】

患者，女，32 岁，车祸后四肢疼痛，以左侧上臂、左侧髋部疼痛为主，活动受限。查体：T 36.8℃，P 79 次/分，R 19 次/分，BP 130/65mmHg，痛苦病容，皮肤未见出血，腹软，移动性浊音（-）。左肱骨远端、左侧髋部压痛（+），肘关节功能障碍。

【问题】

1. 如选择 X 线摄影检查，应选择哪些摄影体位？
2. 如患者不能配合，应怎样调整摄影方式？

· 核心知识拆解 ·

本章的主要内容是介绍四肢 X 线摄影检查技术，主要包括四肢的体表定位标志、摄影注意事项、常用的摄影体位设计及摄影体位的选择。

第一节　四肢的体表定位标志及摄影注意事项

一、四肢的体表定位标志

1. **尺骨茎突**　前臂近腕部内侧的突起。
2. **桡骨茎突**　前臂近腕部外侧的突起。
3. **尺骨鹰嘴**　肘关节背侧的突起。
4. **肱骨内上髁**　肘关节内侧的突起。
5. **肱骨外上髁**　肘关节外侧的突起。
6. **肱骨大结节**　肩峰外下方的突起。
7. **锁骨**　胸廓前上方可触及的内低外高的横向的骨骼。
8. **肩峰**　肩胛冈外上方的突起。
9. **肩胛骨喙突**　肩峰前内下深按可扪及的突起。
10. **肩胛下角**　位于肩胛骨的最下端，与第 7 胸椎下缘等高。
11. **内踝**　小腿远端踝关节内侧的突起。
12. **外踝**　小腿远端踝关节外侧的突起。
13. **胫骨粗隆**　小腿近端胫骨前缘的突起。
14. **髌骨**　膝关节前面可活动的骨骼。
15. **股骨内上髁**　股部远端膝关节内侧的突起。
16. **股骨外上髁**　股部远端膝关节外侧的突起。
17. **髂嵴**　髂骨最高位置处的突起，平第 4 腰椎高度。
18. **髂前上棘**　髂骨前上方的突起，平第 2 骶椎高度。
19. **股骨大粗隆**　股骨外上方的突起，平耻骨联合高度。

二、四肢摄影的注意事项

1. 摄影前应除去影响被摄部位体表成像的衣服和饰品。

2. 长骨摄影应包括上下两个关节，病变局限在一端时，应至少包括邻近病变一端的关节，以明确其解剖位置。胶片的大小应充分包括被检部位的软组织。常规摄取正、侧位。

3. 长骨摄影时，其长轴应与探测器的长轴平行。

4. 在一张胶片上摄取同一部位的两个位置时，肢体同一端应置于胶片的同一端，且包括相同的关节，以利于诊断。

5. 对外伤者，在不影响摄片质量的前提下应尽量少搬动患者，可采用改变 X 线方向或移动摄影床床面方式，来适应摄影体位的要求。

6. 对一侧病变有疑问时，可拍摄对侧进行比较；婴幼儿骨关节常规摄取双侧影像；双侧同时摄影时，摄影条件应相同，便于两侧对比。

7. 较厚部位应使用滤线栅。对于厚薄相差悬殊的部位，应充分利用阳极效应，使其影像密度趋于一致。

8. 加强对受检者的 X 线防护，选用适当厚度的滤过板，合理利用体位防护，尽量使被检部位以外的其他部位远离辐射线。

9. 根据被检部位的大小，选择合适的照射野。

10. 四肢摄影的焦-片距一般为 75～100cm。

第二节　常用摄影位置

一、上肢摄影

（一）手正位（后前位）

微课：手正位

1. 摄影目的　观察手骨形态、软组织、关节、异物等。该摄影位置为手的常规摄影位置。

2. 体位要求（图 8-1A）

（1）受检者侧坐于摄影床旁。

（2）被检测侧前臂侧伸，肘部自然弯曲，手掌心向下，紧贴于 IR 上，五指伸直并自然分开，第 3 掌骨头置于 IR 中心。

（3）IR 上缘包括指骨及其软组织，下缘包括腕关节。双手同时摄片时，受检者面向摄影床，掌心向下对称放在 IR 上。

3. 中心线　中心线对准第 3 掌骨头垂直于 IR 射入。摄双手时，中心线经两手第 3 掌骨头连线的中点垂直射入。

4. 滤线栅　不使用滤线栅。

5. 屏气方式　无须屏气。

6. 摄影距离　100cm。

7. 防护　屏蔽防护，注意眼及非照射部位的防护。

8. 图像标记　铅字码反放，置于图像边缘，不与诊断区域重叠。

9. 基本质量评定（图 8-1B、C）

（1）全部掌指骨及腕关节显示在照片内，第 3 掌指关节位于照片正中。

（2）被检侧 2~5 掌指骨呈正位影像，拇指的掌指骨呈斜位像。

（3）手各骨骨纹理及软组织均显示良好。

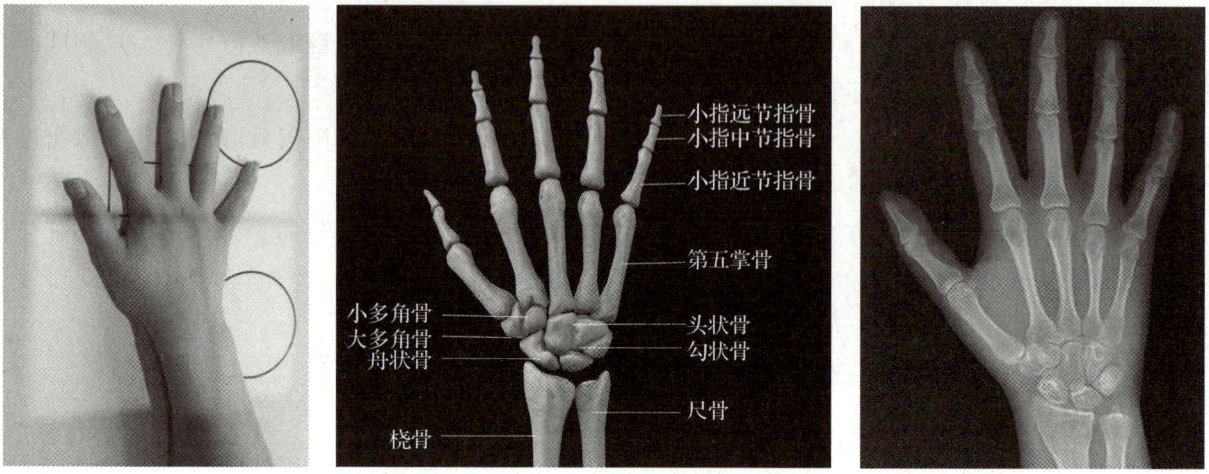

A　　　　B　　　　C

图 8-1　手正位

A. 体位展示；B. 显示示意；C. 照片影像

（二）手后前斜位

微课：手后前斜位

1. 摄影目的　观察各掌、指骨斜位的结构和骨质情况。

2. 体位要求（图 8-2A）

（1）受检者侧坐于摄影床旁。

（2）被检侧手掌向下，小指与第 5 掌骨紧贴 IR，手部内旋，使掌面与 IR 约成 45°，手指稍分开且自然弯曲，使各指尖触及 IR。

（3）第 3 掌骨头置于 IR 中心；IR 上缘包括指骨及软组织，下缘包括腕关节。

3. 中心线　对准第 3 掌骨头垂直射入。

4. 滤线栅　不使用滤线栅。

5. 屏气方式　无须屏气。

6. 摄影距离　100cm。

7. 防护　屏蔽防护，注意眼及非照射部位的防护。

8. 图像标记　铅字码反放，置于图像边缘，不与诊断区域重叠。

9. 基本质量评定（图 8-2B、C）

（1）全部掌骨、指骨及腕关节显示在照片内，第 3 掌指关节位于照片正中。

（2）第 1~5 掌指骨呈斜位，第 4、5 掌骨基底部稍有重叠，大多角骨与第一掌指关节间隙明确。

（3）骨小梁清晰显示，软组织影像显示良好。

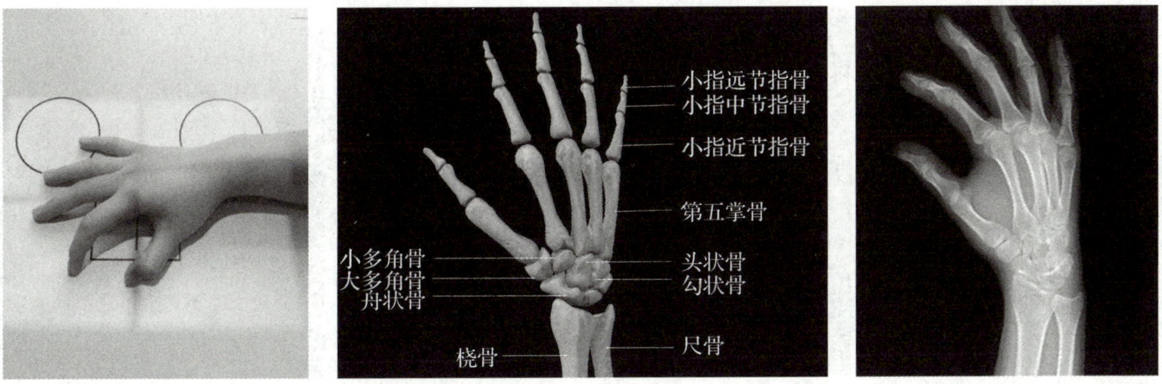

A　　B　　C

图 8-2　手后前斜位

A. 体位展示；B. 显示示意；C. 照片影像

（三）腕关节正位（后前位）

微课：腕关节正位

1. 摄影目的　观察腕骨、掌骨近端、尺桡骨远端的骨质状态、关节结构及软组织情况。常用于腕部外伤检查。评估小儿的发育情况时，需同时摄取双侧腕部影像，进行对比分析。

2. 体位要求（图 8-3A）

（1）受检者侧坐于摄影床旁。

（2）被检侧肘部弯曲，前臂伸直，手伸直或半握拳，腕部掌面紧贴 IR，腕关节置于 IR 中心。

（3）IR 上缘包括掌骨近端，下缘包括尺桡骨远端。双侧同时摄影时，双腕连线中点置于 IR 中心。

3. 中心线　中心线对准尺骨和桡骨茎突连线中点垂直射入。同时摄双侧腕关节时，中心线对准两腕部连线中点垂直射入。

4. 滤线栅　不使用滤线栅。

5. 屏气方式　无须屏气。

6. 摄影距离　100cm。

7. 防护　屏蔽防护，注意眼及非照射部位的防护。

8. 图像标记　铅字码反放，置于图像边缘，不与诊断区域重叠。

9. 基本质量评定（图 8-3B、C）

（1）腕关节位于照片正中，呈正位影像显示。

（2）掌腕关节及桡腕关节间隙显示清晰。

（3）骨小梁清晰显示，软组织显示良好。

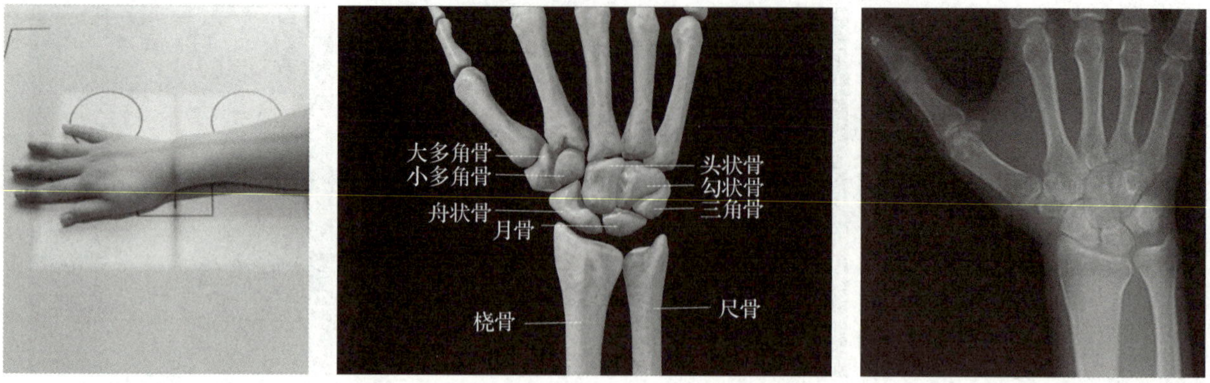

A B C

图 8-3 腕关节正位

A. 体位展示；B. 显示示意；C. 照片影像

（四）腕关节侧位

微课：腕关节侧位

1. 摄影目的 观察腕骨、掌骨近端、尺桡骨远端的骨质状态、关节结构及软组织情况。

2. 体位要求（图 8-4A）

（1）受检者侧坐于摄影床旁。

（2）被检侧手半握拳或者伸直，腕部垂直于 IR，尺侧在下，将尺骨茎突置于 IR 中心。

（3）IR 上缘包括掌骨，下缘包括尺桡骨远端影像。

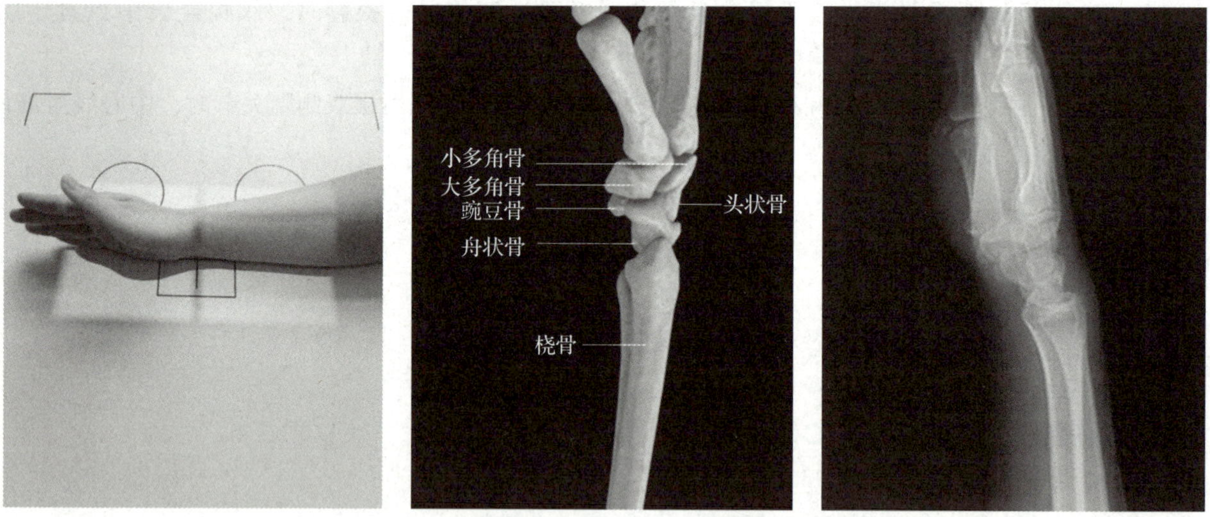

A B C

图 8-4 腕关节侧位

A. 体位展示；B. 显示示意；C. 照片影像

3. 中心线 中心线对准桡骨茎突垂直射入。

4. 滤线栅 不使用滤线栅。

5. 屏气方式 无须屏气。

6. 摄影距离 100cm。

7. 防护 屏蔽防护，注意眼及非照射部位的防护。

8. 图像标记　铅字码反放，置于图像边缘，不与诊断区域重叠。

9. 基本质量评定（图 8-4B、C）

（1）腕关节呈侧位影像显示，尺桡骨远端重叠良好。

（2）腕骨有较多重叠，月骨显示较为清晰。

（3）骨小梁显示清晰，软组织显示良好。

（五）前臂正位（前后位）

微课：前臂正位

1. 摄影目的　观察尺、桡骨骨质及软组织正位影像。

2. 体位要求（图 8-5A）

（1）受检者侧坐于摄影床旁。

（2）被检侧前臂伸直，掌心向上，前臂背侧紧贴 IR，为使前臂远端保持正位，使腕部稍向外旋，肩部下移，尽量与肘部相平，肘部及肱骨远端紧贴 IR，前臂长轴平行于 IR 长轴。

（3）前臂中点置于 IR 中心，IR 上、下缘包括肘关节及腕关节。

3. 中心线　中心线对准前臂中点垂直射入。

4. 滤线栅　不使用滤线栅。

5. 屏气方式　无须屏气。

6. 摄影距离　100cm。

7. 防护　屏蔽防护，注意眼及非照射部位的防护。

8. 图像标记　铅字码正放，置于图像边缘，不与诊断区域重叠。

9. 基本质量评定（图 8-5B、C）

（1）显示尺骨、桡骨、肘关节、腕关节的正位影像，近端桡骨粗隆与尺骨稍有重叠，照片图像至少包括一个邻近关节，且该关节呈正位。

（2）骨小梁清晰显示，软组织显示良好。

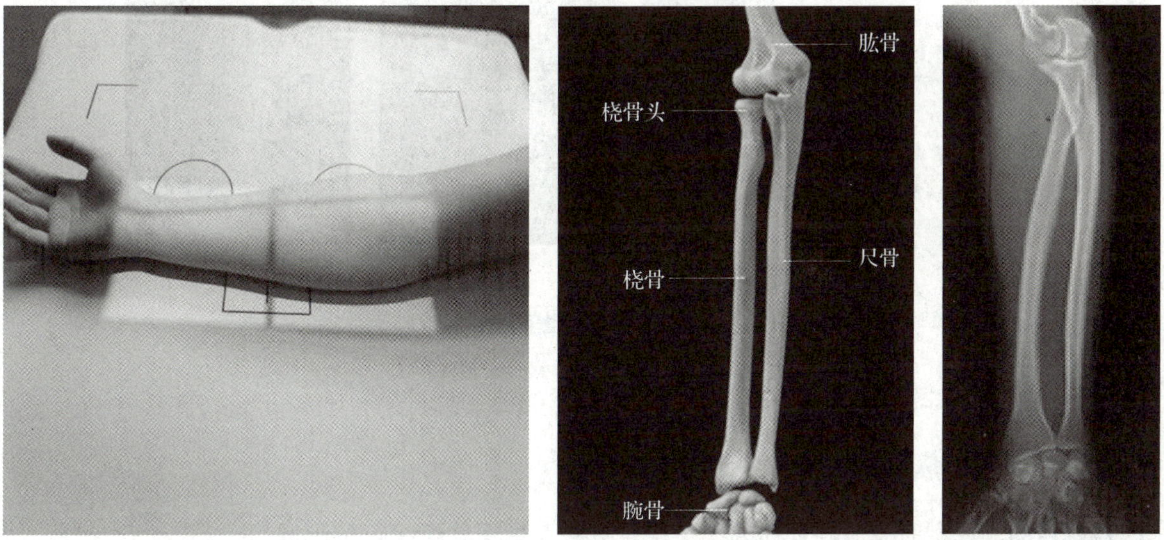

A　　B　　C

图 8-5　前臂正位

A. 体位展示；B. 显示示意；C. 照片影像

（六）前臂侧位

微课：前臂侧位

1. 摄影目的 观察尺、桡骨骨质情况及软组织侧位影像。

2. 体位要求（图 8-6A）

（1）受检者侧坐于摄影床旁。

（2）被检侧肘关节弯曲成 90°，手掌呈侧位，前臂尺侧在下紧贴 IR，前臂长轴与 IR 长轴平行，肩部下移，尽量和肘部相平。

（3）前臂侧位的中点置 IR 中心，IR 上、下缘包括肘关节和腕关节。

3. 中心线 中心线对准前臂中点垂直射入。

4. 滤线栅 不使用滤线栅。

5. 屏气方式 无须屏气。

6. 摄影距离 100cm。

7. 防护 屏蔽防护，注意眼及非照射部位的防护。

8. 图像标记 铅字码反放，置于图像边缘，不与诊断区域重叠。

9. 基本质量评定（图 8-6B、C）

（1）显示尺、桡骨及肘关节、腕关节侧位影像。

（2）桡骨头与尺骨喙突少量重叠，图像至少包括邻近一个关节，呈侧位像。

（3）骨小梁清晰显示，软组织显示良好。

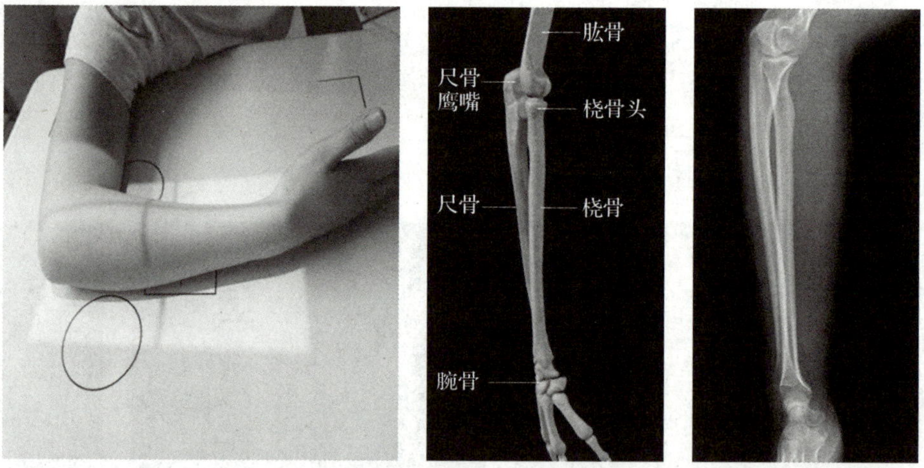

A　　B　　C

图 8-6　前臂侧位

A. 体位展示；B. 显示示意；C. 照片影像

（七）肘关节正位（前后位）

微课：肘关节正位

1. 摄影目的 观察肘关节肱骨远端、尺桡骨近端及周围软组织正位影像。

2. 体位要求（图 8-7A）

（1）受检者侧坐于摄影床旁。

（2）被检侧肘关节伸直，掌心向上，背侧在下，肩部尽量向下与肘部高度相平，将尺骨鹰嘴置于 IR 中心。

（3）IR 上缘包括肱骨远端，下缘包括尺桡骨近端。

3. 中心线　中心线对准肱骨内、外上髁连线中点垂直射入。

4. 滤线栅　不使用滤线栅。

5. 屏气方式　无须屏气。

6. 摄影距离　100cm。

7. 防护　屏蔽防护，注意眼及非照射部位的防护。

8. 图像标记　铅字码正放，置于图像边缘，不与诊断区域重叠。

9. 基本质量评定（图 8-7B、C）

（1）显示肘关节正位影像。

（2）肘关节面呈切线位，明确锐利，鹰嘴窝位于肱骨内外髁正中稍偏尺侧。

（3）骨小梁清晰显示，软组织显示良好。

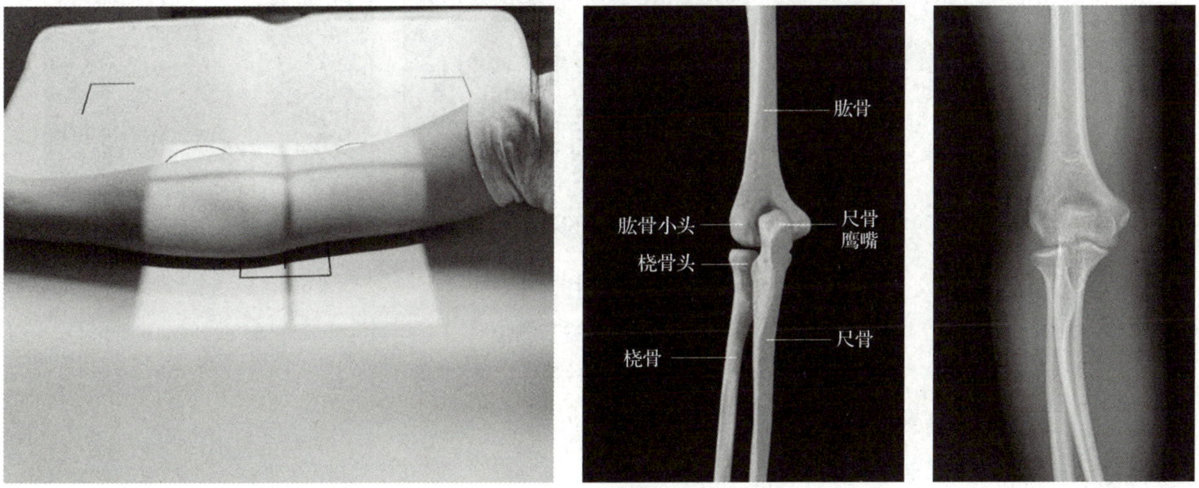

A　　B　　C

图 8-7　肘关节正位

A. 体位展示；B. 显示示意；C. 照片影像

（八）肘关节侧位

微课：肘关节侧位

1. 摄影目的　观察组成肘关节各骨及其相互关系的侧位影像。

2. 体位要求（图 8-8A）

（1）受检者侧坐在摄影床旁。

（2）被检侧肘关节弯曲 90°，肘关节内侧紧贴 IR，手掌心面对受检者，尺侧在下，掌面垂直于床面，肩部下移，尽量和肘部位于同一水平面。

（3）肱骨内上髁置于 IR 中心，IR 上、下缘包括肱骨远端和尺桡骨近端。

3. 中心线　中心线对准肱骨外上髁垂直射入。

4. 滤线栅　不使用滤线栅。

5. 屏气方式　无须屏气。

6. 摄影距离　100cm。

7. 防护 屏蔽防护，注意眼及非照射部位的防护。

8. 图像标记 铅字码反放，置于图像边缘，不与诊断区域重叠。

9. 基本质量评定（图 8-8B、C）

（1）显示肘关节侧位影像。

（2）肘关节间隙清晰显示，肱骨内外上髁相重叠，呈圆形。

（3）骨小梁清晰显示，软组织显示良好。

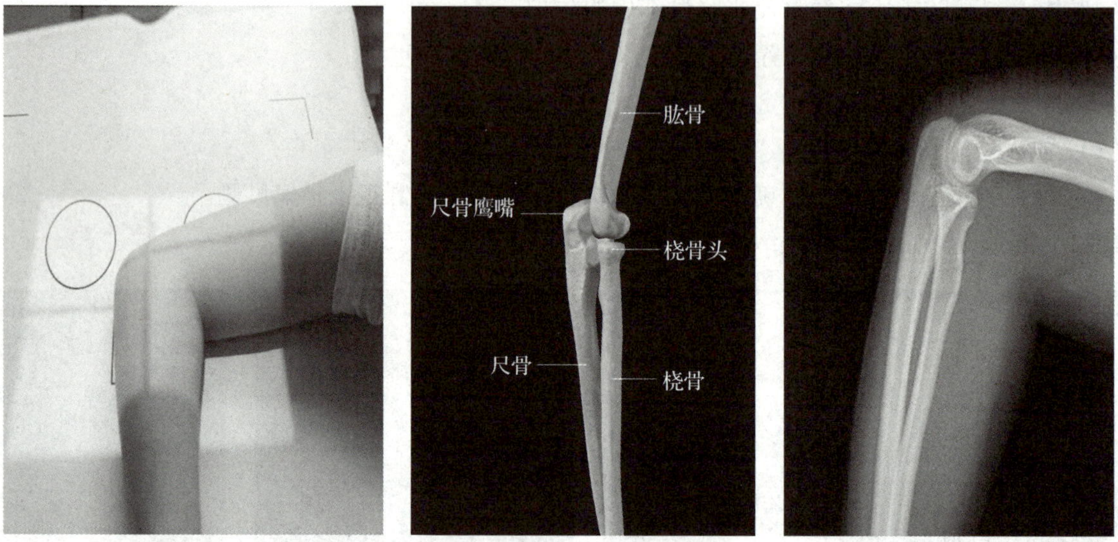

图 8-8 肘关节侧位

A. 体位展示；B. 显示示意；C. 照片影像

微课：上臂正位

（九）上臂正位（前后位）

1. 摄影目的 观察肱骨骨质及软组织的情况。

2. 体位要求（图 8-9A）

（1）受检者仰卧在摄影床上。

（2）对侧肩部稍垫高，使被检侧上臂紧贴 IR，被检侧上肢伸直且外展 20°~30°，掌心向上，上臂长轴与 IR 长轴平行。

（3）肱骨中点置于 IR 中心，IR 上、下缘包括肩关节及肘关节。此体位也可站立拍摄。

3. 中心线 中心线对准肱骨中点垂直射入。

4. 滤线栅 不使用滤线栅。

5. 屏气方式 平静呼吸下屏气。

6. 摄影距离 100cm。

7. 防护 屏蔽防护，注意眼及非照射部位的防护。

8. 图像标记 铅字码正放，置于图像边缘，不与诊断区域重叠。

9. 基本质量评定（图 8-9B、C）

（1）显示肱骨正位影像。

（2）影像至少包括一个邻近关节，且呈正位像。

（3）骨小梁清晰显示，软组织显示良好。

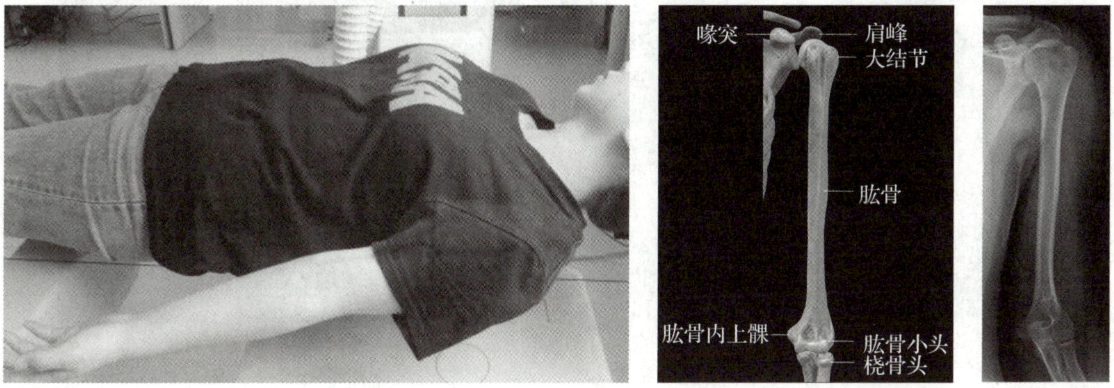

A　B　C

图8-9　上臂正位

A. 体位展示；B. 显示示意；C. 照片影像

（十）上臂侧位

1. 摄影目的　观察肱骨侧位骨质及软组织情况。

2. 体位要求（图8-10A）

（1）受检者仰卧于摄影床上。

（2）将对侧肩部垫高，使躯干稍斜，被检侧上臂紧贴IR，上臂稍外展，肘关节弯曲约成90°，手内旋，手掌向下置于腹前，使肱骨内、外上髁相互重叠，肱骨远端呈侧位。

（3）上臂长轴与IR长轴平行，肱骨中点置于IR中心；IR上、下缘包括肩关节及肘关节。此体位也可以站立位摄影，体位相同。

微课：上臂侧位

3. 中心线　中心线对准肱骨中点垂直射入。

4. 滤线栅　不使用滤线栅。

5. 屏气方式　平静呼吸下屏气。

6. 摄影距离　100cm。

7. 防护　屏蔽防护，注意眼及非照射部位的防护。

8. 图像标记　铅字码反放，置于图像边缘，不与诊断区域重叠。

9. 基本质量评定（图8-10B、C）

（1）显示肱骨侧位影像。

（2）影像至少包括一个邻近关节。

（3）骨小梁清晰显示，软组织显示良好。

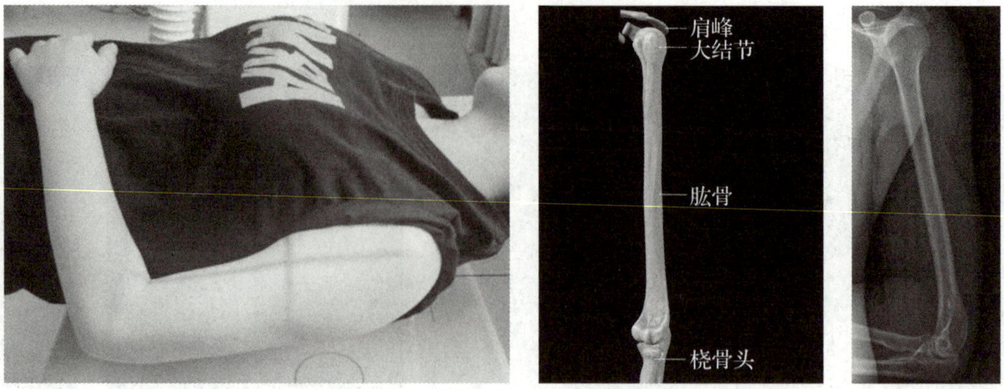

A B C

图 8-10 上臂侧位

A. 体位示意；B. 显示示意；C. 照片影像

（十一）肩关节正位（前后位）

微课：肩关节正位

1. 摄影目的 观察肩关节正位上的形态。

2. 体位要求（图 8-11A）

（1）受检者立于摄影架前或仰卧于摄影床上。

（2）对侧躯干稍向前倾或垫高对侧肩部，使被检侧肩部、背部与 IR 紧贴，被检侧上肢稍外展且与躯干分开，掌心向前或向上，头转向对侧。

（3）肩胛骨喙突置于 IR 中心，IR 上缘超出肩部软组织 2~3cm，下缘包括肱骨近端。

3. 中心线 中心线对准肩胛骨喙突垂直射入。

4. 滤线栅 使用或不使用滤线栅。

5. 屏气方式 平静呼吸下屏气。

6. 摄影距离 100cm。

7. 防护 屏蔽防护，注意眼及非照射部位的防护。

8. 图像标记 铅字码正放，置于图像边缘，不与诊断区域重叠。

9. 基本质量评定（图 8-11B、C）

（1）肩关节呈正位影像。

（2）肩关节盂呈切线位显示，不与肱骨头重叠，肱骨小结位于肱骨头外 1/3 处显示，关节间隙显示清晰。

（3）骨小梁清晰显示，软组织显示良好。

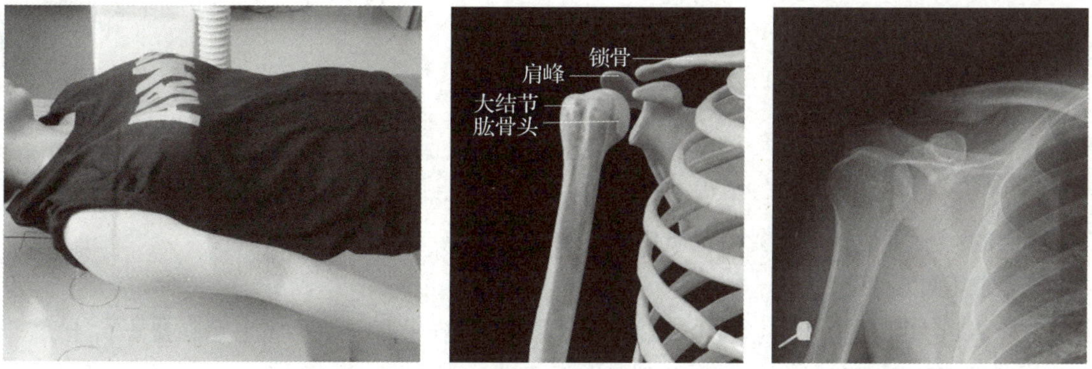

A　　B　　C

图 8-11　肩关节正位

A. 体位展示；B. 显示示意；C. 照片影像

（十二）锁骨正位（后前位）

微课：锁骨正位

1. 摄影目的　观察锁骨正位影像。

2. 体位要求（图 8-12A）

（1）受检者俯卧于摄影床上。

（2）头部转向对侧，被检侧上肢内旋 180°，手心向上，使被检侧锁骨紧贴床面。

（3）锁骨中点置于 IR 中心，IR 内、外缘包括胸锁关节及肩锁关节。

3. 中心线　中心线对准锁骨中点垂直射入。

4. 滤线栅　使用滤线栅。

5. 屏气方式　屏气。

6. 摄影距离　100cm。

7. 防护　屏蔽防护，注意眼及非照射部位的防护。

8. 图像标记　铅字码反放，置于图像边缘，不与诊断区域重叠。

9. 基本质量评定（图 8-12B、C）

（1）显示锁骨正位影像。

（2）肩锁关节及胸锁关节均清晰显示。

（3）骨小梁显示清晰，软组织显示良好。

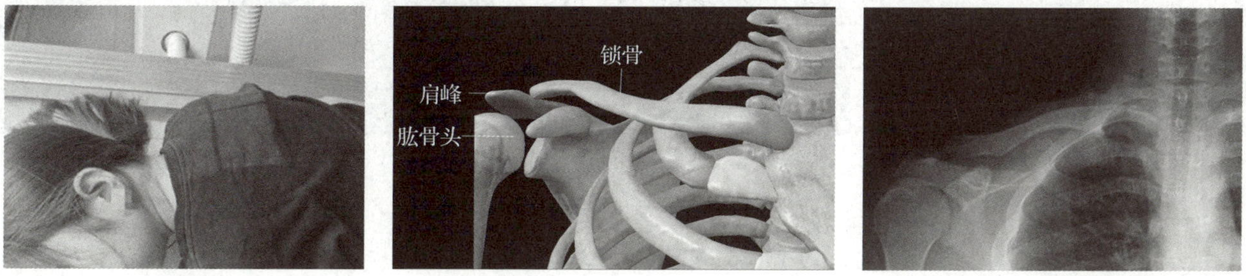

A　　B　　C

图 8-12　锁骨正位

A. 体位展示；B. 显示示意；C. 照片影像

二、下肢摄影

（一）足正位（前后位）

微课：足前后位

1. **摄影目的** 全面观察足部骨骼及软组织的形态。

2. **体位要求（图 8-13A）**

（1）受检者可仰卧或坐于摄影台上，将受检侧的膝关节屈曲，使足底平贴在摄影台上。

（2）确保足部的纵向长轴与影像接收器的长轴保持一致。

（3）照射野上缘应包括足趾，下缘应包括足跟。将第三跖骨基底部置于照射野中心。

3. **中心线** 中心线对准第三跖骨基底部，垂直（或向足跟侧倾斜 15°）射入探测器中心。

4. **滤线栅** 不使用滤线栅。

5. **屏气方式** 无须屏气。

6. **摄影距离** 100cm。

7. **防护** 屏蔽防护，注意头颈部及非照射区域的防护。

8. **图像标记** 铅字码正放，置于图像边缘，不与诊断区域重叠。

9. **基本质量评定（图 8-13B、C）**

（1）影像能够展现跖骨、趾骨及部分跗骨的正位像，其中骨皮质和骨小梁结构清晰可见，可见软组织层次。

（2）第三跖骨的基部位于影像的正中，舟距关节和骰跟关节的间隙清晰可辨。

（3）图像无伪影及严重图像噪声，无体外异物伪影、运动伪影和切割伪影等。

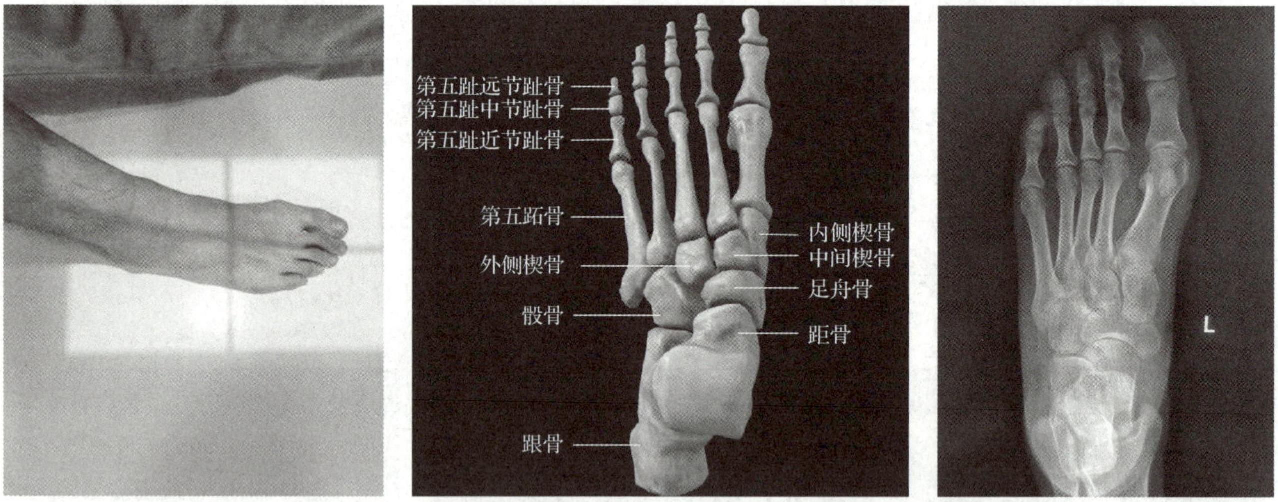

A　　B　　C

图 8-13　足正位

A. 体位展示；B. 显示示意；C. 照片影像

（二）足内斜位

微课：足内斜位

1. **摄影目的** 观察足骨及软组织，跖骨、跗骨及相关关节情况。

2. 体位要求（图 8-14A）

（1）受检者坐于摄影台上，被检侧膝部弯曲，足底部置于摄影台上。

（2）被检侧下肢向内倾斜，使足底与 IR 成 30°～45°。

（3）照射野上缘包括足趾，下缘包括足跟。

（4）足部长轴与 IR 长轴平行一致，第三跖骨基底部位于 IR 中心。

3. 中心线　中心线对准第三跖骨基底部，垂直（或向头侧倾斜 15°）射入。

4. 滤线栅　不使用滤线栅。

5. 屏气方式　无须屏气。

6. 摄影距离　100cm。

7. 防护　屏蔽防护，注意头颈部及非照射区域的防护。

8. 图像标记　铅字码正放，置于图像边缘，不与诊断区域重叠。

9. 基本质量评定（图 8-14B、C）

（1）影像显示整个足部的斜位像，其中第五跖骨基部的粗隆、骰骨周围的间隙、距骨沟，以及趾骨、跖骨和跗骨的骨皮质和骨小梁结构都应清晰可见，同时软组织的层次也应能辨认。

（2）第三、四跖骨基部应位于影像的中心；第一、二跖骨部分会有重叠，但其他骨骼应分别显示清晰；距跟关节、楔舟关节及第三、四跗跖关节的间隙明确可见。

（3）影像密度和对比度良好，避免出现由体外异物、运动或切割造成的伪影。

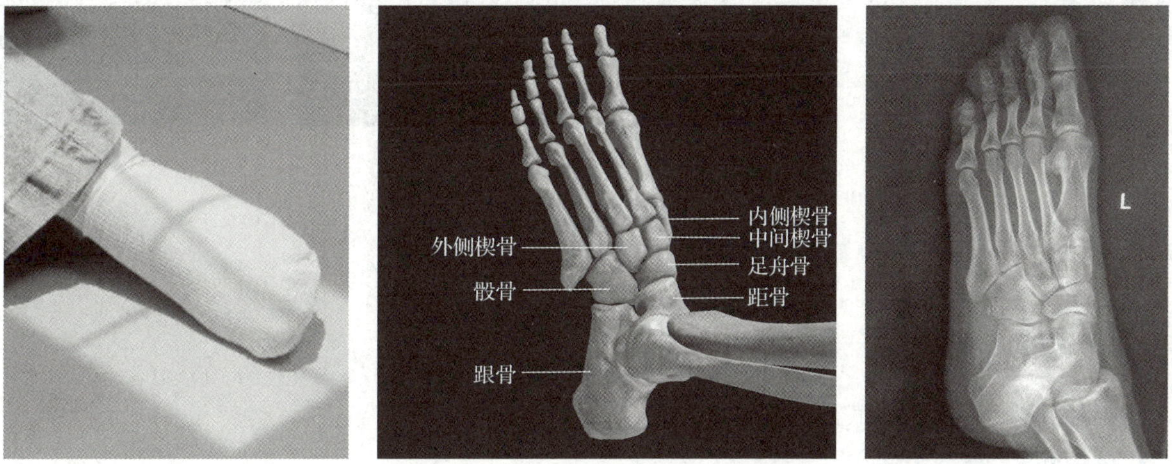

A　　B　　C

图 8-14　足内斜位

A. 体位展示；B. 显示示意；C. 照片影像

（三）跟骨侧位

微课：跟骨侧位

1. 摄影目的　观察跟骨及软组织，足内异物情况。

2. 体位要求（图 8-15A）

（1）受检者侧卧于摄影台上，被检侧下肢外侧靠近台面，膝部屈曲以保持稳定。

（2）被检侧足部外侧紧贴床面，足背屈，使足底平面垂直于 IR。

（3）跟骨置于照射野中心，整个跟骨包括在照射野内。检查跟骨骨刺时，应双侧对照。

3. 中心线 中心线经内踝下 2cm，经跟距关节垂直射入。

4. 滤线栅 不使用滤线栅。

5. 屏气方式 无须屏气。

6. 摄影距离 100cm。

7. 防护 屏蔽防护，注意腹部及非照射区域的防护。

8. 图像标记 铅字码反放，置于图像边缘，不与诊断区域重叠。

9. 基本质量评定（图 8-15B、C）

（1）图像包括整个踝关节及部分距骨，跟骨位于图像正中，呈侧位像显示。

（2）距骨下关节面呈切线位显示，且关节间隙清晰可见，跟骨骨纹理清晰。

（3）影像密度和对比度良好，无体外异物伪影、运动伪影和切割伪影等。

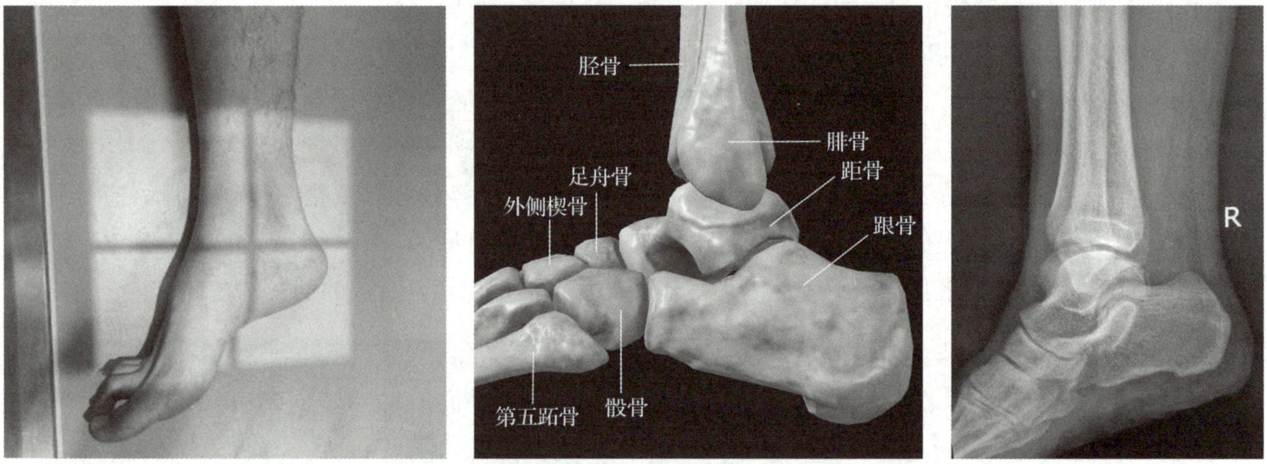

A　　B　　C

图 8-15　跟骨侧位

A. 体位展示；B. 显示示意；C. 照片影像

（四）跟骨轴位

微课：跟骨轴位

1. 摄影目的 观察跟骨底部及软组织情况。

2. 体位要求（图 8-16A）

（1）受检者仰卧或坐于摄影台上，被检侧下肢伸直，使下肢纵向长轴与 IR 长轴保持一致。

（2）踝关节置于照射野中心，足背屈，使足底尽量与 IR 垂直。

（3）用绷带套住足的前部，让受检者自行拉紧，照射野包括整个跟骨。

3. 中心线 中心线向头端倾斜 35°~45°，经第三跖骨基底部对准跟距关节射入探测器中心。中心线的倾斜角度应根据踝关节背屈的程度来调整。若踝关节背屈角度较大，则可适当减小中心线的倾斜角度。调整中心线倾斜角度的原则：使其垂直于跟骨长轴与台面夹角的角平分线。

4. 滤线栅 不使用滤线栅。

5. 屏气方式 无须屏气。

6. 摄影距离 100cm。

7. 防护 屏蔽防护，注意头部及非照射区域的防护。

8. 图像标记　铅字码正放，置于图像边缘，不与诊断区域重叠。

9. 基本质量评定（图 8-16B、C）

（1）显示包括从跟骨粗隆后方到跟距关节前方在内的全部跟骨轴位影像，跟骨纵轴与图像长轴重合。

（2）跟骨骨皮质、骨小梁清晰可见，距跟关节间隙清晰显示，可见软组织层次。

（3）跟骨没有旋转，内侧的载距突应单独显示；跟骨纵轴与横轴投影比例恰当，约 2∶1。

（4）影像密度和对比度良好，无体外异物伪影、运动伪影和切割伪影等。

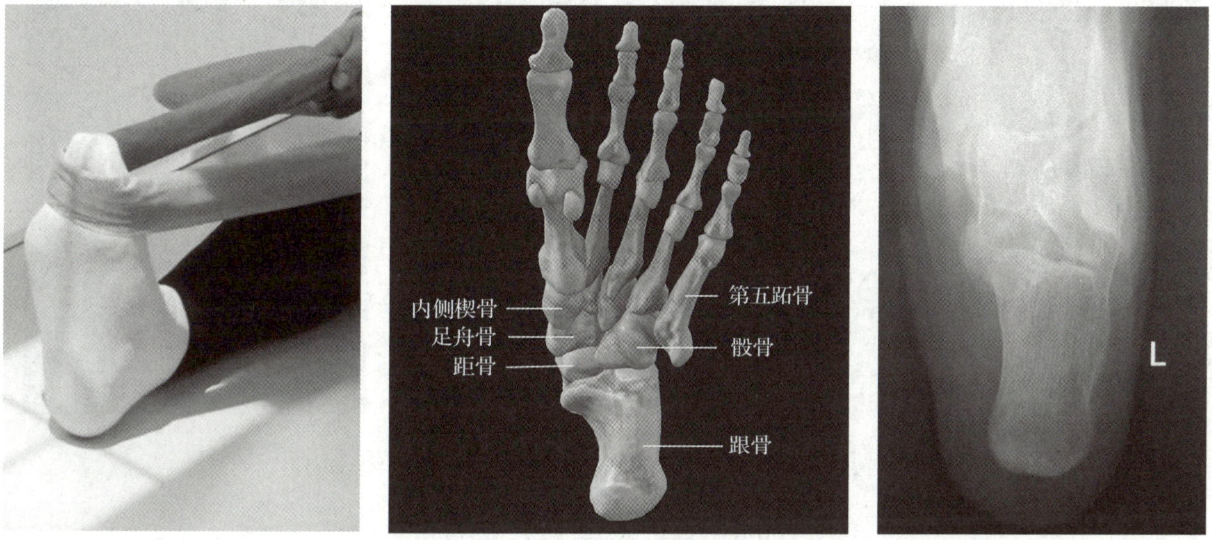

A　　　　B　　　　C

图 8-16　跟骨轴位

A. 体位展示；B. 显示示意；C. 照片影像

（五）踝关节正位（前后位）

1. 摄影目的　观察踝关节，胫腓骨远端、距骨及周围软组织情况。

2. 体位要求（图 8-17A）

（1）受检者采用仰卧位或坐位，被检侧下肢伸直，使踝关节置于照射野中心偏下处。

（2）足稍内旋，使下肢胫腓骨长轴与 IR 中线平行。为防止受检者在检查过程中移动，可以考虑使用沙袋固定下肢的胫骨和腓骨。

（3）照射野包括整个踝关节。

微课：踝关节正位

3. 中心线　中心线经内、外踝连线中点上方 1cm 处，垂直射入。

4. 滤线栅　不使用滤线栅。

5. 屏气方式　无须屏气。

6. 摄影距离　100cm。

7. 防护　屏蔽防护，注意腹部及非照射区域的防护。

8. 图像标记　铅字码正放，置于图像边缘，不与诊断区域重叠。

9. 基本质量评定（图 8-17B、C）

（1）图像清晰显示胫骨和腓骨远端的 1/3 部分，内踝、外踝及距骨呈正位像；骨皮质和骨小梁清晰可见，软组织层次清晰可辨。

（2）踝关节位于影像的下 1/3 处，关节面以切线位呈现，关节间隙清晰可见；胫腓联合间隙应在 0.5cm 以内，且周围软组织层次清晰可见。

（3）影像的密度和对比度良好，无体外异物伪影、运动伪影和切割伪影等。

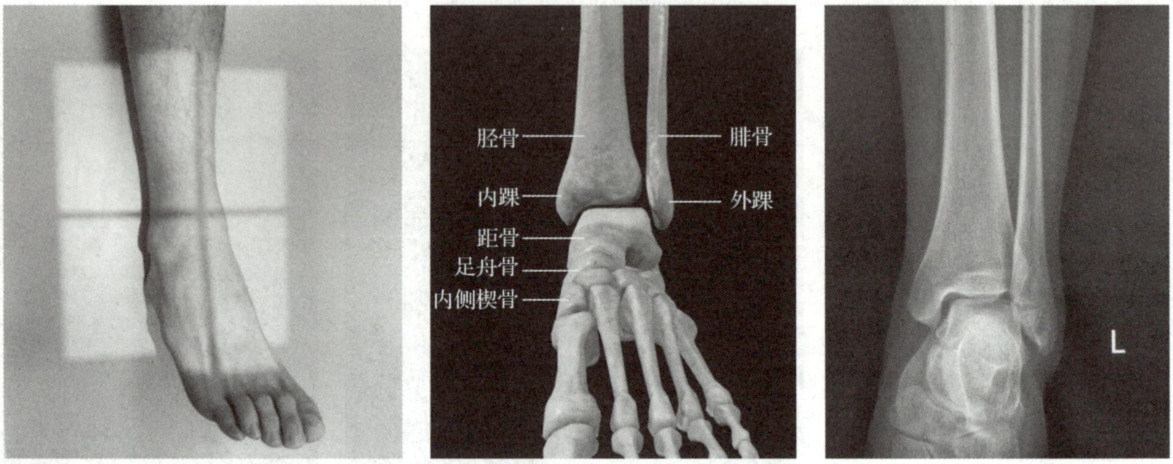

A　　B　　C

图 8-17　踝关节正位

A. 体位展示；B. 显示示意；C. 照片影像

（六）踝关节侧位

微课：踝关节侧位

1. 摄影目的　观察踝关节、胫骨和腓骨远端、距骨及周围软组织的情况。

2. 体位要求（图 8-18A）

（1）受检者采用侧卧位，使被检侧下肢靠近台面，侧卧于摄影台上。

（2）被检侧的膝关节轻微屈曲，保持外踝紧贴台面，使踝关节呈侧位。为防止受检者在检查过程中移动，可以考虑使用沙袋固定下肢的胫腓骨。

（3）将内踝上方 1cm 处置于照射野中心，下肢的胫骨和腓骨长轴与 IR 长轴保持平行，照射野须覆盖整个踝关节。

3. 中心线　中心线经内踝上方 1cm 处，垂直射入。

4. 滤线栅　不使用滤线栅。

5. 屏气方式　无须屏气。

6. 摄影距离　100cm。

7. 防护　屏蔽防护，注意腹部及非照射区域的防护。

8. 图像标记　铅字码反放，置于图像边缘，不与诊断区域重叠。

9. 基本质量评定（图 8-18B、C）

（1）影像清晰显示胫骨和腓骨远端的 1/3 部分，内踝、外踝及距骨等足部跗骨呈侧位像；骨皮质、骨小梁及软组织层次清晰可辨。

（2）踝关节应位于影像的下 1/3 处，距骨滑车面的内外缘重叠良好；腓骨小头应重叠在胫骨的正中偏后髁处。

（3）影像的密度和对比度良好，无体外异物伪影、运动伪影和切割伪影等。

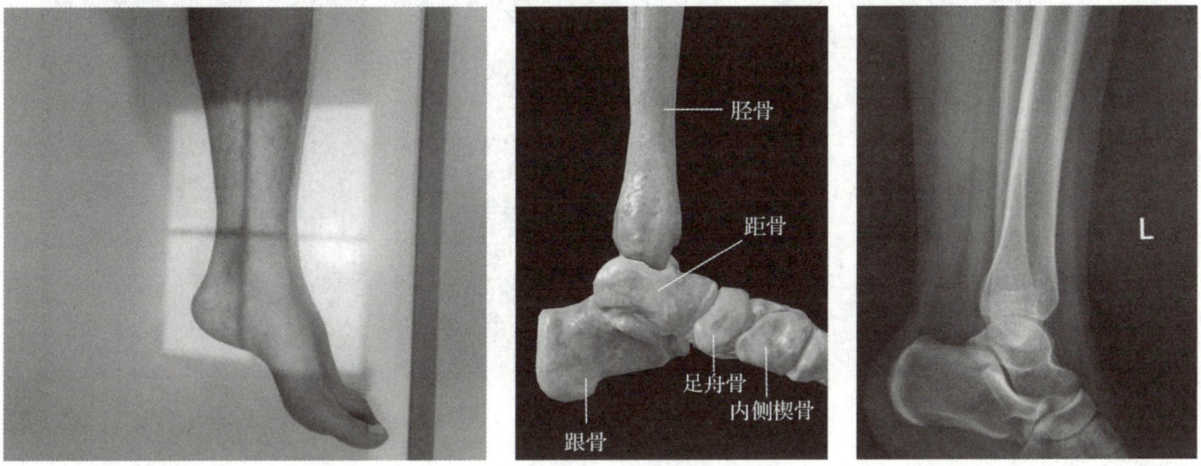

A　　B　　C

图 8-18　踝关节侧位

A. 体位展示；B. 显示示意；C. 照片影像

（七）小腿正位（前后位）

微课：小腿前后位

1. 摄影目的　观察胫腓骨及周围软组织情况。

2. 体位要求（图 8-19A）

（1）受检者取仰卧位或坐位，被检侧下肢伸直，足稍内旋。

（2）照射野的上缘应包括膝关节，下缘应包括踝关节，胫骨和腓骨长轴应与 IR 的长轴保持一致。

（3）在进行胫腓骨的正位和侧位分格摄影时，远端和近端的方向应保持一致，且关节面应保持在同一水平线上。

3. 中心线　中心线经下肢胫腓骨中点，垂直射入。

4. 滤线栅　不使用滤线栅。

5. 屏气方式　无须屏气。

6. 摄影距离　100cm。

7. 防护　屏蔽防护，注意腹部及非照射区域的防护。

8. 图像标记　铅字码正放，置于图像边缘，不与诊断区域重叠。

9. 基本质量评定（图 8-19B、C）

（1）照片显示胫腓骨全长，至少包括踝关节或膝关节的正位影像；清晰可见骨皮质和骨小梁；可见软组织层次。

（2）胫腓骨位于图像正中，与探测器长轴平行排列，胫骨和腓骨在近端和远端均有部分重叠，髁间隆起位于髁间中央。

（3）影像密度和对比度良好，无体外异物伪影、运动伪影和切割伪影等。

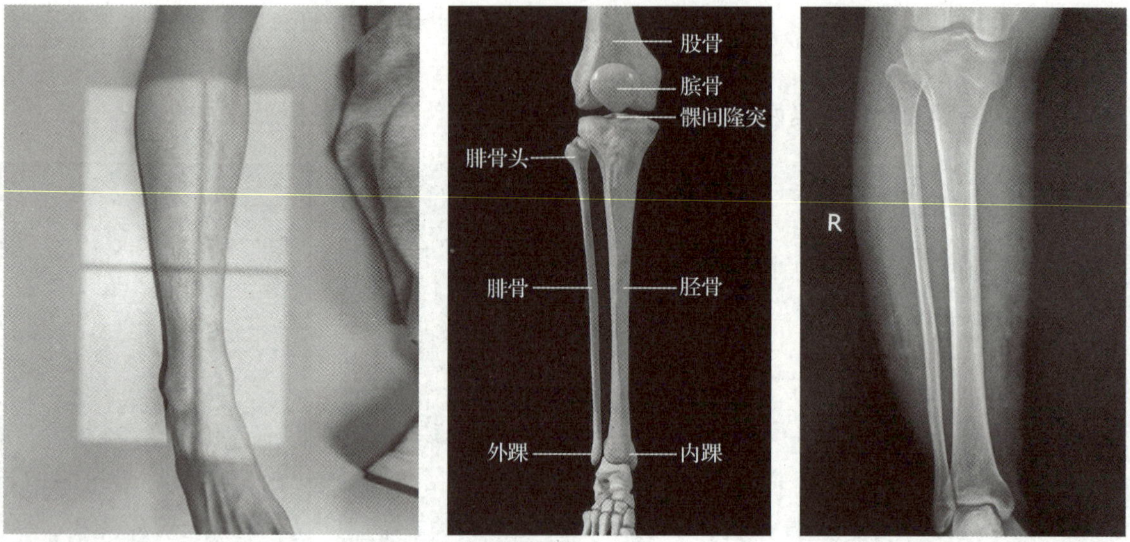

A B C

图 8-19 小腿正位

A. 体位展示；B. 显示示意；C. 照片影像

（八）小腿侧位

微课：小腿侧位

1. 摄影目的 观察胫腓骨侧位及周围软组织情况。

2. 体位要求（图 8-20A）

（1）受检者采用侧卧位，使被检侧靠近台面，侧卧于摄影床上。

（2）被检侧的下肢膝关节轻微弯曲，使胫腓骨外缘紧贴台面。为使下肢在拍摄过程中保持稳定状态，可在跟部下方垫棉垫或者沙袋，将其稍微抬高。

（3）照射野的上缘应包括膝关节，下缘应包括踝关节，下肢的长轴应与 IR 的长轴保持一致。若病变仅存在于肢体的一端，拍摄时可仅包括与之相邻的一个关节。

3. 中心线 中心线经下肢胫腓骨中点，垂直射入。

4. 滤线栅 不使用滤线栅。

5. 屏气方式 无须屏气。

6. 摄影距离 100cm。

7. 防护 屏蔽防护，注意腹部及非照射区域的防护。

8. 图像标记 铅字码反放，置于图像边缘，不与诊断区域重叠。

9. 基本质量评定（图 8-20B、C）

（1）照片显示胫腓骨全长，至少包括踝关节或膝关节的侧位影像；清晰可见骨皮质和骨小梁；可见软组织层次。

（2）胫腓骨位于图像正中，胫骨粗隆呈侧位显示，腓骨头与胫骨部分重叠。

（3）上胫腓关节重叠较少，关节面可见；下胫腓关节重叠较多，关节面隐蔽。

（4）影像密度和对比度良好，无体外异物伪影、运动伪影和切割伪影等。

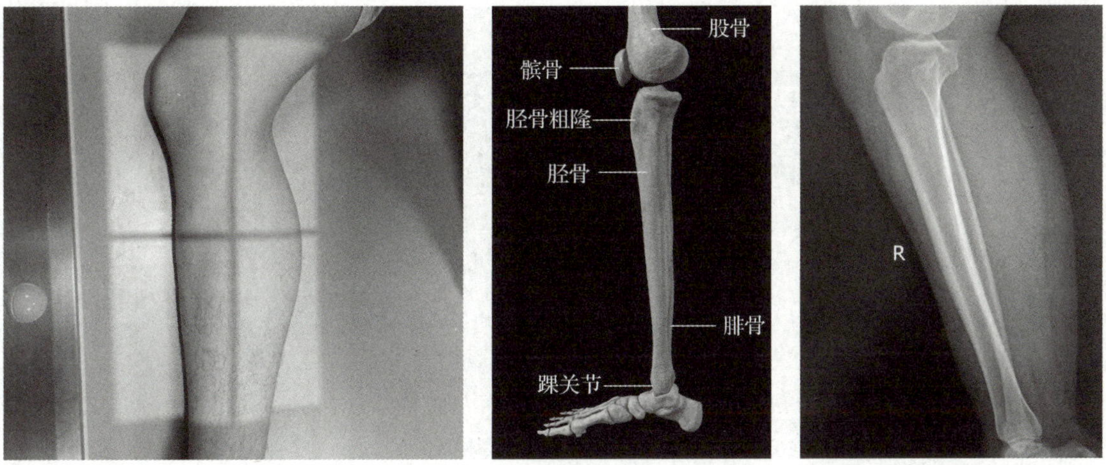

A　　B　　C

图 8-20　小腿侧位

A. 体位展示；B. 显示示意；C. 照片影像

（九）膝关节正位（前后位）

微课：膝关节正位

1. 摄影目的　观察膝关节，股骨远端、胫腓骨近端及周围软组织。

2. 体位要求（图 8-21A）

（1）受检者仰卧或坐于摄影台上，下肢伸直。膝部正中矢状面与台面垂直，髌骨下缘置于 IR 中心，小腿内旋 3°~5°，下肢长轴与 IR 长轴一致。

（2）照射野上缘包括股骨远端，下缘包括胫腓骨近端。

（3）若膝关节无法伸直，建议采用后前正位进行拍摄。

3. 中心线　中心线经髌骨下缘，垂直射入。

4. 滤线栅　不使用滤线栅。

5. 屏气方式　无须屏气。

6. 摄影距离　100cm。

7. 防护　屏蔽防护，注意腹部及非照射区域的防护。

8. 图像标记　铅字码正放，置于图像边缘，不与诊断区域重叠。

9. 基本质量评定（图 8-21B、C）

（1）膝关节、股骨远端、胫骨近端及周围软组织呈前后位显示，髌骨隐约可见。其中，股骨远端和胫骨近端的骨小梁清晰可辨，软组织层次分明。

（2）图像的中心位置应清晰显示关节间隙，且关节面的前后缘应完全重叠。腓骨小头与胫骨的重叠部分应小于腓骨头横径的二分之一。

（3）股骨、胫骨内外髁和关节间隙对称显示，髁间隆起位于髁间中央。

（4）影像密度和对比度良好，无体外异物伪影、运动伪影和切割伪影等。

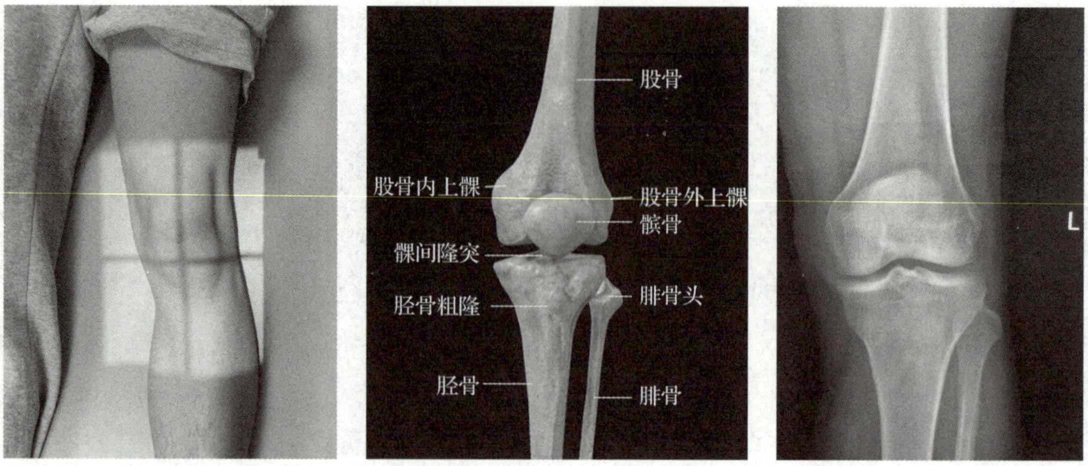

A　　B　　C

图 8-21　膝关节正位

A. 体位展示；B. 显示示意；C. 照片影像

（十）膝关节侧位

微课：膝关节侧位

1. 摄影目的　全面观察膝关节侧位，股骨远端、胫骨近端、髌骨及其周围软组织状况。

2. 体位要求（图 8-22A）

（1）受检者采用侧卧位，使被检侧膝部外侧靠近台面，侧卧于摄影床上。为使股骨内外髁在投影中保持重叠，可借助棉垫或沙袋将小腿适当垫高。

（2）被检侧膝关节屈曲至 120°～130°，使髌骨面与台面垂直。将髌骨下缘置于照射野中心，照射野前缘须包括软组织。

（3）照射野上缘包括股骨远端，下缘包括胫腓骨近端。

3. 中心线　中心线经胫骨上端，垂直射入。

4. 滤线栅　不使用滤线栅。

5. 屏气方式　无须屏气。

6. 摄影距离　100cm。

7. 防护　屏蔽防护，注意腹部及非照射区域的防护。

8. 图像标记　铅字码反放，置于图像边缘，不与诊断区域重叠。

9. 基本质量评定（图 8-22B、C）

（1）股骨远端、胫骨近端、髌骨及周围软组织呈侧位显示；股骨远端及胫骨近端的骨小梁清晰可辨；软组织层次分明。

（2）图像中心位置清晰显示关节间隙；髌骨呈侧位，无双边影，髌股关节间隙可完全显示；股骨内外髁重叠；腓骨小头的前 1/3 与胫骨重叠；股骨长轴与胫骨长轴夹角成 120°～130°。

（3）影像应具备良好的密度和对比度，无体外异物伪影、运动伪影和切割伪影等。

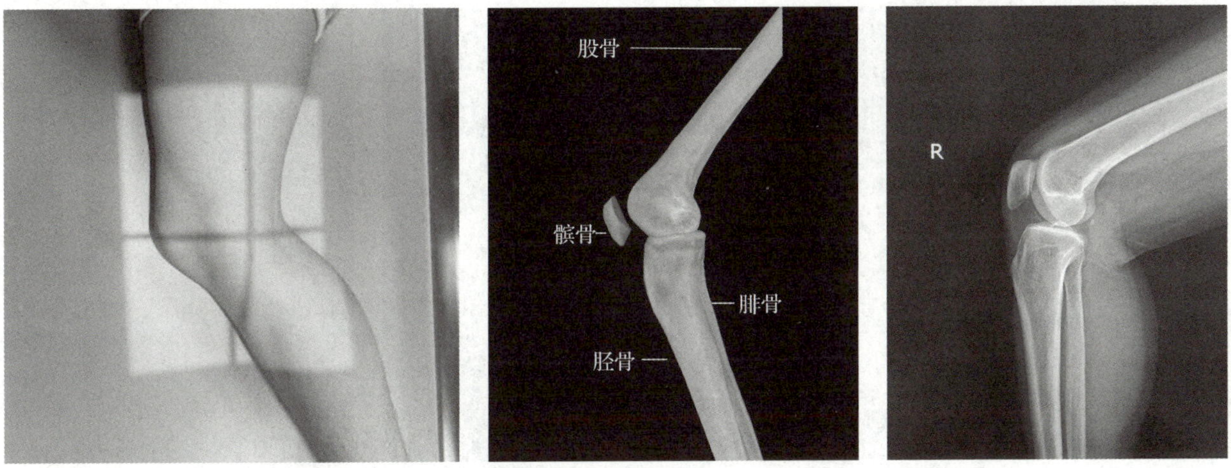

A　　B　　C

图8-22　膝关节侧位

A. 体位展示；B. 显示示意；C. 照片影像

（十一）髌骨轴位

1. 摄影目的　观察髌骨及周围软组织。

2. 体位要求（图8-23A）

（1）受检者俯卧于摄影台上，胫骨与股骨约成75°（受检者用手或绷带拉住踝部，以作固定）。

（2）髌骨上缘置于照射野中心，IR中线与股骨长轴一致。

（3）俯卧位受限时，可根据受检者具体情况和设备条件进行体位选择，如坐位、俯卧位、侧卧位等。

微课：髌骨轴位

3. 中心线　中心线向头侧斜15°射入。

4. 滤线栅　不使用滤线栅。

5. 屏气方式　无须屏气。

6. 摄影距离　100cm。

7. 防护　屏蔽防护，注意腹部及非照射区域的防护。

8. 图像标记　铅字码正放，置于图像边缘，不与诊断区域重叠。

9. 基本质量评定（图8-23B、C）

（1）髌骨显示为三角形的轴位影像，髌骨的骨小梁清晰可见，可见软组织层次。

（2）图像的正中清晰显示髁间窝，髌骨内侧缘呈切线位显示，不存在双边影，髌骨与股骨之间的间隙呈倒人字形。

（3）影像密度和对比度良好，无体外异物伪影、运动伪影和切割伪影等。

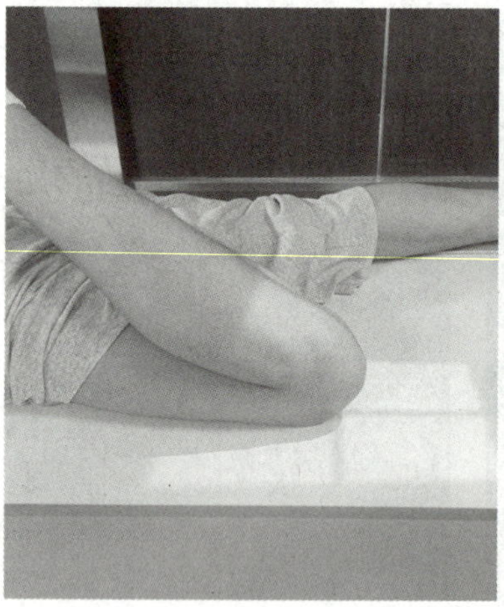

A

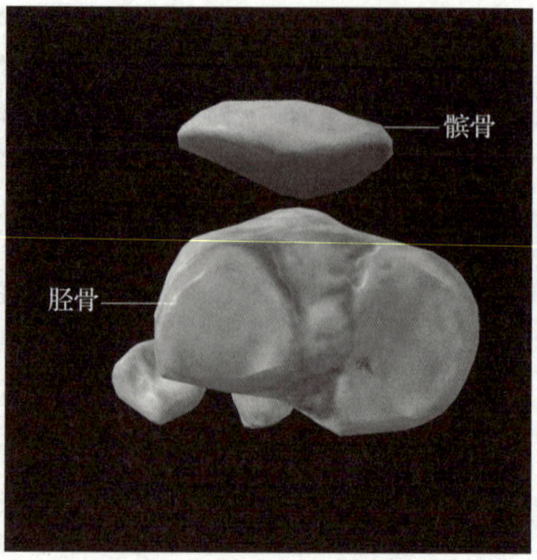

B

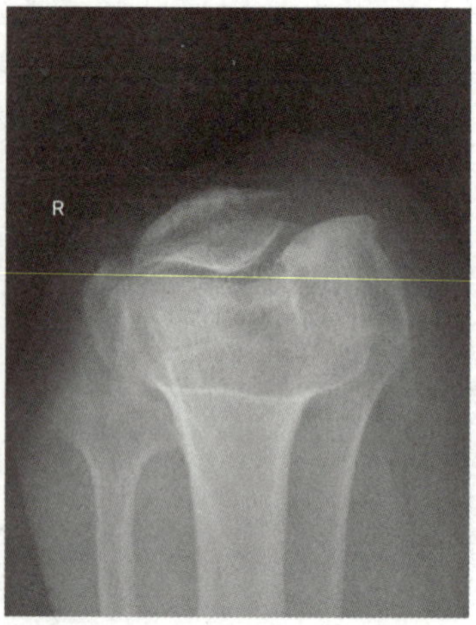

C

图 8-23　髌骨轴位

A. 体位展示；B. 显示示意；C. 照片影像

（十二）大腿正位（前后位）

微课：大腿前后位

1. 摄影目的　观察股骨及周围软组织。

2. 体位要求（图 8-24A）

（1）受检者仰卧于摄影台上，下肢伸直，足略内旋。

（2）股骨长轴与 IR 长轴保持一致，照射野上缘包括髋关节，下缘包括膝关节。当病变仅局限于股骨一端时，照射野仅需包含病变端所邻近的关节。

3. 中心线　中心线对准股骨中点，垂直射入。

4. 滤线栅　病变位于股骨中上段时，因组织较厚，应使用滤线栅摄影。

5. 屏气方式　无须屏气。

6. 摄影距离　100cm。

7. 防护　屏蔽防护，注意腹部及非照射区域的防护。

8. 图像标记　铅字码正放，置于图像边缘，不与诊断区域重叠。

9. 基本质量评定（图 8-24B、C）

（1）图像显示股骨近端 2/3 的正位影像，包括髋关节；股骨的骨小梁清晰可见，软组织层次分明。

（2）股骨和胫骨内外髁大小及形态对称显示，隐约可见髌骨。

（3）影像密度和对比度良好，无运动伪影。

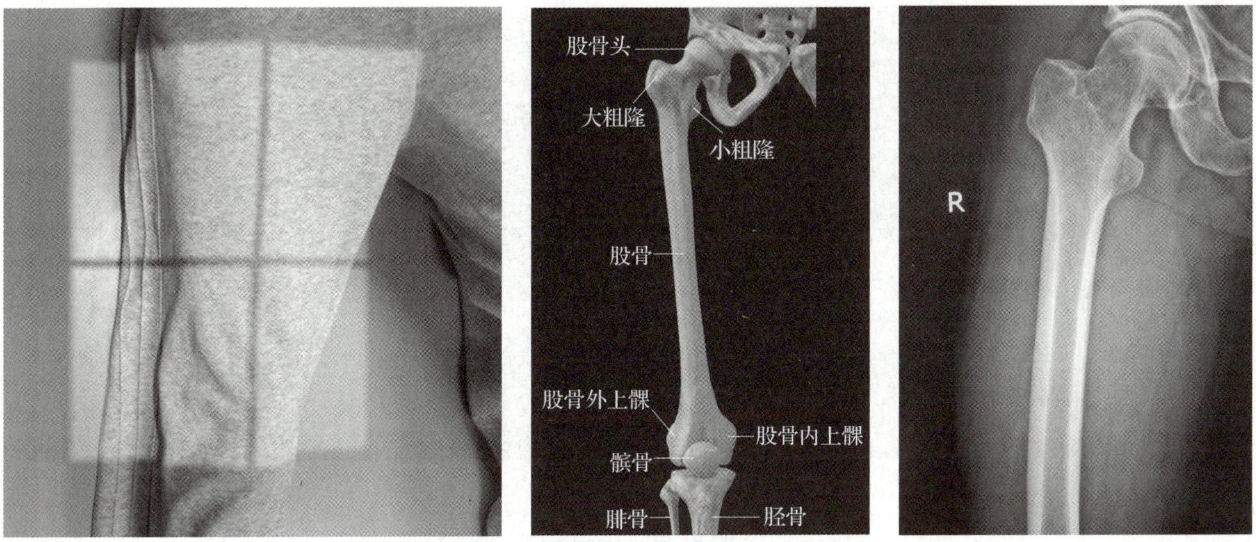

A　　B　　C

图 8-24　大腿正位

A. 体位展示；B. 显示示意；C. 照片影像

（十三）大腿侧位

微课：大腿侧位

1. 摄影目的　观察股骨侧位及周围软组织。

2. 体位要求（图 8-25A）

（1）受检者采用侧卧位，使被检侧靠近台面。被检侧下肢膝关节略弯曲，踝关节可用沙袋垫平固定，股骨长轴应与 IR 长轴保持一致，股骨正中矢状面与 IR 平行。使健侧下肢尽量上移，以减少健侧与被检侧股骨上端的重叠。

（2）照射野上缘包括髋关节，下缘包括膝关节，当病变仅局限于股骨一端时，照射野仅需包含病变端所邻近的关节。若病变位置在股骨的中上段，中心线可以向头侧倾斜 20°～30°。

3. 中心线　中心线经股骨中点垂直射入。

4. 滤线栅　病变位于股骨中上段时，因组织较厚，应使用滤线栅摄影。

5. 屏气方式　无须屏气。

6. 摄影距离　100cm。

7. 防护　屏蔽防护，注意腹部及非照射区域的防护。

8. 图像标记　铅字码反放，置于图像边缘，不与诊断区域重叠。

9. 基本质量评定（图 8-25B、C）

（1）图像显示股骨及邻近关节侧位影像，包括膝关节，股骨的骨小梁清晰可见，软组织层次分明。

（2）股骨内外髁应重叠显示。

（3）影像应具备良好的密度和对比度，无体外异物伪影、运动伪影和切割伪影等。

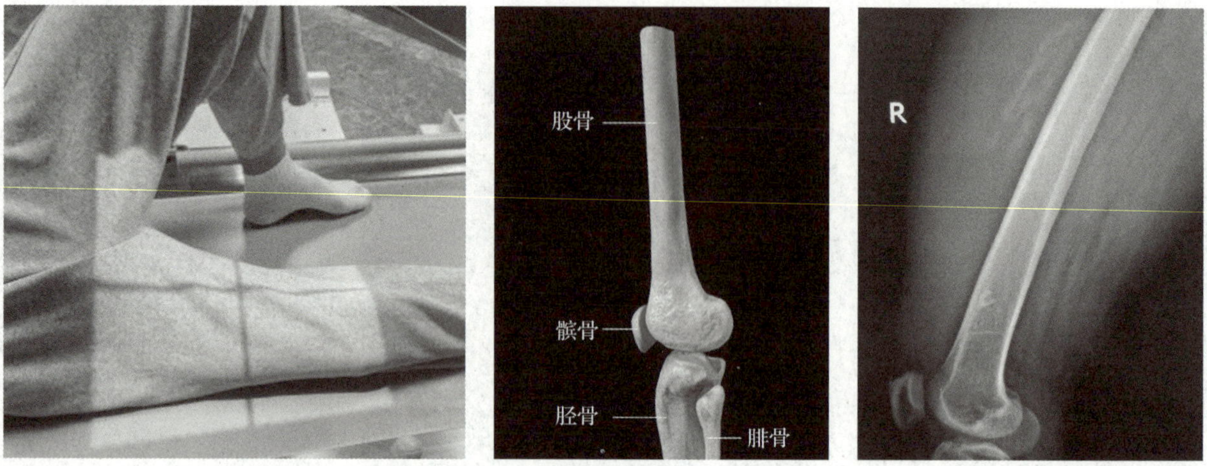

A　　B　　C

图 8-25　大腿侧位

A. 体位展示；B. 显示示意；C. 照片影像

（十四）髋关节正位

微课：髋关节正位

1. 摄影目的　观察髋关节间隙、股骨近端及周围软组织。多用于观察股骨头缺血性坏死、髋关节脱位等病变。

2. 体位要求（图 8-26A）

（1）受检者采用仰卧位，将被检侧髋关节置于台面中线。

（2）双下肢伸直，足跟分开，双足稍内旋，使两足内侧足尖相互接触。为保持受检者的稳定，两踝部可考虑用沙袋固定。

（3）将股骨头置于照射野中心，使股骨长轴与 IR 长轴保持平行。

（4）确定照射野范围，上缘应包括部分髂骨，下缘需包括股骨近端。

3. 中心线　中心线经股骨头（相当于髂前上棘与耻骨联合上缘连线中垂线向下 2.5cm 处），垂直射入 IR。

4. 滤线栅　使用滤线栅。

5. 屏气方式　无须屏气。

6. 摄影距离　100cm。

7. 防护　屏蔽防护，注意腹部及非照射区域的防护。

8. 图像标记　铅字码正放，置于图像边缘，不与诊断区域重叠。

9. 基本质量评定（图 8-26B、C）

（1）整个髋关节及股骨近端 1/3 呈正位像显示，同时包括同侧耻骨、坐骨及部分髂骨翼；股骨的骨小梁清晰可见，软组织层次分明。

（2）股骨头大体位于图像正中位置，或在图像的 1/3 正中区域，大转子内缘与股骨颈重叠约 1/2，股骨颈能够充分显示。

（3）股骨颈及闭孔在影像中无投影变形，申通氏线应光滑且锐利，曲度保持正常。

（4）影像密度和对比度良好，无体外异物伪影、运动伪影和切割伪影等。

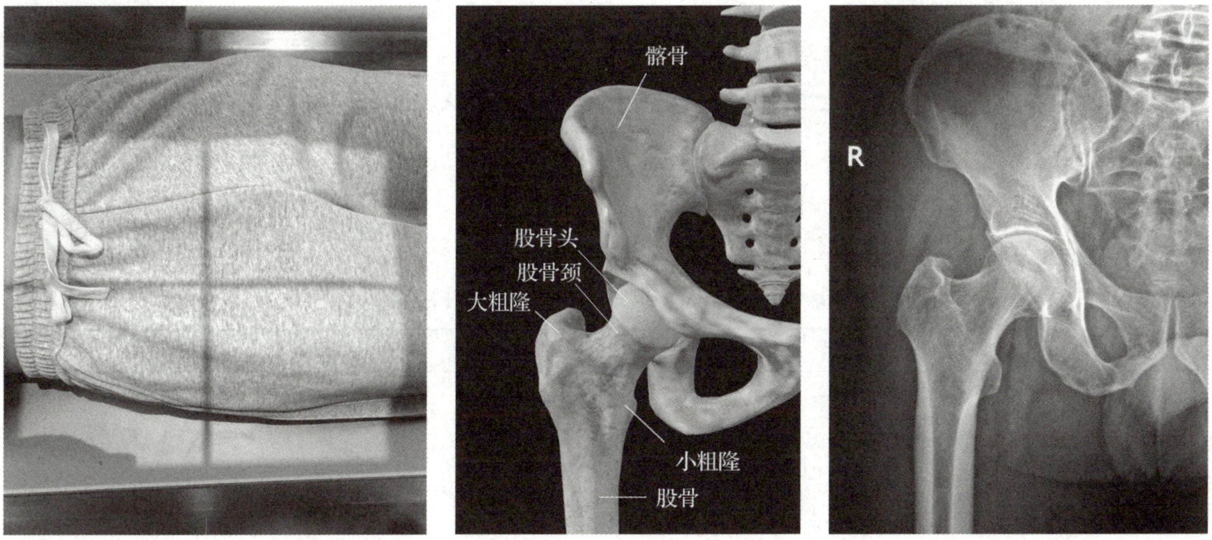

A　　B　　C

图 8-26　髋关节正位

A. 体位展示；B. 显示示意；C. 照片影像

▶知识拓展

四肢其他摄影位置

1. 腕关节尺偏位　受检者侧坐于摄影床一端，被检侧手和前臂伸直，掌面向下，使腕部掌面紧贴远端抬高与床面成 20°的 IR 上，被检侧手向尺骨侧偏转。腕部置于胶片中心，IR 上缘包括掌骨，下缘包括尺桡骨远端。临床用于观察腕部舟骨正位影像。

2. 足侧位　被检侧足部外侧缘紧贴影像探测器，必要时小腿和膝关节下方加棉垫，以使足底平面垂直于 IR；中心线对准第三跖骨基底部垂直射入。临床可用于足部软组织异物的观察。

3. 足负重侧位　受检者取站立位，站在脚踏板或脚凳上（以达到足够让 X 线水平投照的高度）；双足并拢并均匀负重，IR 固定于双足内踝之间，足的长轴对准 IR 长轴；中心线对准第三跖骨基底部水平射入。临床可用于评价弓形足、扁平外翻足畸形等。

4. 蛙形位　受检者仰卧于摄影床上，身体正中矢状面对准床面中线；双髋部及膝部屈曲，且外旋与床面皆成约 30°（成人为 75°）；双侧股骨大粗隆连线中点置于 IR 中心；中心线对准两侧股骨大粗隆连线中点垂直射入。临床可用于髋关节脱位复位后检查。

第三节 四肢摄影的临床应用

四肢常见病摄影位置的临床应用，见表 8-1。

表 8-1 四肢常见病摄影体位的临床应用

常见病	首选摄影体位	其他摄影体位
手、足畸形	正位	斜位
手、足异物	正、侧位	—
手、足骨折、脱位	正、斜位	侧位
类风湿关节炎	双手、双腕关节正位	肘、膝、肩、髋关节正位
痛风	足正位、内斜位	外斜位
骨肿瘤	正、侧位	—
股骨头缺血坏死	髋关节正位	髋关节斜位
佝偻病等代谢性疾病	双手、双腕关节正位	—
髋关节脱位	双髋关节正位、蛙形位	—
舟状骨骨折、缺血坏死	腕关节尺偏位	腕关节正位

—• 考试知识点总结 •—

—• 本章小结 •—

—• 协和云课堂…… 拓展练习及参考答案 •—

（王 平 闫 悦）

第九章　脊柱X线摄影检查技术

教学课件

学习目标

素质目标

（1）培养细致负责的职业态度和精益求精的工匠精神，确保拍摄优质X线影像图像。

（2）具备较强的逻辑思维，从脊柱的解剖、摄影注意事项和临床常用摄影位置的检查，对脊柱X线摄影检查形成系统的认识。

知识目标

（1）掌握：脊柱的体表定位标志、摄影注意事项及常规摄影位置。

（2）熟悉：脊柱常规X线摄影体位标准影像所见。

（3）了解：脊柱其他摄影位置。

能力目标

（1）能根据患者的临床表现、病史、临床检查，综合分析脊柱病变情况，选择合适摄影位置，能评估脊柱X线摄影图像质量是否符合诊断要求。

（2）能针对脊柱外伤患者安全实施摄影（避免二次损伤），能根据生理曲度调整中心线角度，减少椎体重叠。

案例导入

【案例】

患者，男，45岁，办公室职员。近期感觉颈部疼痛、僵硬，偶有上肢麻木感。工作时，长时间面对电脑后症状明显加重。医生怀疑其颈椎出现问题，安排患者进行颈椎X线摄影检查。

【问题】

1. 如选择X线摄影检查，应选择哪些摄影体位？

2. 通过该检查，能观察颈椎的哪些问题？

· 核心知识拆解 ·

本章主要介绍脊柱 X 线摄影检查技术，包括脊柱的体表定位标志、摄影注意事项、常用的摄影体位设计及摄影位置的选择等。

第一节　脊柱的体表定位标志及摄影注意事项

一、脊柱的体表定位标志

脊柱 X 线摄影时，可以借助与某些椎体相对应的体表标志作为中心 X 线的入射点或出射点，常用体表定位标志见表 9-1。

表 9-1　脊柱的体表定位标志

部位	前面观对应平面	侧面观对应平面
第 1 颈椎	上颚	—
第 2 颈椎	上颚牙齿咬合面	—
第 3 颈椎	下颌角	—
第 4 颈椎	舌骨	—
第 5 颈椎	甲状软骨	第 2 颈椎
第 6 颈椎	环状软骨	—
第 7 颈椎	环状软骨下 2cm	颈根部最突出的棘突
第 2、3 胸椎间	胸骨颈静脉切迹	肩胛上角
第 4、5 胸椎间	胸骨角	—
第 6 胸椎	男性双乳头连线中点	—
第 7 胸椎	胸骨体中点	肩胛下角
第 11 胸椎	胸骨剑突末端	—
第 1 腰椎	剑突末端与肚脐连线中点	—
第 3 腰椎	脐上 3cm	肋弓下缘（最低点）
第 4 腰椎	脐	髂嵴
第 5 腰椎	脐下 3cm	髂嵴下 3cm
第 2 骶椎	髂前上棘连线中点	—
尾骨	耻骨联合	—

二、脊柱摄影的注意事项

1. 摄影前应详细阅读 X 线检查申请单，核对信息。

2. 摄影前应嘱受检者除去影响被摄部位体表成像的物品，如不透 X 线的饰物、膏药、敷料及可显影的衣物等。腰椎及骶尾椎摄影前，应询问受检者近期是否服用过高原子序数的药物，是否做过消化道钡餐及钡灌肠检查，骶尾椎摄影前应先行排便。

3. 摆放摄影体位时，利用调整受检者体位或中心线投射方向的方法，来适应脊柱的生理或病理弯曲，使 X 线与椎间隙相切，避免椎体影像相互重叠。同时应纠正受检者姿势，避免人为造成前屈、后伸或侧弯畸形。

4. 脊柱外伤患者摄影时，易导致脊髓损伤，故设计体位时，可在保持中心线、体位和 IR 三者相对关系不变的前提下，通过改变摄影操作方法来满足摄影体位的要求，尽量减少对患者的搬动，避免二次损伤。

5. 脊柱 X 线摄影图像中，应包括邻近具有明确标志的椎体，以便鉴别椎体的序列。对组织密度及厚度差异较大的部位，可采取分段摄影，但应注意两片间的衔接，应重叠 1~2 个椎体，以免遗漏病变。

6. 腰椎摄影宜深呼气后屏气曝光，使腹部组织变薄，利于提高影像对比度。

7. 脊柱摄影所用管电压较高，应尽量使用滤线器摄影技术，以提高影像清晰度。对体厚悬殊较大的部位摄影时，应利用阳极效应，使影像密度趋于一致。

8. 脊柱摄影时，应注意对受检者进行 X 线防护，特别是下部脊柱摄影时，应用铅橡皮遮蔽生殖器官，此外，甲状腺、眼晶状体等部位也应注意辐射防护。

第二节　常用摄影位置

一、第 1、 2 颈椎张口位

微课：第 1、 2 颈椎张口位

1. 摄影目的　观察第 2 颈椎齿状突、寰枢关节，用于检查齿状突骨折、前后弓骨折、寰枢关节情况及有无先天性改变。

2. 体位要求（图 9-1A）

（1）受检者仰卧于摄影床上。

（2）头颈部正中矢状面垂直并重合于床面中线，两臂置于身旁，头上仰，使上颌中切牙咬合面与乳突尖连线垂直于床面。

（3）上、下切牙连线中点对 IR 中心。

（4）曝光时嘱受检者尽量张大口，并发“啊”声。

3. 中心线　经两口角连线中点垂直射入。

4. 滤线栅　使用滤线栅。

5. 屏气方式　平静呼吸下屏气。

6. 摄影距离　90~100cm

7. 防护　屏蔽防护，注意眼及非照射部位的防护。

8. 图像标记　铅字码反放，置于图像边缘，不与诊断区域重叠。

9. 基本质量评定（图 9-1B、C）

（1）第 1、2 颈椎前后影像包括第 1、2 颈椎及寰枕关节、寰枢关节等。

（2）第 1、2 颈椎及寰枢关节清晰地显示在上、下牙列之间，上颌切牙牙冠与枕骨底部骨板边缘影像重叠，照片两侧影像对称，第 2 颈椎位于照片正中，齿状突与第 1 颈椎两侧块间隙对称，齿状突显影清晰且不与枕骨重叠；寰枕关节呈切线状显示，下颌门齿位于第 2 颈椎以下。

（3）第 1、2 颈椎的骨结构纹理清晰，骨皮质边缘锐利。

（4）影像密度和对比度良好，无体外异物伪影、运动伪影和切割伪影。

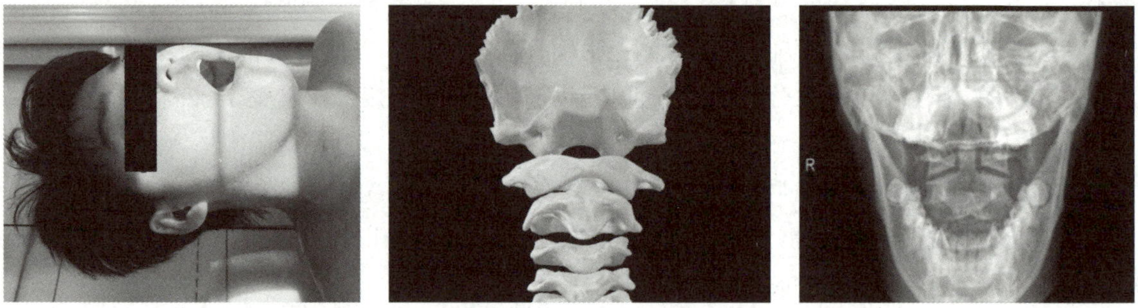

A　　B　　C

图 9-1　第 1、2 颈椎张口位

A. 体位展示；B. 显示示意；C. 影像显示

二、第 3~7 颈椎正位

微课：颈椎正位

1. 摄影目的　观察第 3~7 颈椎的椎间隙、椎体和钩椎关节的结构、功能状态。

2. 体位要求（图 9-2A）

（1）受检者站立于摄影架前，背对着探测器。

（2）身体中线正对于探测器的中线，矢状面垂直于探测器。

（3）头稍后仰，下颌部抬起，听鼻线平行于地面。

（4）照射野上缘超过外耳孔，下缘平胸骨颈静脉切迹。两侧含颈部软组织。

3. 中心线　向头侧倾斜 10°~15°，经甲状软骨（喉结）下缘射入。

4. 滤线栅　使用滤线栅。

5. 屏气方式　吸气后屏气曝光。

6. 摄影距离　90~100cm

7. 防护　屏蔽防护，注意眼睛及非照射部位的防护。

8. 图像标记　铅字码反放，置于图像边缘，不与诊断区域重叠。

9. 基本质量评定（图 9-2B、C）

（1）照射野内无异物影像。但某些不能去除的、可以识别的医疗诊治物品在不影响诊断的情况下允许保留。

（2）显示第 3~7 颈椎前后位影像，包括第 3 颈椎至第 1 胸椎的全部椎骨及两侧颈部软组织，下颌骨下缘平第 2 颈椎。

（3）诸椎体位于影像中线，棘突投影于正中线，两侧钩椎关节对称显示，第 4、5 颈椎椎体各缘呈切线位显示，椎间关节、棘突、横突和椎间隙清晰可见。

（4）诸骨小梁、骨皮质清晰锐利，气管投影于椎体正中，边界易于分辨，周围软组织层次可见。

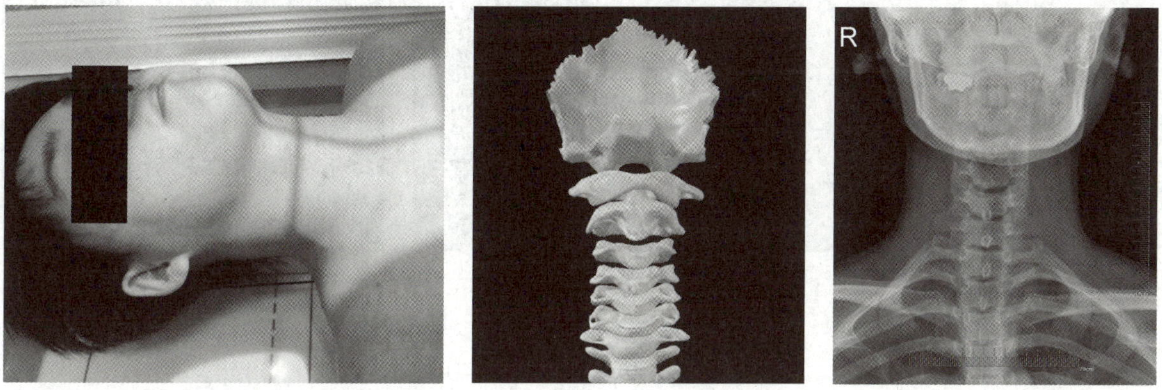

A　　B　　C

图 9-2　第 3~7 颈椎正位

A. 体位展示；B. 显示示意；C. 影像显示

三、颈椎侧位

微课：颈椎侧位

1. 摄影目的　观察第 1~7 颈椎的椎体和关节结构、颈椎序列曲线和颈椎前后软组织等情况。用于检查颈椎退行性关节改变、颈椎失稳、椎体骨折与破坏等病变。

2. 体位要求（图 9-3A）

（1）受检者侧立于摄影架前，患侧贴近摄影架。

（2）双肩尽量下垂，身体正中矢状面平行于摄影架面板。

（3）头稍后仰，下颌抬起，听鼻线与地面平行。

（4）照射野上缘包括外耳孔，下缘平颈静脉切迹，前后含颈部软组织。

3. 中心线　中心线经甲状软骨高度，颈部前后缘连线中点，垂直射入。

4. 滤线栅　使用或不使用滤线栅。

5. 屏气方式　深呼气后屏气曝光。

6. 摄影距离　150cm

7. 防护　屏蔽防护，注意眼及非照射部位的防护。

8. 图像标记　铅字码反放，置于图像边缘，不与诊断区域重叠。

9. 基本质量评定（图 9-3B、C）

（1）口内无可摘义齿，无发夹、耳环、头饰等影像重叠在颈部。

（2）颈椎侧位影像包括第 1 颈椎至第 1 胸椎椎骨及颈部前后软组织。

（3）颈椎保持正常曲度，第 1~7 颈椎位于照片正中，下颌角不与第 1 颈椎前结节重叠。椎体后缘重叠良好，无双边征。

（4）颈椎椎体骨质、椎间隙和椎间关节清晰显示，颈前软组织层次和气道均可见。

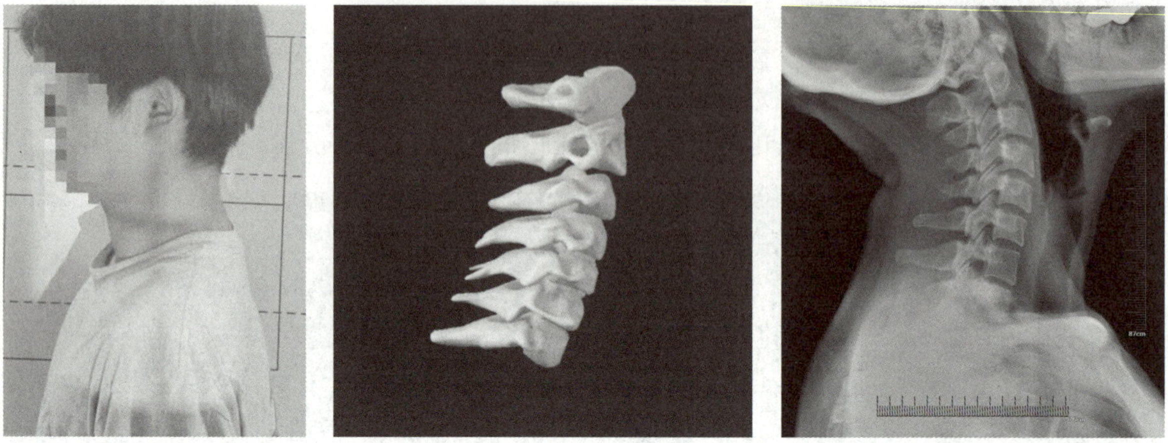

A　　B　　C

图 9-3　颈椎侧位

A. 体位展示；B. 显示示意；C. 照片影像

四、颈椎左前（右前）斜位

1. 摄影目的　观察“近台侧”颈椎椎间孔、小关节及椎弓根情况。需分别摄左前斜位、右前斜位。

2. 体位要求（图 9-4A）

（1）受检者面向摄影架站立。

（2）身体侧前方贴紧摄影架面板，冠状面与摄影架成 55°~65°。

（3）头稍后仰，使听鼻线呈水平状态。

（4）照射野上缘包括外耳孔，下缘包括第 1 胸椎，两侧含颈部软组织。

3. 中心线　中心线向足端倾斜 10°，经甲状软骨平面斜位的颈部中点射入。

4. 滤线栅　使用滤线栅。

5. 屏气方式　吸气后屏气曝光。

6. 摄影距离　100cm。

7. 防护　屏蔽防护，注意眼及非照射部位的防护。

8. 图像标记　铅字码反放，置于图像边缘，不与诊断区域重叠。

9. 基本质量评定（图 9-4B、C）

（1）无异物影像重叠于颈部。

（2）颈椎斜位影像包括第 1 颈椎至第 1 胸椎全部椎骨及两侧颈部软组织。

（3）颈椎保持正常曲度，诸椎体显示于影像正中，第 2~7 颈椎椎间孔、小关节清晰显示，右前斜位显示右侧椎间孔，左前斜位显示左侧椎间孔。

（4）颈椎骨皮质、骨小梁和椎间关节清晰显示，周围软组织层次可见。

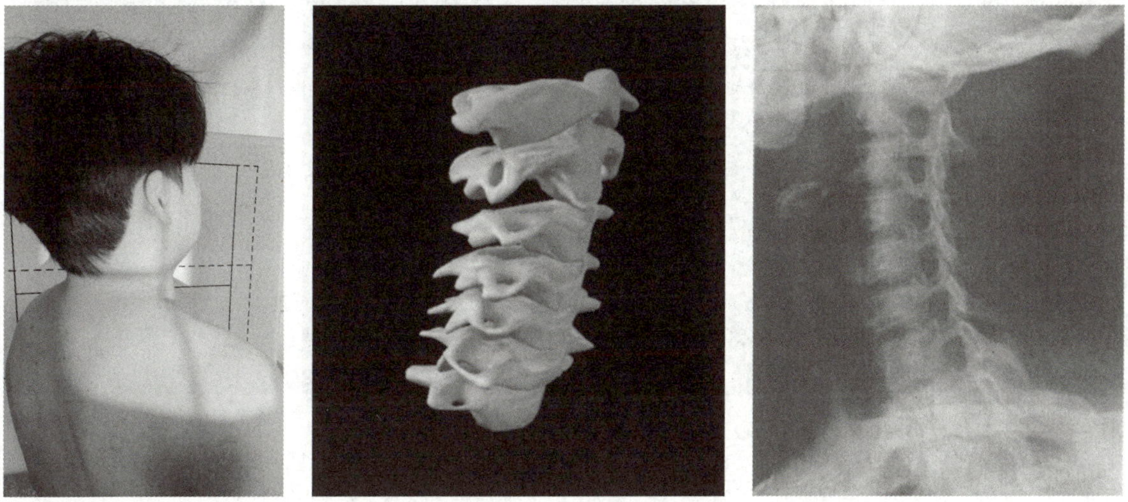

A　　B　　C

图 9-4　颈椎斜位

A. 体位展示；B. 显示示意；C. 影像显示

五、胸椎前后位（胸椎正位）

微课：胸椎正位

1. 摄影目的　观察胸椎正位形态及椎旁软组织情况，用于检查胸椎骨折、先天性脊柱侧弯畸形、骨肿瘤、感染性骨病和骨质疏松等病变。

2. 体位要求（图 9-5A）

（1）受检者仰卧于摄影床上。

（2）身体正中矢状面垂直于床面并对准床面中线，两臂置于身旁，下肢伸直或髋关节、膝关节屈曲，两足平踏床面。

（3）照射野上缘平第 7 颈椎，下缘包括第 1 腰椎，胸骨角与剑突连线的中点置于 IR 中心。

3. 中心线　中心线对准胸骨角与剑突连线的中点，垂直射入。

4. 滤线栅　使用滤线栅。

5. 屏气方式　吸气后屏气曝光。

6. 摄影距离　100cm。

7. 防护　屏蔽防护，注意眼及非照射部位的防护。

8. 图像标记　铅字码反放，置于图像边缘，不与诊断区域重叠。

9. 基本质量评定（图 9-5B、C）

（1）无项链、纽扣等异物影像与胸椎重叠。

（2）胸椎前后位影像包括全部胸椎、第 7 颈椎及第 1 腰椎，诸椎体位于影像正中。

（3）棘突位于椎体正中，椎弓根到椎体边缘的距离双侧相等。

（4）胸椎、第 7 颈椎或第 1 腰椎的骨结构清晰，两侧胸锁关节、横突、椎弓根及肋骨对称显示，椎体、椎间隙清晰，椎旁软组织边界易于分辨。

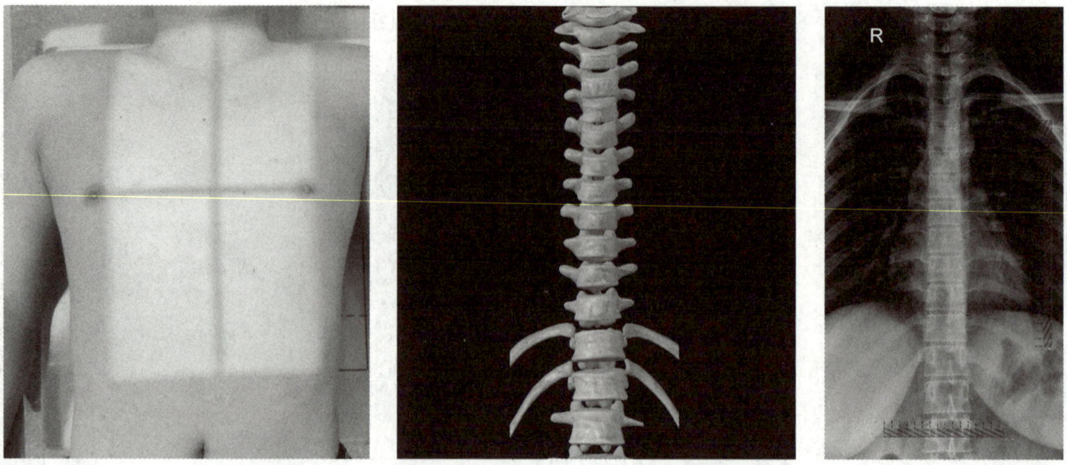

A　　B　　C

图 9-5　胸椎前后位

A. 体位展示；B. 显示示意；C. 照片影像

六、胸椎侧位

1. 摄影目的　观察胸椎侧位的形态、排列曲度及骨质等情况，用于检查胸椎骨折、先天性脊柱侧弯或后凸畸形、骨肿瘤、感染性骨病和骨质疏松等病变。

2. 体位要求（图 9-6A）

（1）受检者侧卧于摄影床上，胸椎侧弯畸形者凸侧靠近床面。

（2）两臂上举屈曲，头枕于近床面一侧的上臂上，双下肢屈曲以支撑身体，使身体冠状面与床面垂直，两膝间放沙袋或棉垫，腰部过细者在腰下垫棉垫，使脊柱长轴与床面平行。

（3）照射野上缘包括第 7 颈椎，下缘包括第 1 腰椎。

3. 中心线　中心线对准第 7 胸椎，相当于肩胛骨下角高度垂直射入。

4. 滤线栅　使用滤线栅。

5. 屏气方式　重点观察膈上胸椎，吸气后屏气曝光；重点观察膈下胸椎，则深呼气后屏气曝光。

6. 摄影距离　100cm。

7. 防护　屏蔽防护，注意眼及非照射部位的防护。

8. 图像标记　铅字码反放，置于图像边缘，不与诊断区域重叠。

9. 基本质量评定（图 9-6B、C）

（1）无项链、纽扣等异物影像与胸椎重叠。

（2）胸椎侧位影像包括第 7 颈椎、全部胸椎和第 1 腰椎，其椎体位于照片正中。

（3）胸椎序列略呈后突弯曲，椎体前后缘重叠良好，无双边影现象。

（4）椎间隙、各椎体及附件结构清晰显示。

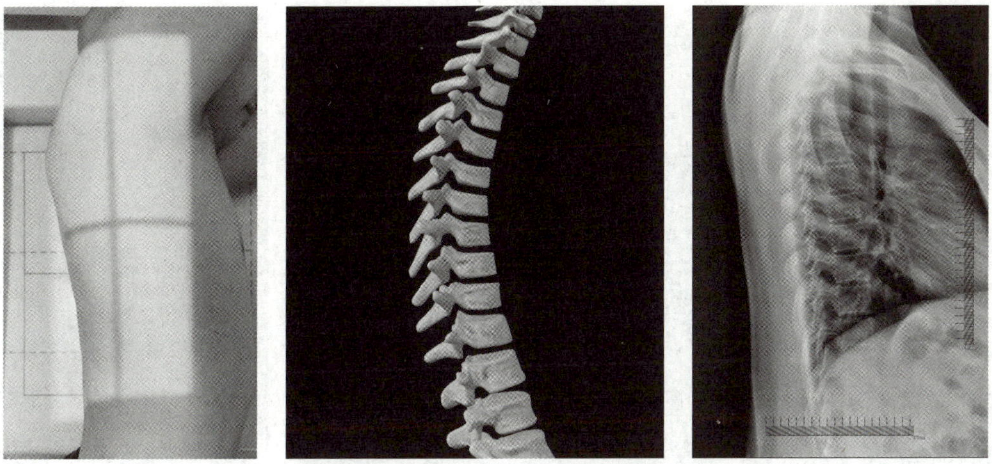

A　　B　　C

图 9-6　胸椎侧位

A. 体位示意；B. 显示示意；C. 影像显示

七、腰椎前后位（腰椎正位）

1. 摄影目的　观察腰椎正位形态及椎旁软组织情况，用于检查骨折、骨肿瘤、感染性骨病、退行性关节病和脊柱侧弯等病变。

2. 体位要求（图 9-7A）

（1）受检者仰卧于摄影床上。

（2）身体正中矢状面对准照射野中线并垂直于床面，双侧髋关节和膝关节屈曲，使腰部靠近床面。

（3）脐上 3cm 置于 IR 中心，照射野上缘包括第 11 胸椎，下缘包括上部骶椎，左右两侧包括腰大肌。

3. 中心线　中心线经第 3 腰椎（相当于脐上 3cm 处）垂直射入。

4. 滤线栅　使用滤线栅。

5. 屏气方式　深呼气后屏气曝光。

6. 摄影距离　100cm。

7. 防护　屏蔽防护，注意眼及非照射部位的防护。

8. 图像标记　铅字码反放，置于图像边缘，不与诊断区域重叠。

9. 基本质量评定（图 9-7B、C）

（1）无异物与腰椎影像重叠。

（2）腰椎前后位影像包括第 11 胸椎至第 2 骶椎全部椎骨及两侧腰大肌，诸椎体显示于影像正中。

（3）棘突位于椎体正中，椎弓根到椎体边缘距离双侧相等，第 3 腰椎椎体各缘呈切线状显示，无双边现象。

（4）椎体、椎弓根、椎间关节、棘突和横突均清晰显示，腰大肌及周围软组织层次可见。

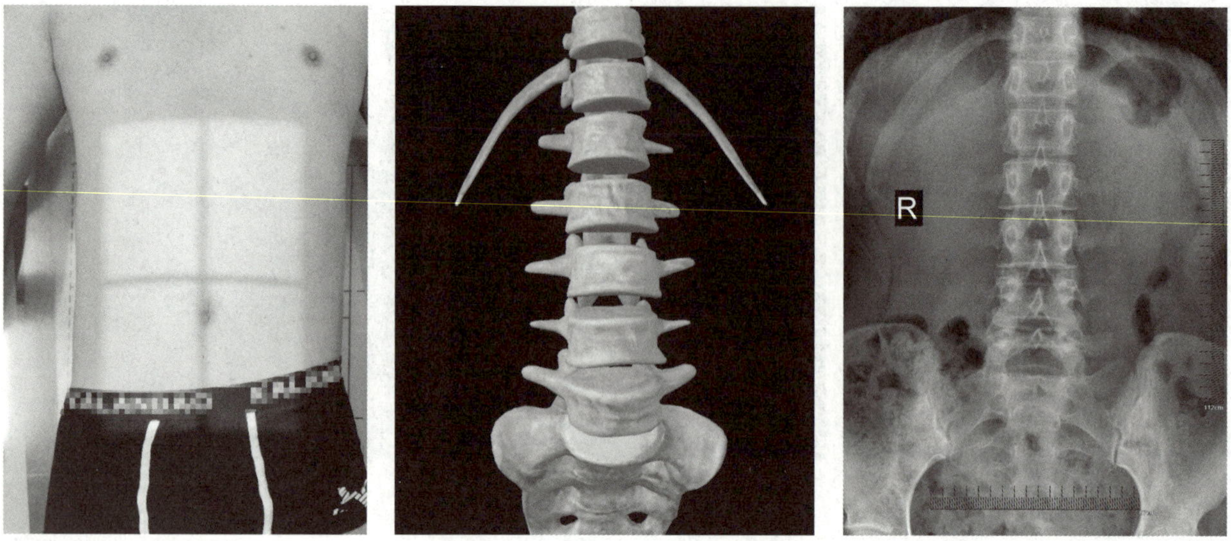

A B C

图 9-7 腰椎正位

A. 体位展示；B. 显示示意；C. 影像显示

八、腰椎侧位

1. 摄影目的 观察腰椎侧位形态、排列曲度、棘突、椎间孔、关节突及骨质等情况，用于检查骨折、骨肿瘤、感染性骨病和退行性关节病等病变。

2. 体位要求（图 9-8A）

（1）受检者侧卧于摄影床上。

（2）身体正中矢状面平行于床面，双侧髋关节和膝关节屈曲，第 3 腰椎棘突置于照射野中线后 5cm。

（3）照射野上缘包括第 11 胸椎，下缘包括上部骶椎，髂嵴上 3cm 置于 IR 中心。

3. 中心线 中心线经第 3 腰椎（约平髂嵴上 3cm）垂直射入。

4. 滤线栅 使用滤线栅。

5. 屏气方式 深呼气后屏气曝光。

6. 摄影距离 100cm。

7. 防护 屏蔽防护，注意眼及非照射部位的防护。

8. 图像标记 铅字码反放，置于图像边缘，不与诊断区域重叠。

9. 基本质量评定（图 9-8B、C）

（1）无异物与腰椎影像重叠。

（2）腰椎侧位影像包括第 11 胸椎至第 2 骶椎全部椎骨及部分软组织。

（3）椎体后缘重叠良好，无双边现象。第 3 腰椎椎体边缘无双边现象，椎间隙完全显示。

（4）椎弓根、椎间孔、椎间关节、腰骶关节及棘突显示，椎体骨皮质和骨小梁结构清晰显示，周围软组织层次可见。

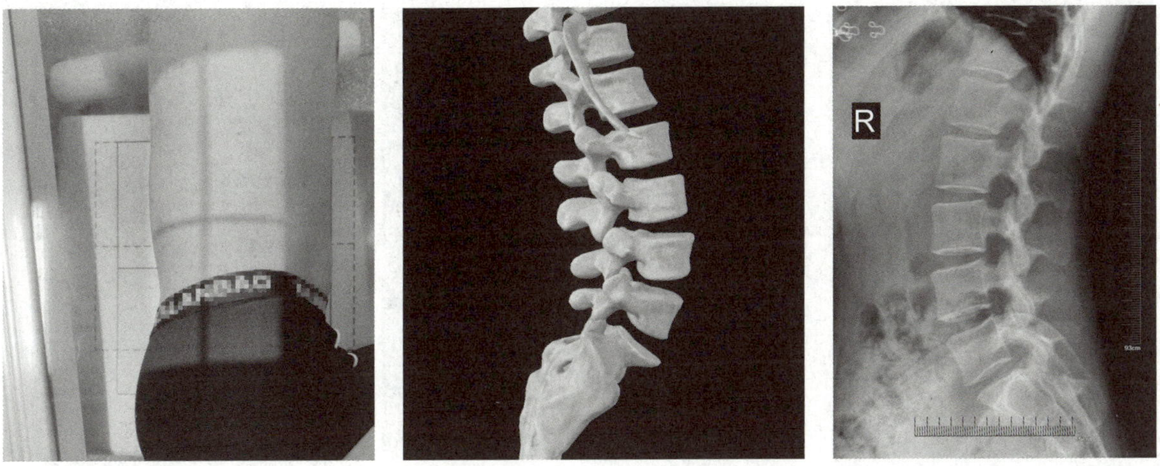

A　　B　　C

图 9-8　腰椎侧位

A. 体位展示；B. 显示示意；C. 照片影像

九、腰椎斜位

1. 摄影目的　观察腰椎椎间关节、上下关节突和椎弓等情况，用于检查椎弓峡部骨折、椎间关节脱位及退行性关节病等病变。

2. 体位要求（图 9-9A）

（1）受检者仰卧于摄影台上，使身体冠状面与床面成约 45°。

（2）双侧髋关节和膝关节屈曲，第 3 腰椎棘突后缘置于照射野中线后 4cm。

（3）照射野上缘包括第 1 腰椎，下缘包括上部骶椎。

3. 中心线　中心线对准髂嵴和脐连线中点向上 3cm 处，相当于第 3 腰椎高度，垂直射入。

4. 滤线栅　使用滤线栅。

5. 屏气方式　深呼气后屏气曝光。

6. 摄影距离　100cm。

7. 防护　屏蔽防护，注意眼睛及非照射部位的防护。

8. 图像标记　铅字码反放，置于图像边缘，不与诊断区域重叠。

9. 基本质量评定（图 9-9B、C）

（1）无异物与腰椎影像重叠。

（2）腰椎斜位影像包括第 12 胸椎至第 2 骶椎。

（3）可见到狗状形态，其中椎板为狗的身体；近探测器侧的横突相当于狗嘴，椎弓根宛如狗眼，上关节突为竖立的狗耳，下关节突为狗的前腿，椎弓峡部为狗颈；远探测器侧的横突像狗尾，上关节突为狗的臀部，下关节突为狗后腿。

（4）显示腰椎斜位像，第 4 腰椎椎体各缘无双边现象，椎弓峡部、上下关节突清晰显示。椎骨小梁清晰显示，周围软组织层次可见。

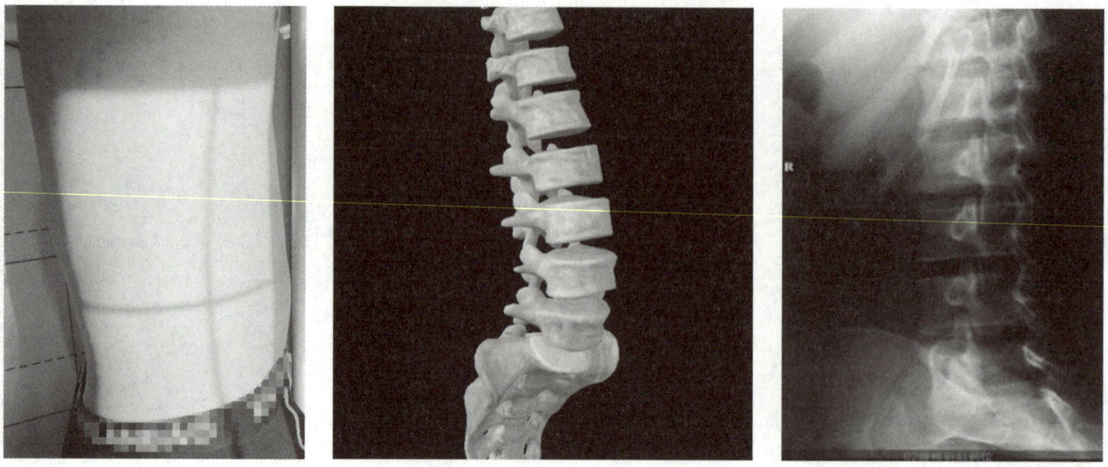

A　　B　　C

图 9-9　腰椎斜位

A. 体位展示；B. 显示示意；C. 照片影像

十、骶尾骨前后位

1. 摄影目的　观察骶骨、尾骨正位骨质情况，用于检查骨折、骨肿瘤等病变。

2. 体位要求（图 9-10A）

（1）受检者仰卧于摄影床上。

（2）两臂置于身旁，双下肢伸直并拢，身体正中矢状面垂直于床面并重合于床面中线。

（3）照射野上缘包括 5 腰椎，下缘平耻骨联合下 3cm。

3. 中心线　中心线对耻骨联合上 3cm 处垂直射入 IR。骶骨摄影时，中心线向头端倾斜 10°～15°；尾骨摄影时，中心线向足端倾斜 15°。

4. 滤线栅　使用滤线栅。

5. 屏气方式　呼气后屏气曝光。

6. 摄影距离　100cm。

7. 防护　屏蔽防护，注意眼睛及非照射部位的防护。

8. 图像标记　铅字码反放，置于图像边缘，不与诊断区域重叠。

9. 基本质量评定（图 9-10B、C）

（1）腰骶部、骨盆内无异物和肠内容物干扰影像。

（2）骶尾骨前后位影像包括第 5 腰椎、骶骨、尾骨，骶中嵴位于照片正中。

（3）第 5 腰椎的棘突位于椎体中央，双侧骶髂关节对称，骶孔左右对称，耻骨联合不与骶尾骨重叠。

（4）骶骨、骶髂关节、骶孔、骶中和尾骨等结构清晰可见。

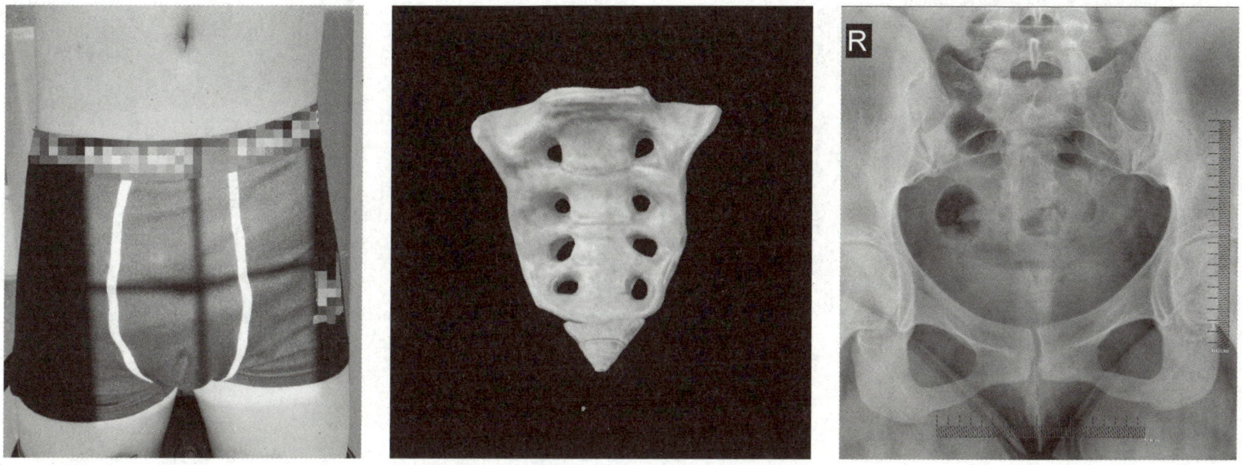

A B C

图 9-10 骶尾骨前后位

A. 体位展示；B. 显示示意；C. 照片影像

十一、骶尾骨侧位

1. 摄影目的 观察骶、尾骨侧位骨质情况，多用于检查外伤后骨折、骨肿瘤等病变。

2. 体位要求（图 9-11A）

（1）受检者侧卧于摄影床上。

（2）两臂上举抱头，双下肢屈曲支撑身体，使身体冠状面与床面垂直。

（3）腰细臀宽者在腰下垫棉垫，使脊柱与床面平行。

（4）骶部后缘置 IR 中线外 4cm。照射野上缘平第 5 腰椎，下缘包括尾椎。

3. 中心线 中心线经髂后下棘平面骶部后缘向前 4cm，垂直射入。

4. 滤线栅 使用滤线栅。

5. 屏气方式 呼气后屏气曝光。

6. 摄影距离 100cm。

7. 防护 屏蔽防护，注意眼及非照射部位的防护。

8. 图像标记 铅字码反放，置于图像边缘，不与诊断区域重叠。

9. 基本质量评定（图 9-11B、C）

（1）腰骶部、骨盆内无异物影像。

（2）骶尾骨侧位影像包括第 5 腰椎，显示骶椎侧位影像，骶骨、尾骨显示于照片中，边界明确。

（3）椎体后缘重叠良好，无双边现象。

（4）腰骶关节、骶骨、尾骨等结构清晰。

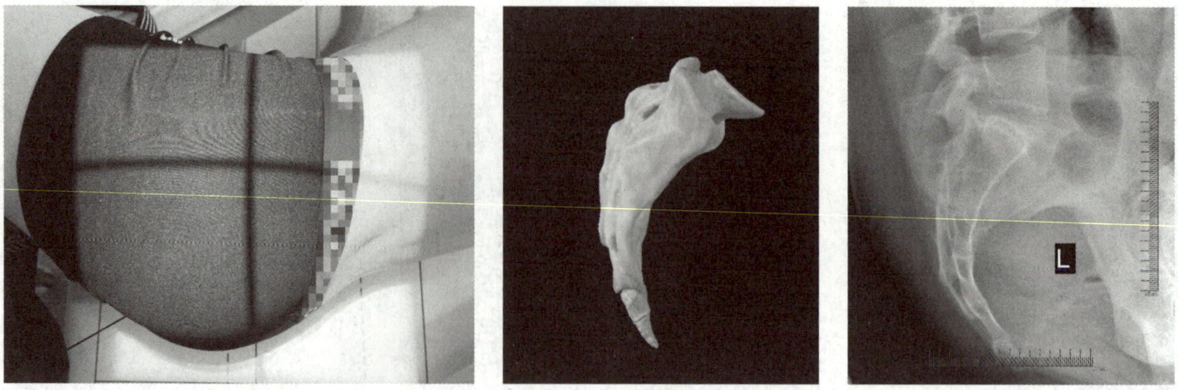

A　　B　　C

图 9-11　骶尾骨侧位

A. 体位展示；B. 显示示意；C. 照片影像

第三节　脊柱摄影的临床应用

脊柱常见病摄影体位的临床应用，见表 9-2。

表 9-2　脊柱常见病摄影体位的临床应用

常见病	首选摄影体位	其他摄影体位
颈椎病	颈椎斜位、侧位	颈椎正位
椎骨脱位、骨折	正位、侧位	斜位
脊椎结核、肿瘤、炎症	正位、侧位	斜位
腰椎间盘脱出	腰椎正位、侧位	—
强直性脊柱炎	正位、侧位	—
腰椎骶化、骶椎腰化	腰椎、骶椎正位、侧位	—
骶尾骨骨折	骶尾骨侧位	骶尾骨前后位

▶知识拓展

脊柱 X 线摄影：洞察人体“中轴线”的窗口

在医学影像领域，脊柱 X 线摄影占据着重要的一席之地，为医生开启了一扇洞察人体“中轴线”——脊柱健康状况的关键窗口。

脊柱 X 线摄影的基本原理是基于 X 线的穿透特性。当 X 线穿透人体脊柱时，由于不同组织对 X 线的吸收程度存在差异，骨骼等高密度组织吸收较多 X 线，在胶片或探测器上形成相对较淡的影像，而软组织吸收较少，影像则相对较暗，从而清晰地勾勒出脊柱的轮廓和内部结构。

脊柱 X 线摄影具有诸多显著优势。它能够直观地呈现脊柱的整体形态，清晰地展示颈椎、胸椎、腰椎、骶椎和尾椎的排列顺序和生理曲度，为诊断脊柱侧弯、后凸或前凸等畸形提供关键依据。对于外伤患者，能够快速、准确地判断是否存在椎骨骨折、脱位等情况，犹如一位精准的

“侦察兵”，为后续的治疗指明方向。而且，这项技术操作相对简便，成本较为低廉，在各级医疗机构中广泛普及，成为初步筛查脊柱疾病的首选方法之一。

—• 考试知识点总结 •—

—• 本章小结 •—

—• 协和云课堂……　拓展练习及参考答案 •—

（张艺帆）

教学课件

第十章　胸部 X 线摄影检查技术

学习目标

素质目标

（1）具备严谨扎实的工作态度和不断探索的科学精神，用新知识、新理念指导患者进行胸部 X 线摄影检查。

（2）培养认真负责的职业态度和精益求精的工匠精神，确保拍摄优质 X 线影像图像。

知识目标

（1）掌握：胸部的体表定位标志、摄影注意事项及常规摄影位置。

（2）熟悉：胸部常规 X 线摄影体位标准影像所见。

（3）了解：胸部其他摄影位置。

能力目标

（1）能根据患者的临床表现、病史、临床检查，综合分析胸部病变情况，选择合适摄影位置，能评估胸部 X 线摄影图像质量是否符合诊断要求。

（2）能与医生、护士、其他技师及患者进行清晰、专业的交流，在多学科协作中高效配合，共同保障影像检查流程顺畅和患者安全。

案例导入

【案例】

患者，男，28 岁，打篮球后淋雨，晚上突发寒战、高热，自觉全身肌肉酸痛，右胸疼痛，深呼吸时加重，咳少量铁锈色痰。查体：T 38.8℃ ，P 88 次/分，R 19 次/分，BP 130/65mmHg，急性病容，右肺触觉语颤增强，叩诊呈浊音，可闻及支气管呼吸音。实验室检查：WBC 25×10^9/L，中性粒细胞 0.90，有核左移。

【问题】

1. 如选择 X 线摄影检查，应选择哪些摄影体位？
2. 如需要了解患者心脏形态，可加做何种 X 线摄影检查？

·核心知识拆解·

本章主要介绍胸部 X 线摄影检查技术，主要包括胸部的体表定位标志、摄影注意事项、常用的摄影体位设计及摄影位置的选择。

第一节　胸部的体表定位标志及摄影注意事项

一、胸部的体表定位标志

1. **脊柱棘突**　是后正中线的标志。位于颈根部的第 7 颈椎棘突最为突出，其下为第 1 胸椎，常以此作为计数肋骨的标志。

2. **胸骨角**　两侧与第 2 肋软骨连接，微向前凸，是计数肋骨和肋间隙顺序的重要标志，平对气管分叉及第 4、5 胸椎椎体交界处。

3. **肩胛下角**　受检者双臂下垂，肩胛下角平第 7、8 肋骨水平，或相当于第 8 胸椎上缘水平。

4. **腋前线**　通过腋窝前皱襞沿侧胸壁向下的垂线。

5. **腋中线**　自腋窝顶端与腋前线和腋后线之间向下的垂线。

6. **腋后线**　通过腋窝后皱襞沿侧胸壁向下的垂线。

7. **后正中线**　即脊柱中线，为通过椎骨棘突或沿脊柱正中下行的垂直线。

8. **肋弓**　构成胸廓下口的前缘部分，由第 8~10 肋骨前端分别与上位肋软骨相连形成，肋弓的最低点平第 3 腰椎高度。

二、胸部摄影的注意事项

1. 仔细核对 X 线检查申请单，明确检查目的、摄影部位和有无特殊要求。对检查目的、摄影部位表述不清的申请单，应与临床医生核对确认。

2. 去除受检者胸背部可造成影像伪影的物品，如衣服、饰物等；女性受检者需脱去内衣，将发辫等置于头上。

3. 摄影条件宜采用高电压、大毫安、短时间，以减少心脏或呼吸运动对成像质量的影响；成人肺部摄影，摄影距离为 150~180cm；心脏摄影，摄影距离 200cm；儿童胸部摄影距离一般为 100cm。

4. 对受检者进行吸气、屏气训练。呼吸方式为深吸气后屏气，心脏大血管摄影时，呼吸方式为平静呼吸下屏气。对不能配合呼吸动作的受检者，可选择高毫安、短时间，并在吸气末进行曝光，摄取肺充气像，利于观察肺内病变。

5. 婴幼儿胸部摄影应采用大毫安、短时间，以保证图像质量。

6. 心脏左侧位及左、右前斜位摄影，需服钡剂。为了在曝光中充盈食管，应叮嘱受检者吞服钡剂后，立即屏气并曝光。

7. 肋骨摄影不宜采用侧位，应根据病变或外伤部位，分别采用正位、斜位或切线位摄影。

8. 检查中应使用滤线器摄影技术，注意对腺体和敏感部位的防护。

9. 检查中出现特殊危急情况应根据规则及时采取应对措施处置。

10. 图像打印布局要注意图像的对称和放大率调节的一致性。

11. 向受检者说明检查情况，取得配合。

第二节　常用摄影位置

一、胸部后前位

微课：胸部后前位

1. 摄影目的　观察胸廓、肺部、心脏大血管、纵隔、膈肌等形态，进行心脏测量。

2. 体位要求（图 10-1A）

（1）受检者面向摄影架并紧贴，取后前位站立，双足稍分开，以保持站姿稳定。

（2）下颌置于立位摄影架颌托上，前胸壁紧贴 IR，身体正中矢状面与 IR 垂直，并对准 IR 中线，双肘屈曲，双手背置于髋部，双肩放松下垂，上臂及肘部尽量内旋，使肩胛骨向外牵拉，避免与肺野重叠。

（3）IR 上缘超出双侧肩部皮肤 2～3cm（约两横指），下缘包括两侧肋膈角，两侧包括侧胸壁皮肤。

3. 中心线　中心线呈水平方向，经第 5 胸椎垂直射入（观察心脏时中心线应较低，对准第 6 胸椎垂直射入）。

4. 滤线栅　采用高电压摄影时要使用栅比值不小于 10∶1 的滤线栅。

5. 屏气方式　深吸气后屏气并曝光（观察心脏时，平静呼吸下屏气曝光）。

6. 摄影距离　150～180cm（观察心脏时为 200cm）。

7. 防护　屏蔽防护，注意眼及非照射部位的防护。

8. 图像标记　标记左右，不与诊断区域重叠。

9. 基本质量评定（图 10-1B、C）

（1）图像无体外异物伪影、运动伪影和切割伪影等；软组织密度区无肉眼可见颗粒状噪声。

（2）肺纹理结构清晰、锐利，自肺门向肺野外带连续显示，气管和主支气管影、心脏和主动脉边缘清晰可辨；影像显示无肉眼可见的呼吸、心搏等运动伪影。两侧膈肌包括完整，且边缘锐利，胸廓、纵隔、胸壁软组织可辨。

（3）胸部投影位于图像正中，上方应包括两侧肺尖，距离肩部软组织影上 3～5cm 可见空曝光区；下方应包括双侧肋膈角及以下 1～3cm 非诊断区。

（4）图像上显示齐全、规范，标记放置于图像最顶端两侧非诊断区。

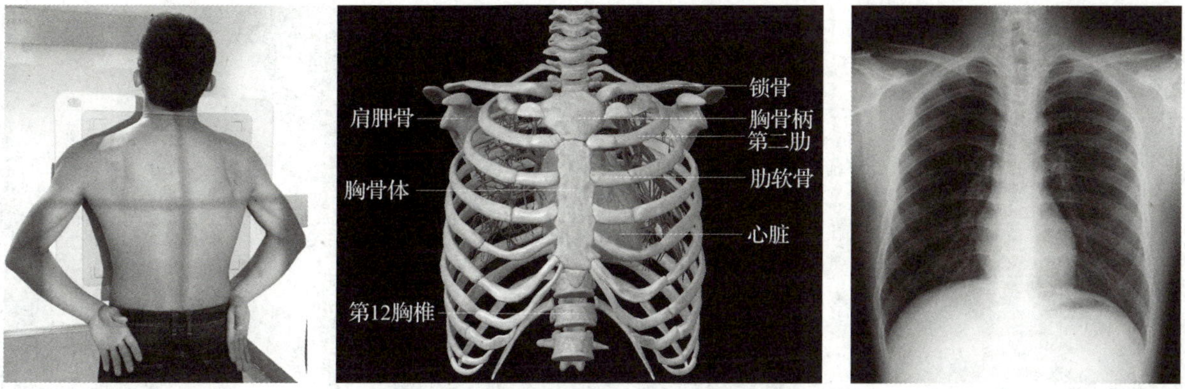

A　　B　　C

图 10-1　胸部后前位

A. 体位展示；B. 显示示意；C. 照片影像

二、胸部侧位

微课：胸部侧位

1. 摄影目的　观察心脏大血管的形态及其后方肺组织和前后肋膈角等影像，结合正位片确定病变部位，了解纵隔内病变部位。

2. 体位要求（图 10-2A）

（1）受检者侧立于摄影架前，被检侧紧贴 IR。

（2）双足分开与肩同宽，身体正中矢状面与 IR 平行，身体长轴中线对准 IR 中线，两臂上举屈肘交叉抱头，使肩部尽量不与肺部重叠。

（3）IR 上缘平第 7 颈椎，下缘包括肋膈角，前后缘包括前胸壁及后背皮肤。

3. 中心线　中心线呈水平方向，经腋中线第 6 胸椎水平高度，垂直于人体射入 IR 中心。

4. 滤线栅　使用滤线栅。

5. 屏气方式　深吸气后屏气并曝光（观察心脏时，平静呼吸下屏气曝光）。

6. 摄影距离　150~180cm（观察心脏时为 200cm）。

7. 防护　屏蔽防护，注意眼及非照射部位的防护。

8. 图像标记　标记左右，不与诊断区域重叠。

9. 基本质量评定（图 10-2B、C）

（1）图像无体外异物伪影、运动伪影和切割伪影等；软组织密度区无肉眼可见颗粒状噪声。

（2）胸部投影位于图像正中，上方应包括肺尖；下方应包括双侧肋膈角及以下 1~3cm 非诊断区；前后侧应包括胸壁软组织。

（3）气管、主动脉、胸骨、胸椎、心脏及其后缘清晰显示；双肺后缘重叠，肋膈角清晰锐利；肋弓后缘重叠或胸骨柄、体呈切线位。

（4）肺尖、前后胸壁、膈肌及后肋膈角显示清晰，从颈部到气管分叉部，能连续追踪到气管影像。心脏大血管居中偏前，肺野、心前后缘、主动脉及心前后间隙显示清晰。

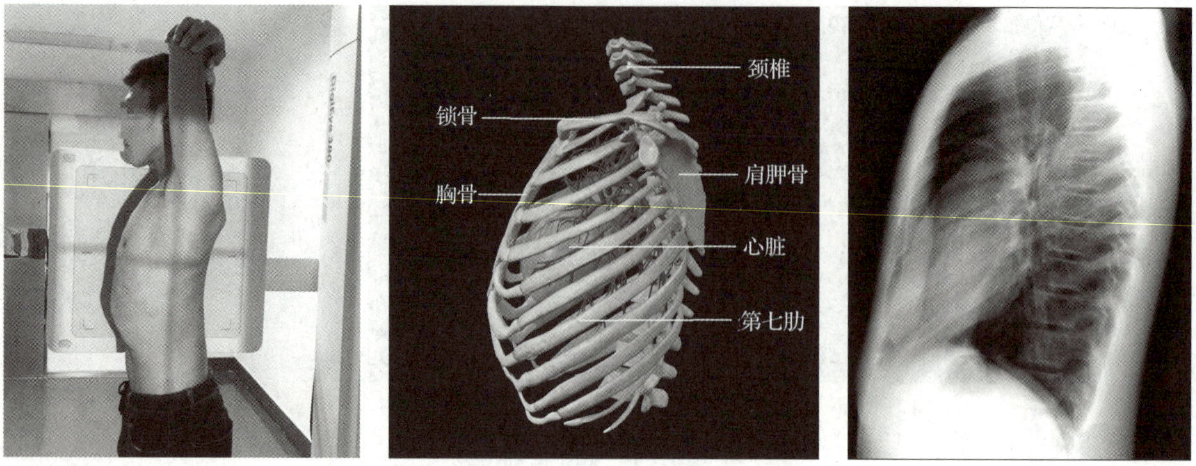

A　　B　　C

图 10-2　胸部侧位

A. 体位展示；B. 显示示意；C. 照片影像

三、胸部右前斜位

微课：胸部右前斜位

1. 摄影目的　观察左心房、肺动脉干、右心室及右心房形态。

2. 体位要求（图 10-3A）

（1）受检者面向摄影架站立，右前胸壁紧贴 IR。

（2）左手臂上举抱头，右手背放置于髋部，右肘部向前弯曲内旋，手掌展开；人体冠状面与 IR 成 45 °~55 °。

（3）IR 上缘应高出肩部上方 3cm，左前及右后胸壁应包括在成像范围内。

3. 中心线　中心线呈水平方向，经左侧腋后线第 6 胸椎水平高度与 IR 垂直射入，曝光时患者需吞服适量医用硫酸钡。

4. 滤线栅　使用滤线栅。

5. 屏气方式　平静呼吸下屏气曝光。

6. 摄影距离　200cm。

7. 防护　屏蔽防护，注意眼及非照射部位的防护。

8. 图像标记　标记左右，不与诊断区域重叠。

9. 基本质量评定（图 10-3B、C）

（1）图像无体外异物伪影、运动伪影和切割伪影等；软组织密度区无肉眼可见颗粒状噪声。

（2）胸部呈斜位投影。上方包括两侧肺尖及部分肩颈部软组织，下方包括双侧肋膈角及部分非诊断区组织；左右侧包括胸壁及部分软组织；胸椎位于胸部右后 1/3 处，心脏、大血管投影于胸椎左侧，且不与胸椎重叠。

（3）照片密度适中，心脏、升主动脉及主动脉弓部清晰可见，肺尖及肺周边纹理显示清楚并能被连续追踪。胸段食管心影压迹处钡剂充盈良好。

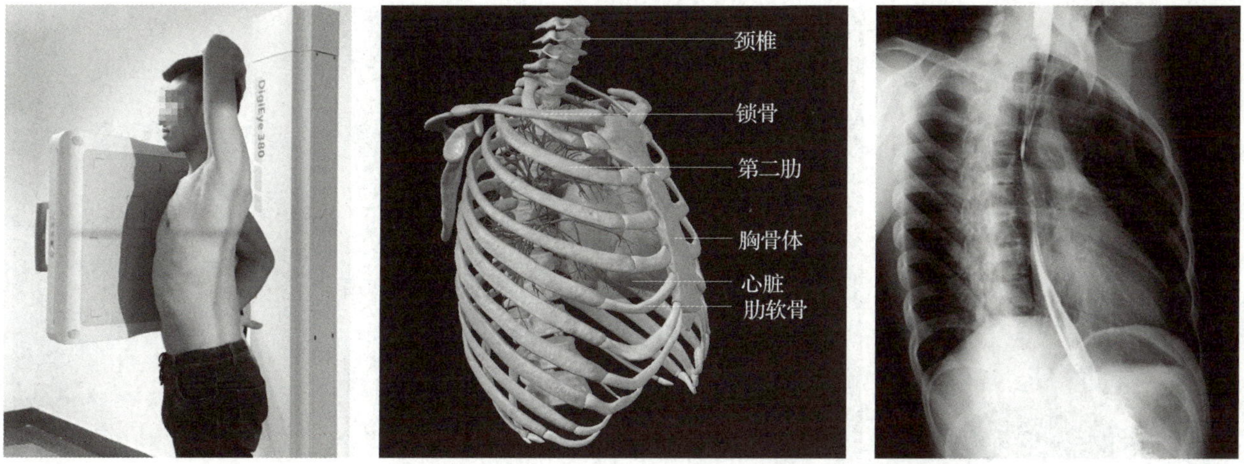

A　　B　　C

图 10-3　胸部右前斜位

A. 体位展示；B. 显示示意；C. 照片影像

四、胸部左前斜位

微课：胸部左前斜位

1. 摄影目的　观察左心室、右心室、左心房、右心房、主动脉及主动脉窗的形态。

2. 体位要求（图 10-4A）

（1）受检者面向摄影架站立，左前胸壁紧贴 IR。

（2）右手臂上举抱头，左手背放置于髋部，左肘部向前弯曲内旋，手掌展开；人体冠状面与 IR 成 55°~65°。

（3）IR 上缘应高出肩部上方 3cm，右前及左后胸壁应包括在成像范围内。

3. 中心线　中心线呈水平方向，经右侧腋后线第 6 胸椎水平高度与 IR 垂直射入，曝光时患者需吞服适量医用硫酸钡。

4. 滤线栅　使用滤线栅。

5. 屏气方式　平静呼吸下屏气曝光。

6. 摄影距离　200cm。

7. 防护　屏蔽防护，注意眼及非照射部位的防护。

8. 图像标记　标记左右，不与诊断区域重叠。

9. 基本质量评定（图 10-4B、C）

（1）图像无体外异物伪影、运动伪影和切割伪影等；软组织密度区无肉眼可见颗粒状噪声。

（2）显示胸部左前斜位影像，照片上缘包括下颈部，下缘包括膈肌，前后缘包括右前及左后胸壁。

（3）胸部呈斜位投影，心脏大血管投影于胸部右侧，胸椎投影于胸部左后 1/3 偏前处；心后缘上方是展开的主动脉弓，弓下透明区为主动脉窗，胸主动脉全部展示。

（4）照片密度适中，胸主动脉显示清晰，食道充盈钡剂与周围组织形成良好对比。

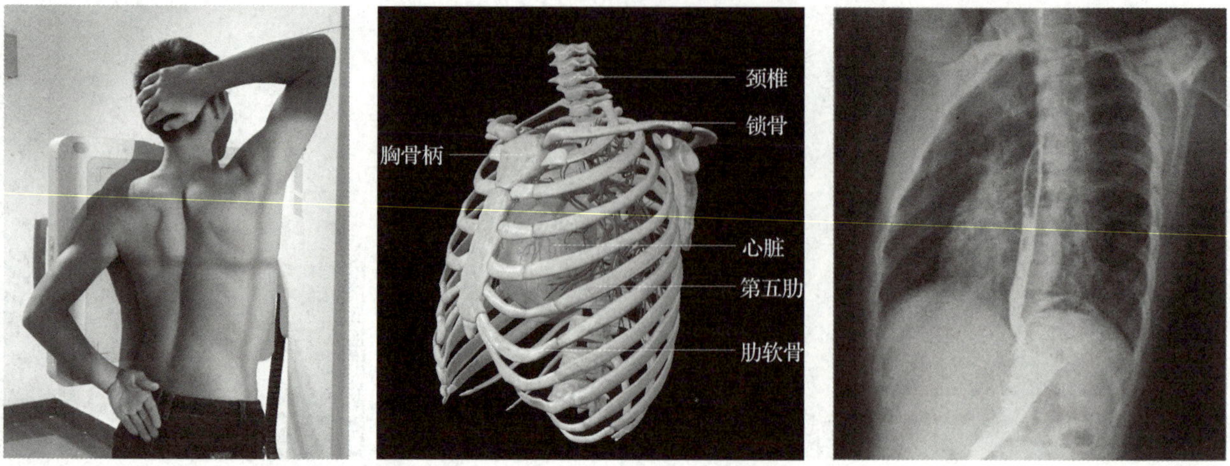

A　　B　　C

图 10-4　胸部左前斜位

A. 体位展示；B. 显示示意；C. 照片影像

第三节　胸部摄影的临床应用

胸部常见病摄影体位的临床应用，见表 10-1。

表 10-1　胸部常见病摄影体位的临床应用

常见病	首选摄影体位	其他摄影体位
肺部病变	胸部后前位、胸部侧位	—
心脏大血管病变	胸部后前位、胸部侧位、胸部左前斜位、胸部右前斜位	—
胸骨病变	胸骨后前斜位、胸骨侧位	—
肋骨病变	膈上、膈下肋骨前后位、肋骨斜位	—
肺不张、中叶综合征	胸部后前位、胸部侧位	胸部前弓位
气胸、胸腔积液	胸部后前位、胸部侧位	胸部半坐前后位、胸部侧卧后前位
支气管异物	胸部后前位、胸部侧位	—

▶知识拓展

胸部其他摄影位置

1. 胸部前凸位　受检者面向 X 线管，站立于摄影架前 30cm 处。受检者两足分开与肩同宽。肩部紧贴 IR，身体的正中矢状面与 IR 中线垂直并重合，两手背放于髋部，肘部屈曲内旋，身体后仰，头稍前倾，下胸部及腹部前凸，使胸部冠状面与 IR 成 45°。IR 上缘超出锁骨 6~7cm，两侧与侧胸壁等距。中心线对准胸骨角下缘垂直射入。临床上作为胸部正、侧位的补充位置，主要用于显示肺尖、锁骨下区及右肺中叶的病变。

2. 膈上肋骨前后位　受检者仰卧于摄影床上，身体正中矢状面与 IR 中线垂直并重合，双手上举抱头，肩部内收，避免肩胛骨与肋骨重叠。IR 上缘包括第 7 颈椎，下缘超出剑突 3cm，两侧包括侧胸壁。中心线向足端倾斜 10°~15°，经甲状软骨与剑突连线的中点射入。临床可用于观察膈肌以上肋骨（第 7 前肋及第 10 后肋以上肋骨）骨质情况。

3. 膈下肋骨前后位 受检者仰卧于摄影床上，身体正中矢状面与 IR 中线垂直并重合，双手上举置于头旁，双侧髋关节及膝关节屈曲，双足踏于床面，使腰部紧贴床面。IR 上缘包括剑突上 3cm，下缘超出肋弓下 3cm，两侧包括胸腹壁外缘。中心线向头端倾斜 10°~15°，经剑突与肚脐连线中点射入。临床可用于观察第 8~12 肋骨骨质情况。

4. 肋骨斜位 受检者面向 X 线管，站立于摄影架前。被检侧紧贴 IR，身体冠状面与 IR 成 45°，两臂上举，屈肘抱头，肩部内收。IR 上缘包括第 7 颈椎，下缘包括第 3 腰椎。中心线对准斜位胸廓中点（约为胸骨中点）垂直射入。临床可用于观察腋中线区肋骨弯曲部分的骨质情况。

考试知识点总结

本章小结

协和云课堂…… 拓展练习及参考答案

（杨亚振）

教学课件

第十一章 腹部X线摄影检查技术

微课：腹部X线摄影检查技术

学习目标

素质目标

（1）树立知行合一的意识，运用所学知识，分析和解决急腹症患者X线摄影检查体位设计问题。

（2）具备严谨扎实的工作态度和以患者为中心的服务理念，做好检查前准备、减少患者不适。

知识目标

（1）掌握：腹部常规体位（仰卧、站立、侧卧）的适应证及技术要点。

（2）熟悉：腹部九分法分区与脏器投影关系。

（3）了解：急腹症（穿孔、梗阻）的摄影体位选择。

能力目标

（1）能根据患者的临床表现、病史、临床检查，综合分析腹部病变情况，正确选择摄影位置，精准设计体位。

（2）能捋清腹部摄影检查的流程，明确其中操作技术要点，能评估腹部X线摄影图像质量是否符合诊断要求。

案例导入

【案例】

患者，男，30岁。餐后突发上腹部剧痛12小时。患者于12小时前晚餐后突然出现上腹部刀割样疼痛，呈持续性，伴恶心、呕吐。30分钟后腹痛波及右下腹，逐渐弥漫至全腹，自服镇痛药无效。发病以来未进饮食，未排尿、排便。既往史：既往有十二指肠溃疡病史4年，未正规治疗。无药物过敏史及手术、外伤史。无烟酒嗜好。体格检查：T 38.9℃，P 118次/分，R 26次/分，BP 135/80mmHg。神志清楚，痛苦面容，屈曲体位。浅表淋巴结未触及肿大，巩膜无黄染，口唇无发绀。心肺检查未见异常。腹平坦，腹式呼吸消失，全腹明显压痛、反跳痛、肌紧张呈板样，肝脾触诊不满意，肝浊音界消失，移动性浊音（±），听诊未闻及肠鸣音。实验室检查：血常规 Hb 126g/L，WBC 21.0×10^9/L。初步诊断：急性弥漫性腹膜炎；十二指肠溃疡穿孔。

【问题】

1. 如行 X 线摄影，应如何选择摄影体位？
2. 如果急诊接诊此患者，应作何处理？

·核心知识拆解·

本章的主要内容是介绍腹部 X 线摄影检查技术，主要包括腹部的体表定位标志、摄影注意事项、常用的摄影体位设计及摄影位置的选择。

第一节　腹部的体表定位标志及摄影注意事项

一、腹部的体表定位标志

腹部常用九分法来进行划分，上水平线为经过两侧肋弓下缘最低点的连线，下水平线为经过两侧髂嵴最高点的连线，两条垂直线分别为左锁骨中线与左腹股沟韧带中点的连线和右锁骨中线与右腹股沟韧带中点的连线，分为右季肋区、腹上区、左季肋区、右腰区、脐区、左腰区、右髂区、腹下区、左髂区（图 11-1）。

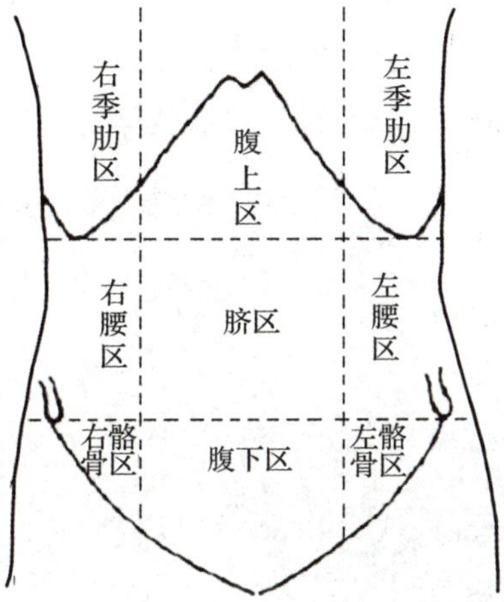

图 11-1　腹部九分法

腹部四分法：通过脐画两个互相垂直的平面，腹部被分为四个区：右上分区、左上分区、右下分区和左下分区。该分法常用于腹部影像定位和描述腹痛或其他症状。右上分区包括肝、胆囊、结肠肝曲、十二指肠、胰头、右肾、右肾上腺。左上分区包括脾、胃、结肠脾曲、胰尾、左肾、左肾上腺。右下分区包括升结肠、阑尾、盲肠、2/3 回肠、回盲瓣。左下分区包括降结肠、乙状结肠、2/3 空肠。

二、腹部摄影的注意事项

1. 做好摄影前准备，为减少或清除肠腔内容物对诊断影像的重叠干扰，除急腹症及孕妇外，摄影前均应先清除肠腔内容物。清除肠腔内容物有以下几种方法。

（1）自洁法：摄影前一日晚服缓泻剂，如蓖麻油或番泻叶。摄影日晨禁食、禁水，摄影前需先行腹部透视，确认腹部肠腔清洁后方可摄影。

（2）灌肠法：为清除肠腔内容物，摄影前 2 小时用生理盐水约 1500ml 进行清洁灌肠。

2. 腹部摄影因体厚，密度较高，除新生儿外，一般均应使用滤线器技术，摄影距离为 90～100cm。选择适当的照射野。

3. 腹部摄影的呼吸要求，一般选择深呼气后屏气曝光。

4. 合理控制照射野。成人全腹部摄影大小为 356mm×432mm （14in×17in），局部片及婴幼儿根据所摄部位的病变范围而定。

5. 观察肠腔内气液平面或腹腔内游离气体时，应采用立位或侧卧位水平方向摄影。在摄影前可让患者坐立或侧卧片刻，以使腹腔内游离气体移动到膈下或侧腹壁。

6. 在腹部摄影时使用相关防护用品，对受检者的性腺器官进行有效的 X 线防护。

第二节　常用摄影位置

一、腹部仰卧前后位

1. 摄影目的　观察泌尿系统结石、腹腔脏器的钙化、腹部异物、肠腔气体等情况。

2. 体位要求（图 11-2A）　受检者仰卧于摄影床上，身体正中矢状线对正于床面中线，正中矢状面垂直于床面，双下肢伸直。剑突上 3cm 及耻骨联合包括在胶片内。

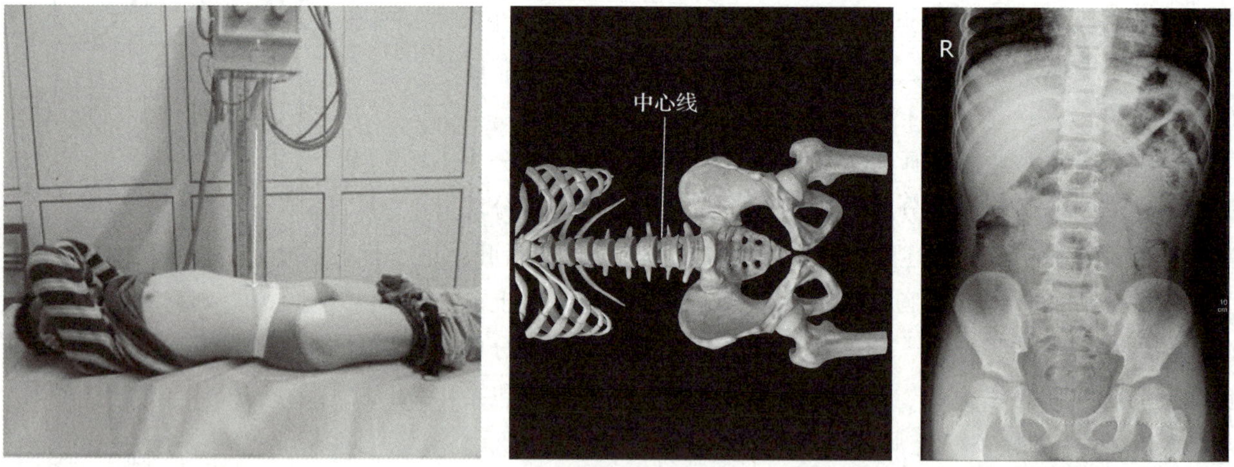

A　B　C

图 11-2　腹部仰卧前后位

A. 体位展示；B. 显示示意；C. 照片影像

3. 中心线　中心线经剑突与耻骨联合上缘连线的中点垂直射入。

4. 滤线栅　使用滤线栅。

5. 屏气方式　深呼气后屏气曝光。

6. 摄影距离 100cm。

7. 防护 屏蔽防护。

8. 图像标记 铅字码正放，置于图像边缘，不与诊断区域重叠。

9. 基本质量评定（图11-2B、C）

（1）腹部全部包括在照片内，腰椎序列投影于照片正中并对称显示。

（2）两侧膈肌、腹壁软组织及骨盆腔对称显示在照片内，椎体棘突位于照片正中。

（3）肾、腰大肌、腹膜外脂肪线及骨盆影像显示清楚。

二、腹部侧卧侧位

1. 摄影目的 主要用于鉴别泌尿系统结石、腹腔脏器的钙化、异物、肠腔气体等情况。

2. 体位要求（图11-3A） 受检者侧卧于摄影床上，被检侧在下，两臂上举抱头，双下肢弯曲，身体冠状面垂直床面。腹部前后径中线置于床中线处。剑突上3cm及耻骨联合包括在片内。

3. 中心线 对准剑突及耻骨联合上缘平面的腹部前后径中线中点，垂直于床面。

4. 滤线栅 使用滤线栅。

5. 屏气方式 深呼气后屏气曝光。

6. 摄影距离 100cm。

7. 防护 屏蔽防护。

8. 图像标记 铅字码反放，置于图像边缘，不与诊断区域重叠。

9. 基本质量评定（图11-3B、C）

（1）腹部侧位影像，膈肌、耻骨联合及前后腹壁包括在照片内，两侧下部肋骨及两侧髂骨影重叠。

（2）观察腹部结石、钙化、异物、肿瘤等病变情况，常用作位置关系的判断。

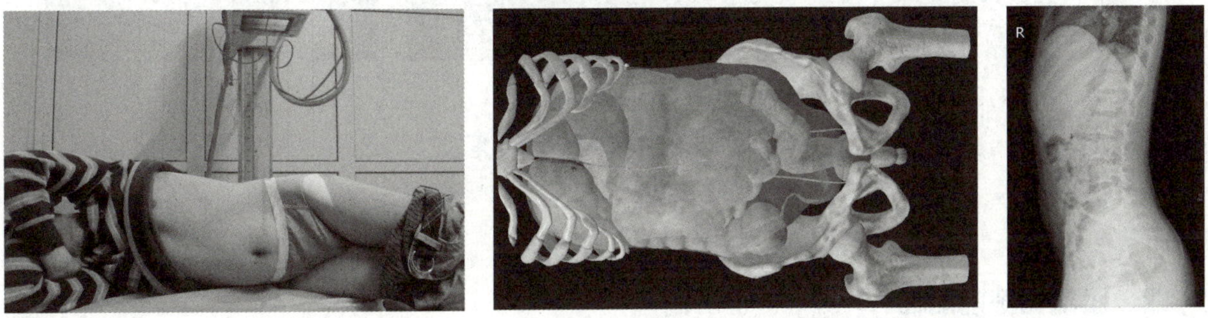

A　　B　　C

图11-3 腹部侧卧侧位

A. 体位展示；B. 显示示意；C. 照片影像

三、腹部站立前后位

1. 摄影目的 观察全腹，着重观察消化道穿孔、肠梗阻及肾下垂情况。

2. 体位要求（图11-4A） 受检者背向摄影架站立，身体正中矢状线对正于探测器中线，冠状面平行于探测器。剑突上 5cm 及耻骨联合包括在胶片内。探测器竖放，疑有消化道穿孔者，探测器上缘包括膈肌；疑为肾位置异常者，探测器下缘包括耻骨联合。

3. 中心线 ①观察膈下游离气体时，对准剑突与脐连线中点，垂直于探测器；②观察其他部位时，对准剑突与耻骨联合上缘连线的中点，垂直于探测器。

4. 滤线栅 使用滤线栅。

5. 屏气方式 深呼气后屏气曝光。

6. 摄影距离 100cm。

7. 防护 屏蔽防护。

8. 图像标记 铅字码正放，置于图像边缘，不与诊断区域重叠。

9. 基本质量评定（图 11-4B、C）

（1）两侧膈肌、腹壁软组织及骨盆腔对称显示在照片内，椎体棘突位于照片正中。

（2）膈肌边缘锐利，胃内液平面及可能出现的肠内液平面，均能辨认明确。

（3）肾、腰大肌、腹膜外脂肪线及骨盆影像显示清楚。

（4）观察消化道穿孔、肠梗阻及肾下垂等病变情况。

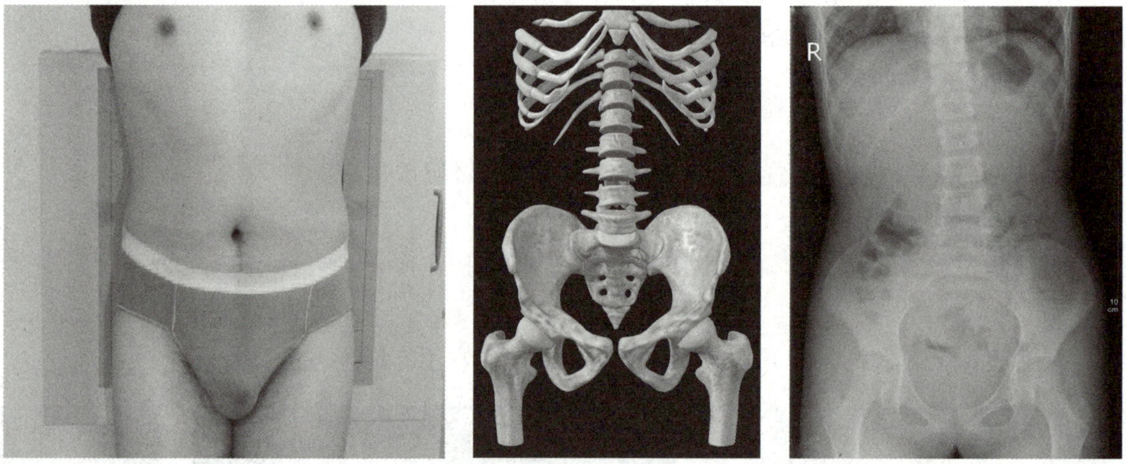

A　　B　　C

图 11-4　腹部站立前后位

A. 体位展示；B. 显示示意；C. 照片影像

四、腹部侧卧前后位

1. 摄影目的 主要用于观察不能站立患者的消化道穿孔及肠梗阻等病变情况。

2. 体位要求（图 11-5A） 受检者侧卧在摄影床上或病床上，双下肢弯曲，身体正中矢状面平行于床面，探测器竖放于腹壁后。剑突、耻骨联合及两侧腹壁包括在胶片内。

3. 中心线 对准第 3 腰椎，垂直于探测器。

4. 滤线栅 使用滤线栅。

5. 屏气方式 深呼气后屏气曝光。

6. 摄影距离 根据 X 线机情况确定。

7. 防护　屏蔽防护。

8. 图像标记　铅字码正放，置于图像边缘，不与诊断区域重叠。

9. 基本质量评定（图 11-5B、C）　腹部正位像，能清晰显示腹膜腔游离气体及肠腔内液气面。

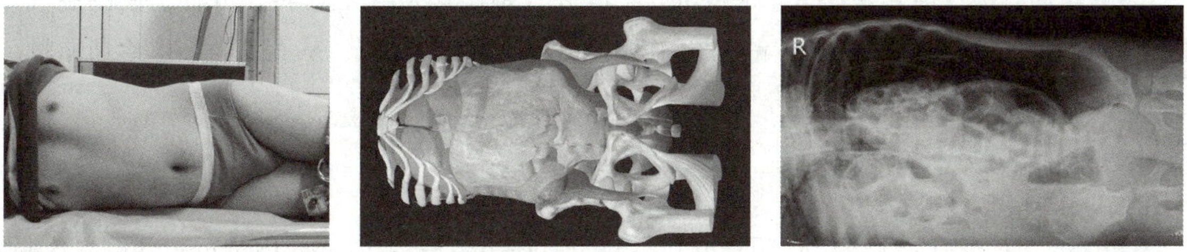

A　　B　　C

图 11-5　腹部侧卧前后位

A. 体位展示；B. 显示示意；C. 照片影像

五、腹部倒立前后位

1. 摄影目的　对疑有先天性肛门闭锁的新生儿，应在出生后约 20 小时内进行腹部倒立位摄影。

2. 体位要求（图 11-6A）　患儿呈倒立姿势，正中矢状面与探测器垂直，背部贴探测器面。探测器上缘超过肛门 3~4cm，肛门处作一金属标记。

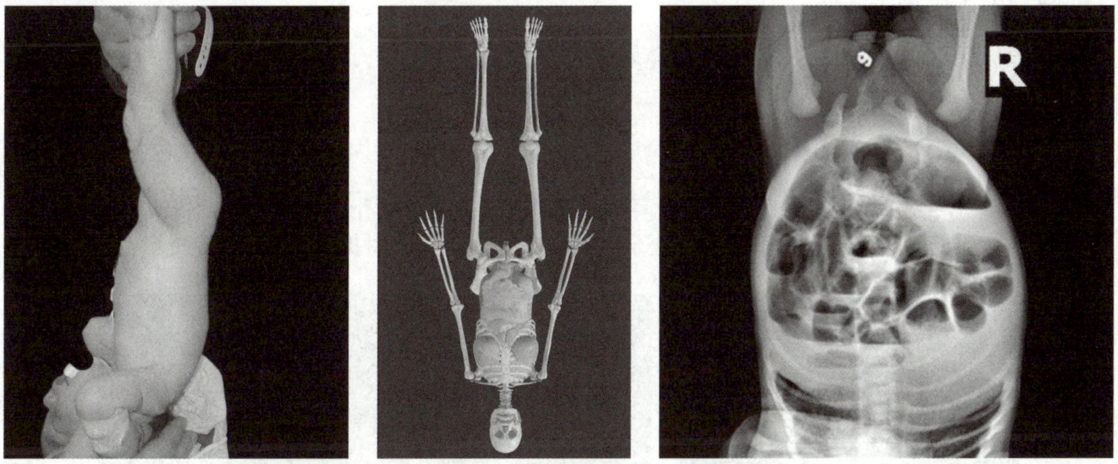

A　　B　　C

图 11-6　腹部倒立前后位

A. 体位展示；B. 显示示意；C. 照片影像

3. 中心线　对准腹部正中水平射入。

4. 滤线栅　使用滤线栅。

5. 屏气方式　深呼气后屏气曝光。

6. 摄影距离　100cm。

7. 防护　屏蔽防护。

8. 图像标记　铅字码正放，置于图像边缘，不与诊断区域重叠。

9. 基本质量评定（图 11-6B、C）

（1）腹部倒立影像。

（2）可见直肠气体末端距肛门皮肤处金属标志的距离。

10. 注意事项 摄片前先要让患儿保持倒立姿势并且要让其大声哭闹 4~5 分钟，使肠腔气体尽可能上移，以便更好地测量直肠气体末端距肛门皮肤处金属标志的距离，从而提高影像诊断质量。

六、腹部倒立侧位

1. 摄影目的 对疑有先天性肛门闭锁的新生儿，应在出生后约 20 小时内进行腹部倒立位摄影。

2. 体位要求（图 11-7A） 患儿呈倒立姿势，正中矢状面与探测器平行，左侧部紧贴探测器。探测器上缘超过肛门 3~4cm，肛门处作一金属标记。

3. 中心线 对准腹部正中水平射入。

4. 滤线栅 不使用滤线栅。

5. 屏气方式 深呼气后屏气曝光。

6. 摄影距离 100cm。

7. 防护 屏蔽防护。

8. 图像标记 铅字码反放，置于图像边缘，不与诊断区域重叠。

9. 基本质量评定（图 11-7B、C）

（1）腹部倒立影像。

（2）可见直肠气体末端距肛门皮肤处金属标志的距离。

10. 注意事项

（1）对疑有先天性肛门闭锁的新生儿，应在出生后约 20 小时内进行腹部倒立位摄影。

（2）摄片前先要让患儿保持倒立姿势并且要让其大声哭闹 4~5 分钟，使肠腔气体尽可能上移，以便更好地测量直肠气体末端距肛门皮肤处金属标志的距离，从而提高影像诊断质量。

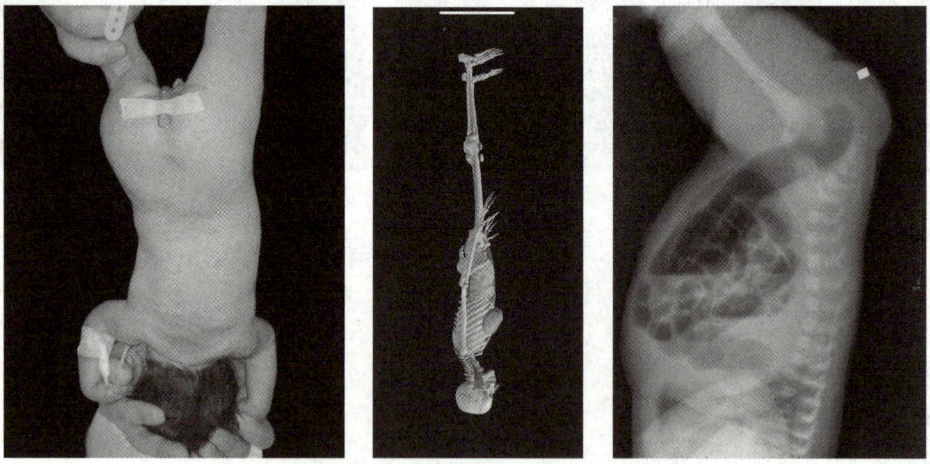

A　　B　　C

图 11-7　腹部倒立侧位

A. 体位展示；B. 显示示意；C. 照片影像

第三节　腹部摄影的临床应用

腹部常见病摄影体位的临床应用，见表 11-1。

表 11-1　腹部常见病摄影体位的临床应用

常见病	首选摄影体位	其他摄影体位
急性胃扩张	腹部站立前后位	—
急腹症（包括急性胃肠道穿孔、肠梗阻、肠套叠及肠扭转）	腹部站立前后位	腹部侧卧后前位
胆系结石	胆区后前位	胆区右后斜位、腹部侧卧侧位
泌尿系结石	腹部仰卧前后位	腹部侧卧侧位
游走肾、肾下垂	腹部站立前后位、腹部仰卧前后位	—
异物	腹部仰卧前后位、腹部侧卧侧位腹部倒立	—
先天性肛门闭锁	腹部倒立前后位、腹部倒立侧位	—

▶知识拓展

腹部其他摄影体位

1. 腹部侧卧后前位　作为腹部正位的补充体位，适用于不能站立的、疑有消化道穿孔、肠梗阻等情况的受检者，观察全腹腔游离气体、液平面和病变平面。体位采用腹部右侧卧位或左侧卧位受检者背向 X 线管，侧卧于摄影床上，身下垫一定高度的泡沫垫，两臂上举，身体矢状面与床面平行；接收器竖向置于受检者腹前，与床面垂直，上缘包括剑突，腹部侧缘超过腹壁 4cm；中心线水平经第 3 腰椎垂直射入。

2. 右上腹俯卧后前位　为肝胆区专用摄影位置。可最大程度显示肝、胆区，且避免与脊柱重叠。体位要求受检者俯卧于摄影台上，左侧贴近床面，身体右侧抬高，冠状面与床面成 15°（以避免胆系与脊柱重叠），胆囊三角区置于接收器的中心；中心线经右侧第 11 肋骨远端向脊柱的垂线与第 11 肋骨所构成的三角区的中心垂直射入。

3. 膀胱区左（右）后斜位　在膀胱造影检查时多摄取此位。体位要求受检者仰卧于摄影床上，身体向左（右）倾斜，使矢状面与床面成 45°；耻骨联合右（左）缘 5cm 处对准台中线；中心线经耻骨联合上 4cm 向右（左）5cm 处垂直射入。

4. 尿道前后位　主要观察男性尿道阳性结石影像，在尿道造影检查时多摄取此位。体位要求受检者仰卧于摄影床上，身体矢状面与床面垂直，并对准台中线，左或右腿弯曲，用手抱起膝部接收器上缘与髂前上棘平齐，下缘尽量包括尿道，摄影时将阴茎拉直，并注射对比剂。

—• 考试知识点总结 •—

—• 本章小结 •—

—• 协和云课堂······ 拓展练习及参考答案 •—

（胡蓓蓓）

第十二章　骨盆 X 线摄影检查技术

教学课件

学习目标

素质目标

（1）增强以患者为中心的意识，熟练运用规范的操作流程，确保患者检查安全舒适。

（2）具备较强的创新思维，对于骨盆外伤患者，可以合理设计体位，达到诊断要求。

知识目标

（1）掌握：骨盆的体表定位标志、摄影注意事项及常规摄影体位。

（2）熟悉：骨盆常规 X 线摄影体位标准影像所见。

（3）了解：骨盆其他摄影位置。

能力目标

（1）能根据患者的临床表现、病史和临床检查，为患者设计合适的骨盆摄影体位。

（2）能捋清骨盆摄影检查的流程，明确其中操作技术要点，能评估拍摄出的骨盆图像质量。

案例导入

【案例】

患者，女，34 岁。车祸后骨盆骨折，活动受限。查体：T 36.6℃，P 82 次/分，R 17 次/分，BP 125/75mmHg，痛苦病容，皮肤未见出血，腹软，移动性浊音（-）。左侧髋部压痛（+），髋关节功能障碍。

【问题】

1. 如选择 X 线摄影，应选择哪些摄影体位？

2. 如患者不能配合，应怎样调整摄影方式？

·核心知识拆解·

本章的主要内容是介绍骨盆 X 线摄影检查技术，主要包括骨盆的体表定位标志、摄影注意事项、常用的摄影体位设计及摄影位置的选择。

第一节　骨盆的体表定位标志及摄影注意事项

一、骨盆解剖

微课：骨盆的解剖与体表定位标志

骨盆是躯干与自由下肢骨之间的骨性成分，连接躯干和下肢，传递重力和保护盆内器官。由左右髋骨和骶、尾骨和及其间的骨连结组成，分为大骨盆（假骨盆）和小骨盆（真骨盆）。大骨盆是由界线上方的髂骨翼和骶骨构成，由于骨盆向前倾斜状，故大骨盆几乎没有前壁。小骨盆是大骨盆向下延伸的骨性狭窄部，可分为骨盆上口、骨盆下口和骨盆腔。骨盆腔为骨盆上下口之间的腔，骨盆腔内有直肠、膀胱和部分生殖器。

女性骨盆短而宽，上口圆形宽大，下口和耻骨下角较大，可达 90°~100°，男性则为 70°~75°。

骨盆在人体处于直立状态时，体重自第五腰椎、骶骨经由两侧的骶髂关节、髋臼传导至两侧的股骨头，再由股骨头往下到达下肢，传递线为股骶弓。人体处于坐位时，重力由骶髂关节传导至两侧坐骨结节，传递线为坐骶弓。

二、骨盆的体表定位标志

骨盆的骨性标志主要有髂嵴、髂前上棘、骶岬、耻骨联合、坐骨棘、坐骨结节、坐骨切迹、耻骨弓等。

1. **髂嵴**　骨盆的最高点为髂嵴，是髂骨上缘的突出部分。

2. **两侧髂嵴连线**　为第 4 腰椎棘突水平。这是进行腰椎穿刺的重要标志。

3. **第 5 腰椎棘突**　两侧髂嵴连线中点下 1.5cm 处为第 5 腰椎棘突。

4. **髂前上棘**　位于骨盆两侧前上方，是重要的骨性标志。

5. **耻骨联合**　从腹前壁的腹中线下方，其外侧的骨突是耻骨结节，后者是腹股沟内韧带的附着点，且与尾骨在同一平面。

6. **尾骨尖端**　骨盆摄影的关键标志。

7. **坐骨棘**　中骨盆平面的标志，是衡量中骨盆大小的重要径线。

8. **坐骨结节**　当下肢屈曲或采取坐位时，摸到臀部下方的骨性突出为坐骨结节。两侧坐骨结节内缘间的距离为骨盆出口横径。

9. **尾骨尖**　位于臀裂内、肛门后方 2.5cm 处，从尾骨尖向上 5cm，可触及骶管裂孔，为硬膜外腔下端终止平面。

10. **骶尾关节**　骨盆出口前后径测量的标志。

11. **坐骨切迹**　判断中骨盆后部空间大小的重要指标。

12. **耻骨弓**　两侧耻骨降支在耻骨联合下方形成一接近直角结构，是衡量骨盆出口横径大小的重要依据。

三、骨盆摄影的注意事项

1. 摄影前应除去被摄部位体表影响成像的衣服和饰品，去除可能重叠在骨盆、骶髂关节等部位的物品，如拉链、纽扣、腰带、腰部饰物等，必要时进行更衣。

2. 询问受检者是否有体内异物的情况，如女性节育环、节育夹，并在检查单上注明盆腔内异物的类型、材质、数量及大致位置等情况。

3. 摄影前应尽量清洁肠道，排空大小便。受检者进行骨盆摄影前一周内不应进行消化道钡餐造影检查，若已做，则应先行骨盆透视，观察盆腔钡剂在消化道的停留情况。

4. 由于因骨盆结构复杂，中心线入射点对各部投影有较大影响，摄影时应充分利用体表定位标志。

5. 对外伤者在不影响摄片质量时应尽量少搬动，可采用改变 X 线方向或移动摄影床床面方式，来适应摄影体位的要求。

6. 盆腔组织密度高、厚度大，摄影时应采用滤线器摄影。

7. 骨盆摄影，呼吸方式为平静呼吸时曝光。

8. 加强对受检者的 X 线防护意识，合理利用体位防护，尽量使被检部位以外的其他部位远离辐射线，并选用适当厚度的滤过板。

9. 根据被检部位的大小，选择合适的照射野和辅助工具。

10. 骨盆摄影的焦-片距一般采用 90~100cm。

第二节　常用摄影位置

微课：注意事项与骨盆正位

一、骨盆正位（后前位）

1. 摄影目的　观察骨盆形态、骨质结构及双侧髋关节，用于外伤性骨盆骨折、关节脱位及分离等。为骨盆常规摄影位置。

2. 体位要求（图 12-1A）

（1）受检者仰卧于摄影床上。

（2）身体正中矢状面与床面正中线重合，并垂直于床面，并对准照射野中线。

（3）双下肢伸直并稍内旋 10°~15°，双足拇指靠拢，双足跟分开约 5cm。

（4）双上肢置于身体两侧或上举，不可与骨盆交叠并进入照射范围。

（5）照射野及探测器上缘超过髂嵴 3cm，下缘超过耻骨联合下缘向下 3cm，两侧包括髋部两侧软组织。

（6）如遇骨盆畸形者，需用棉垫垫于髋部，使双侧髂前上棘连线与摄影床面平行，外伤者除外。

3. 中心线　中心线通过两髂前上棘连线的中点下方 3cm 处，垂直射入影像探测器。

4. 滤线栅 使用滤线栅。

5. 屏气方式 深呼气后屏气曝光。

6. 摄影距离 100cm。

7. 防护 屏蔽防护，注意非照射部位的防护。

8. 图像标记 铅字码反放，置于图像边缘，不与诊断区域重叠。

9. 基本质量评定（图 12-1B、C）

（1）显示骨盆前后位影像，照片包括骨盆诸骨、股骨近端及两侧软组织，左右对称；骶骨棘与耻骨联合位于中线；左右对称显示。

（2）耻骨不与骶骨重叠，左右髋关节分别位于骨盆两侧下 1/4 处，内方为耻骨、坐骨围成的闭孔。

（3）骨盆诸骨、股骨近端皮质及骨小梁清晰可见，无明显的粪便气体及其他干扰影。

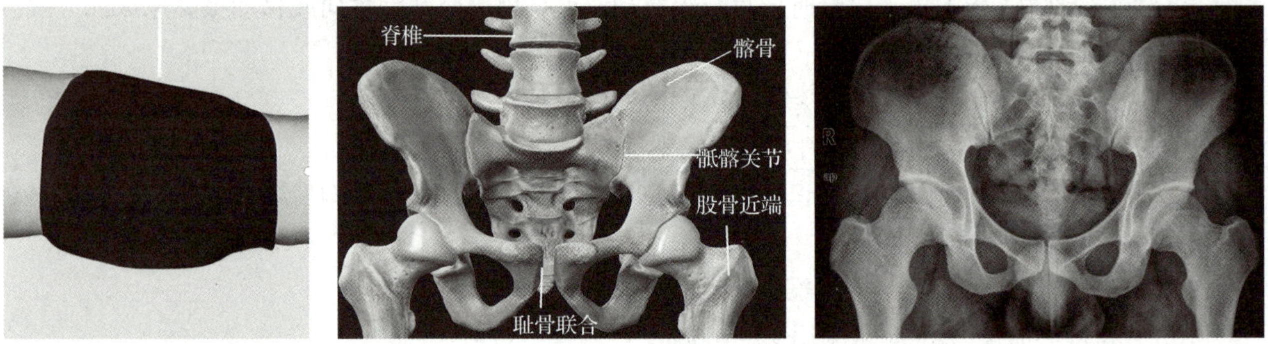

A B C

图 12-1 骨盆正位

A. 体位展示；B. 显示示意；C. 照片影像

二、骶髂关节前后位

微课：骶髂关节前后位

1. 摄影目的 观察骶髂关节情况。

2. 体位要求（图 12-2A）

（1）受检者仰卧于摄影床上。

（2）身体正中矢状面与床面正中线重合并垂直于床面并对准照射野中线。

（3）双下肢伸直，或双髋和双膝略弯曲并用棉枕垫稳，使后腰部尽量贴近台面。

（4）双上肢置于身体两侧或上举，不可与骨盆交叠并进入照射范围。

（5）照射野及探测器上缘超过髂嵴，下缘包括耻骨联合。

（6）如遇骨盆畸形者，需用棉垫垫于髋部，使双侧髂前上棘连线与摄影床面平行，外伤者除外。

3. 中心线 中心线向头侧倾斜 10°~25°，对准两髂前上棘连线中点，射入探测器中心。中心线倾斜的角度，依据骶骨的后倾角度决定。

4. 滤线栅 使用滤线栅。

5. 屏气方式 深呼气后屏气曝光。

6. 摄影距离 100cm。

7. 防护　屏蔽防护，注意非照射部位的防护。

8. 图像标记　铅字码反放，置于图像边缘，不与诊断区域重叠。

9. 基本质量评定（图 12-2B、C）

（1）显示骶髂关节、腰骶关节及全部骶骨影像；清晰可见诸骨骨质结构。

（2）第 5 腰椎棘突位于椎体中心显示，两侧髂骨翼对称。

（3）两侧骶髂关节位于图像中心位置。

（4）影像密度和对比度良好，无体外异物伪影、运动伪影和切割伪影等。

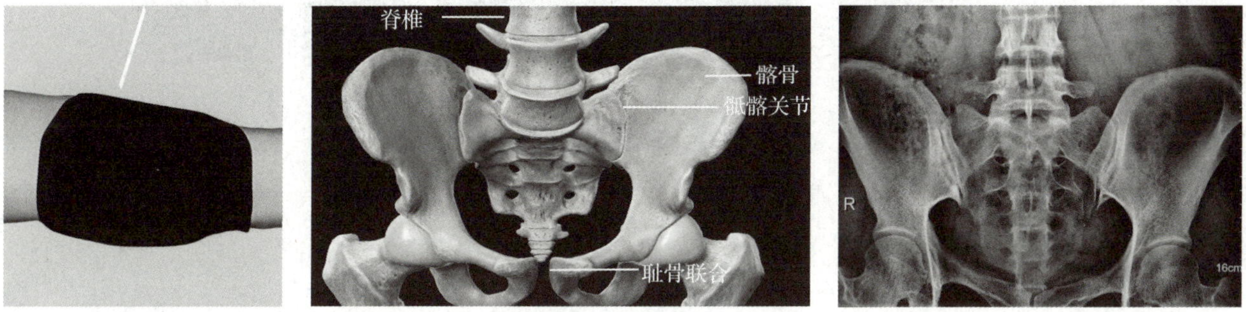

A　　B　　C

图 12-2　骶髂关节前后位

A. 体位展示；B. 显示示意；C. 照片影像

三、骶髂关节前后斜位

1. 摄影目的　观察双侧骶髂关节情况。

2. 体位要求（图 12-3A）

（1）受检者仰卧于摄影床上。

（2）受检者身体长轴与摄影床长轴平行于床面并将被检部位对准照射野中心。

（3）将受检者的臀部抬起，冠状面与床面成 25～30°，膝部用沙袋垫高，使膝关节屈曲 100°～125°。

（4）双上肢置于身体两侧或上举，不可与骨盆交叠并进入照射范围。

（5）被检侧髂前上棘内 2. 5cm 处置照射野中线处。

（6）照射野及探测器上缘超过髂嵴，下缘包括耻骨联合，髂嵴和骶椎末节包括在照射野内。

3. 中心线　中心线向头侧倾斜 10°～25°，对准垫高侧髂前上棘内 2. 5cm 处垂直射入照射野中心。

4. 滤线栅　使用滤线栅。

5. 屏气方式　深呼气后屏气曝光。

6. 摄影距离　100cm。

7. 防护　屏蔽防护，注意非照射部位的防护。

8. 图像标记　铅字码反放，置于图像边缘，不与诊断区域重叠。

9. 基本质量评定（图 12-3B、C）

（1）显示骶髂关节斜位影像；清晰可见诸骨骨质结构。

（2）骶髂关节面边缘锐利，关节间隙呈切线位显示清除。

（3）骶髂关节位于图像中心位置。

微课：骶髂关节前后斜位

（4）影像密度和对比度良好，无体外异物伪影、运动伪影和切割伪影等。

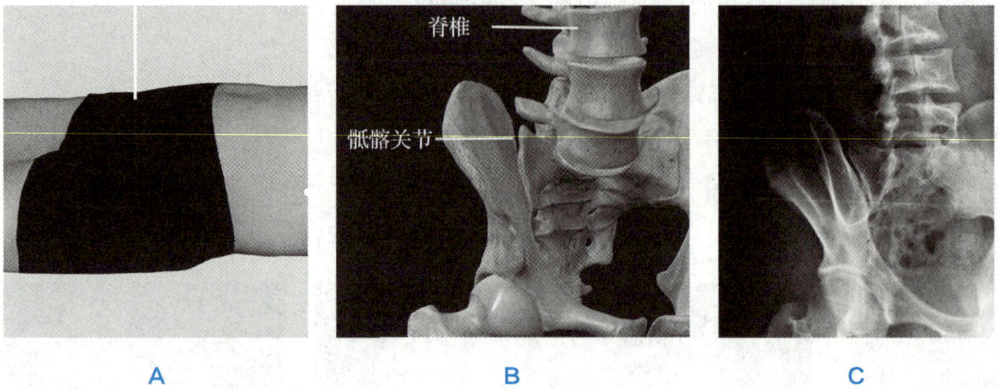

图 12-3 骶髂关节前后斜位

A. 体位展示；B. 显示示意；C. 照片影像

▶**知识拓展**

骨盆其他摄影位置

1. 骨盆入口位 主要用于评估骨盆环和骨盆变形情况。仰卧于摄影床上，正中矢状面垂直床面并对准照射野中线；两下肢伸直，并稍内旋；照射野上缘超出髂骨嵴约 3cm；下缘达耻骨联合下 3cm。中心线向足侧倾斜 35°~40°，经两侧髂前上棘连线中点上方 2cm 处射入（图 12-4）。

2. 骨盆出口位 主要用于评估耻骨和坐骨的骨折和移位情况。仰卧于摄影床上，身体正中矢状面垂直床面并对准照射野中线；两下肢伸直；照射野上缘平髂骨嵴；下缘达耻骨联合下 5cm。中心线向头侧倾斜 25°~40°，经耻骨联合上方 5cm 处射入（图 12-5）。

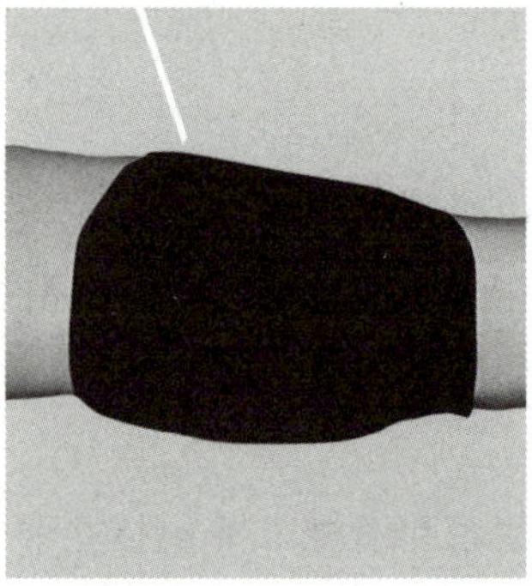

图 12-4 骨盆入口位体位展示

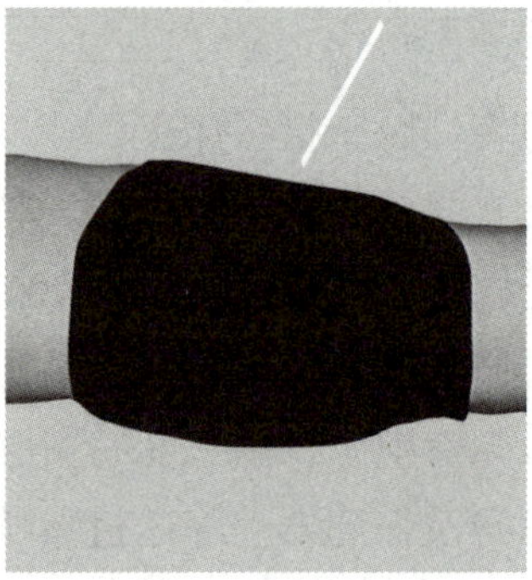

图 12-5 骨盆出口位体位展示

3. 骨盆斜位 主要用于显示髂骨、闭孔；常规摄取左、右侧进行对比。仰卧于摄影床上，被检侧腰部及臀部抬高，冠状面与床面成 45°；照射野上缘平髂骨嵴；下缘达耻骨联合。中心线经所检部位的中心处射入。

第三节　骨盆摄影的临床应用

骨盆常见病的摄影体位临床应用，见表 12-1。

表 12-1　骨盆常见病的摄影体位临床应用

常见病	首选摄影体位	其他摄影体位
躯干下部外伤	骨盆前后位	斜位
下腹部、臀部异物	骨盆前后位	斜位
畸形性骨炎、软骨肉瘤	骨盆前后位	斜位
骨包虫囊病	骨盆前后位	斜位
髂骨炎性病变	骶髂关节前后位	骶髂关节前后斜位
耻骨外伤	骶髂关节前后位	骶髂关节侧位
氟骨病	骶髂关节前后位	—

—• 考试知识点总结 •—

—• 本章小结 •—

—• 协和云课堂……　拓展练习及参考答案 •—

（刘翠玲）

教学课件

第十三章　头部 X 线摄影检查技术

微课：头部 X 线摄影检查技术

学习目标

素质目标

（1）具备严谨专业的态度与人文关怀精神，以规范操作、安全防护为前提，获取高质量头颅 X 线影像，为临床诊断提供可靠依据。

（2）具有持续学习与创新意识，通过查阅文献、参加专业学术会议，学习新技术、新方法，根据患者的具体情况，合理设计摄影体位。

知识目标

（1）掌握：头部的体表定位标志、摄影注意事项及常规头部 X 线摄影的操作规范。

（2）熟悉：头部常见 X 线摄影体位标准影像所见。

（3）了解：其他头部摄影位置。

能力目标

（1）能熟练且精准地完成头颅各部位摄影操作，根据患者具体情况灵活调整摆位与参数，高效获取清晰、完整的影像。

（2）能消除患者的紧张情绪，能保障头部检查的安全性与诊断的准确性。

案例导入

【案例】

患者，男性，47 岁。因“反复流涕、鼻塞 2 年”就诊。患者 2 年前因“感冒”后开始出现右鼻流脓涕、鼻塞、嗅觉减退，伴有头痛。在社区医院按照上呼吸道感染给予对症治疗 1 周后，感冒症状基本消失。但仍存在右侧鼻塞，且未进一步处理。后常有类似情况发作，右侧鼻塞逐渐加重，平时也经常头痛头晕，经滴鼻药物、抗生素和中成药物治疗后好转，但仍反复发作。无视物模糊、鼻涕带血、牙痛或听力下降病史。发病以来，患者饮食、睡眠、大小便基本正常，体重无明显变化。

体格检查：T 36. 7℃，P 70 次/分，R 20 次/分，BP 130/75mmHg。神志清楚，对答切题，发音清晰，检查合作，自主体位。双侧扁桃体I度肿大，右侧中鼻甲肿大，右中鼻道内脓性分泌物。

【问题】

如选择X线摄影，应选择哪些摄影体位？

·核心知识拆解·

本章的主要内容是介绍头部X线摄影检查技术，主要内容有常用头颅体表定位标志、摄影中需要注意的事项、摄影位置的选择及常用摄影体位的设计。

第一节 头部的体表定位标志及摄影注意事项

头颅骨解剖结构复杂，投影重叠较多，干扰大，组织器官较厚，影响成像因素多。因此，对摄影技术提出了较高的要求。必须熟悉颅骨的解剖知识，准确摆放头颅体位和倾斜X线中心线，才能得到影像清晰的X线照片。

一、颅骨的解剖基础及常见体表定位标志

（一）颅骨的解剖基础

头颅骨骼共23块，大体可分为面颅骨和脑颅骨两部分。脑颅骨共有8块，即前部的额骨、后下部的枕骨、上方的左右顶骨、两侧的颞骨及颅底前部的蝶骨和筛骨。颅骨围成颅腔，有容纳和保护脑的功能。骨与骨之间为颅缝，在婴幼儿颅缝较宽，并可见囟门。面颅骨由15块骨组成，包括成对的鼻骨、泪骨、腭骨、颧骨、鼻甲骨、上颌骨和单一的犁骨、下颌骨及舌骨。面颅骨组成眼眶、鼻腔、鼻旁窦及口腔等组织器官。

（二）颅骨摄影常用体表定位标志

头颅骨的形态不规则，单纯摄取正、侧位片不能显示全部骨组织。因此，根据颅骨的形态和相互间的位置关系，将头颅置于特殊体位，并配合改变中心线投照方向，设计了多个摄取局部组织的特殊位置。为了统一设置体位，常用一些具有标志性的体表定位点之间的连线作为定位线。常用的标志线有听眦线、听眶线、听口线、听鼻线及瞳间线等。标志点有鼻根，在鼻额缝处，位于眉间下约1cm；顶结节，为顶骨两侧最突点。此外，枕外隆凸、外耳孔、颞骨乳突尖及眼眶边缘等，均可作摄影时的定位标志。此外还有一些重要的头颅骨性标志，可以帮助更好地找到定位点，以及确定照射野范围。

1. **听眶线（orbitomeatal line,OML）** 外耳孔上缘与眼眶下缘的连线。

2. **听眦线（orbitomeatal base line,OMBL）** 外耳孔中点与眼外眦的连线，与听眶线成12°~15°。

3. **听鼻线（acanthiomeatal line,AML）** 外耳孔中点与鼻前棘的连线。与听眦线成25°。

4. **听口线（meatal line,ML）** 外耳孔至同侧口角的连线。

5. 瞳间线（interpupillary line,IPL） 两侧瞳孔间的连线，与水平面平行。

6. 听眉线（supraorbitomeatal line,SML） 外耳孔与眉间（眉弓中点）的连线。

7. 眶下线（infra-orbital line，IOL） 两眼眶下缘的连线。

二、头部摄影的注意事项

1. 熟悉 X 线机的性能与特点，掌握如何调整投照角度与方位。

2. 需熟知头颅部的解剖结构、病理生理特性及各种疾病的 X 线诊断关键，以明确摄影的目标，从而精准地选择摄影位置和条件。

3. 在进行颅骨与面骨的 X 线摄影时，应了解头型、面型与常规摄影角度的不同，并据此调整摄影角度，确保能够清晰显示所需的解剖结构。

4. 仔细阅读 X 线检查申请单，根据临床诊断的需求，选取合适的摄影体位和条件。体位设计需确保诊断要求得到满足，同时使受检者保持舒适状态。

5. 在摆放摄影体位之前，要求受检者摘除头部的发卡、饰物和活动义齿等可能产生伪影的物品。摆放时，应充分利用头颅的体表定位标志并明确 X 线中心线的入射和出射点。

6. 若特殊情况导致无法按照常规方式摆放摄影体位，应通过调整 IR 位置和 X 线的投射方向，以确保摄影效果满足诊断要求。对于对称结构的部位，分别摄影时条件必须保持一致。

7. 头颅摄影通常使用滤线设备以获得清晰图像，除鼻骨侧位摄影外，均应采用滤线栅摄影，且源-像距离保持为 100cm。

8. 摄影时，受检者应采取平静呼吸下屏气的方式。摄影前需向受检者详细解释摄影方法和过程，并进行呼吸屏气训练，以确保其能够密切配合，避免运动模糊。必要时，可使用头颅固定装置。

9. 对于因外伤或其他原因导致意识不清、无法配合摄影的受检者，可根据具体情况，在不改变其体位的前提下，拍摄所需位置的照片。如颅底骨折患者，可拍摄头颅前后位及仰卧水平侧位片。摄影过程中应确保患者处于舒适体位，减轻痛苦和移动。对于病重患者，应在临床医师的监护下进行摄影，并确保对受检者进行有效的 X 线防护。

第二节 常用摄影位置

一、头颅后前位

1. 摄影目的 获得颅骨正位影，可以观察颅骨的对称性、颅缝的宽度及骨板的厚度，进而判断颅骨是否存在骨质破坏、骨折等异常病变。

2. 体位要求（图 13-1A）

（1）受检者俯卧于摄影台上，将手臂置于头部两侧。

（2）头部正中矢状面与床面垂直，正中矢状线与探测器中线重合。

（3）两侧外耳孔与台面等距，下颌稍内收，使听眦线与台面垂直。

（4）影像探测器上缘超过头顶 3cm，下缘包括部分下颌骨或下颌前支。

3. 中心线　对准枕外隆凸，通过眉间垂直射入影像探测器中心。

4. 滤线栅　使用滤线栅。

5. 屏气方式　平静呼吸下屏气。

6. 摄影距离　100cm。

7. 防护　屏蔽防护，注意甲状腺、性腺及非照射部位的防护。

8. 图像标记　铅字码反放，置于图像边缘，不与诊断区域重叠。

9. 基本质量评定（图 13-1B、C）

（1）显示头颅正位影像，图像包括全部颅骨及下颌骨升支，距照片边缘等距。

（2）蝶骨大翼、小翼、眶上裂、额骨、筛窦和额窦、眶下裂和鸡冠均清晰可见。

（3）人字缝完整显示，冠状缝与人字缝大体重叠，可连续追踪观察到颅盖骨外板。

（4）矢状缝与鼻中隔位于图像中心部位显示。

（5）眼眶、上颌窦呈对称显示。

（6）鼻根部位于图像中心。

（7）岩骨上边缘与眼眶内部中央位置对齐，或者内听道在眼眶的正中央显现，同时两侧的无名线与颅板保持等距离，能够观察到板障的结构特征。

（8）骨质结构显示清晰。

（9）影像密度和对比度良好，无体外异物伪影、运动伪影和切割伪影等。

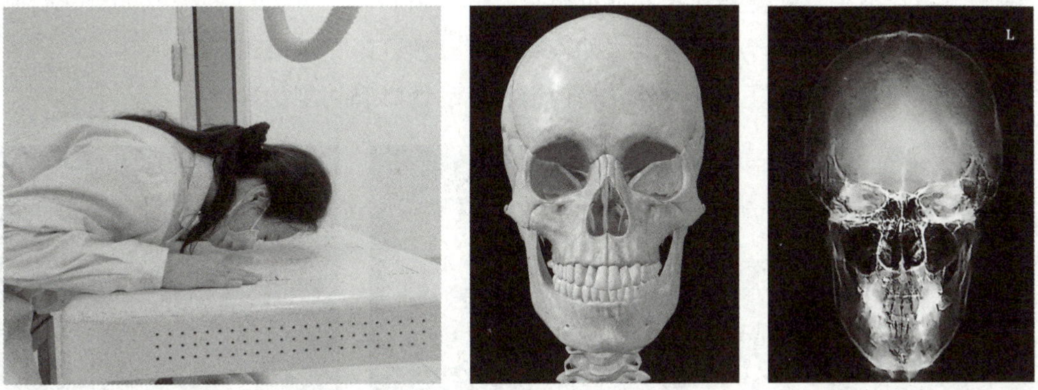

A　　B　　C

图 13-1　头颅后前位

A. 体位展示；B. 显示示意；C. 照片影像

二、头颅侧位

1. 摄影目的　用于获取颅骨的侧面 X 线图像，以便清晰观察蝶鞍的形状、尺寸，评估骨板的厚度，并检测颅内是否存在钙化现象，同时用于诊断颅缝分离、颅骨骨折、骨质破坏等颅骨相关病变。

2. 体位要求（图 13-2A）

（1）受检者需俯卧在摄影台上，头部向一侧转动，确保被检查的一侧紧密贴合床面。

（2）另一侧的前胸部应抬起，肘部保持弯曲，下肢屈曲以稳固支撑身体。

（3）确保头颅矢状面与床面保持平行，双眼瞳孔连线（瞳间线）与床面呈垂直状态，下颌稍微内收，同时听眶线（即外耳孔与眼眶下缘的连线）与摄影台边缘垂直。

（4）影像探测器应放置得当，其上缘需超出颅顶约 3cm，下缘则需包含下颌骨，以确保影像的完整性。

3. 中心线　经蝶鞍（外耳孔前、上方各 2.5cm 处），垂直射入影像探测器中心。

4. 滤线栅　使用滤线栅。

5. 屏气方式　平静呼吸下屏气。

6. 摄影距离　100cm。

7. 防护　屏蔽防护，注意甲状腺、性腺及非照射部位的防护。

8. 图像标记　铅字码反放，方位标记以近片侧为准，置于图像边缘，不与诊断区域重叠。

9. 基本质量评定（图 13-2B、C）

（1）显示全部颅骨及下颌骨升支的侧位影像。

（2）颅骨穹隆内、外板、蝶骨壁、颞骨岩部、颅前窝底、蝶骨小翼、颅骨小梁结构及血管沟均清晰可见。

（3）影像的上缘包括顶骨，前缘包括额骨和鼻骨，后缘包括枕外隆凸。

（4）听眶线平行于图像横轴。

（5）蝶鞍在图像中略偏前显示，位于中心位置，其各边缘呈现单线半月状，且无双边影。

（6）蝶鞍边缘清晰锐利；前颅窝底重叠为单线。

（7）两侧下颌骨小头及乳突外耳孔基本重叠。

（8）听眶线与照片长轴平行，颅骨内、外板和板障及颅缝影显示清晰。

（9）影像密度和对比度良好，无体外异物伪影、运动伪影和切割伪影等。

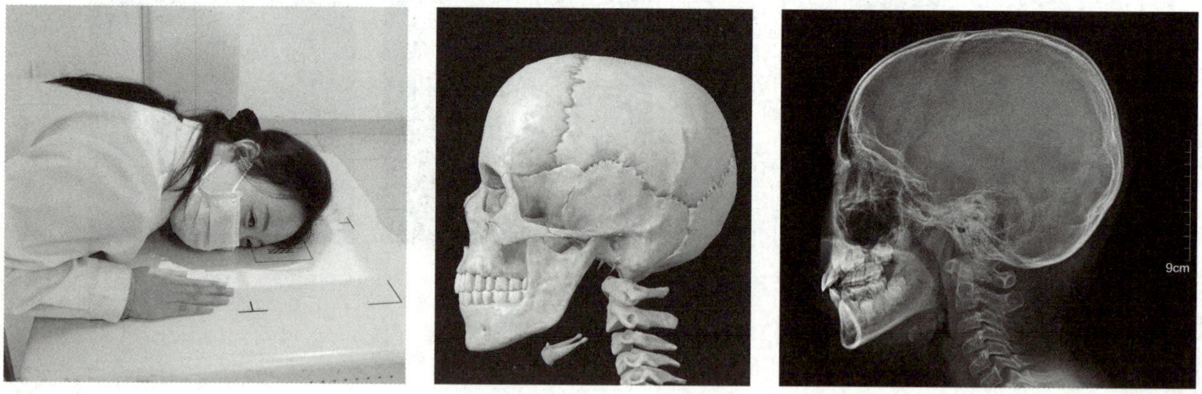

A　　B　　C

图 13-2　头颅侧位

A. 体位展示；B. 显示示意；C. 照片影像

三、头颅瓦氏位（鼻窦后前 37°角位）

1. 摄影目的　观察额窦、上颌窦、后组筛窦等结构影像。

2. 体位要求（图13-3A）

（1）受检者坐于立式摄影架前，或俯卧于摄影台上，取后前位，两手平放于头部两侧，支撑固定，下颌部紧贴面板。

（2）头颅正中矢状面与面板垂直，并与面板中线重合。

（3）头部后仰，听眦线与面板夹角成37°。

（4）两侧外耳孔与台面等距，鼻尖置于影像探测器中心。

3. 中心线 呈水平方向，经鼻尖垂直射入影像探测器中心/中心线经鼻尖与上唇连线中点，垂直射入影像探测器中。

4. 滤线栅 使用滤线栅。

5. 屏气方式 平静呼吸下屏气。

6. 摄影距离 100cm。

7. 防护 屏蔽防护，注意甲状腺、性腺及非照射部位的防护。

8. 图像标记 铅字码反放，置于图像边缘，不与诊断区域重叠。

9. 基本质量评定（图13-3B、C）

（1）双侧眼眶、上颌窦呈对称显示。

（2）眼眶、上颌骨及颧骨骨质结构及上颌窦、额窦边界清晰可见。

（3）鸡冠与鼻中隔连线位于该图像正中，两侧眼眶外缘与正中矢状面（或鼻中隔）等距。

（4）颞骨岩嵴投影于上颌窦下缘，双侧颞骨岩部及内耳道对称显示，鞍背在枕骨大孔显示。

（5）颅骨外板可连续追踪观察，板障结构可见。

（6）影像密度和对比度良好，无体外异物伪影、运动伪影和切割伪影等。

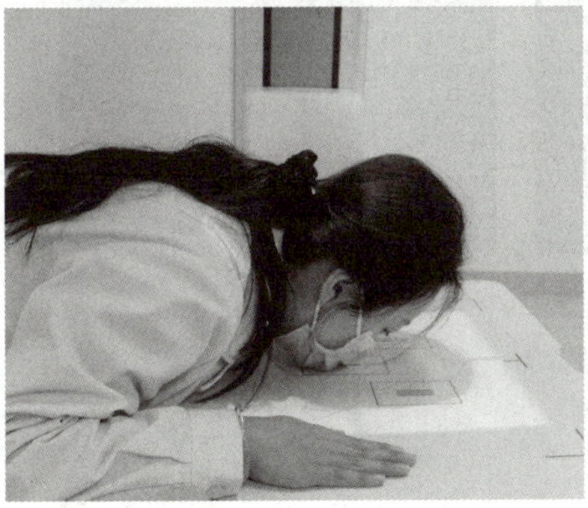

A

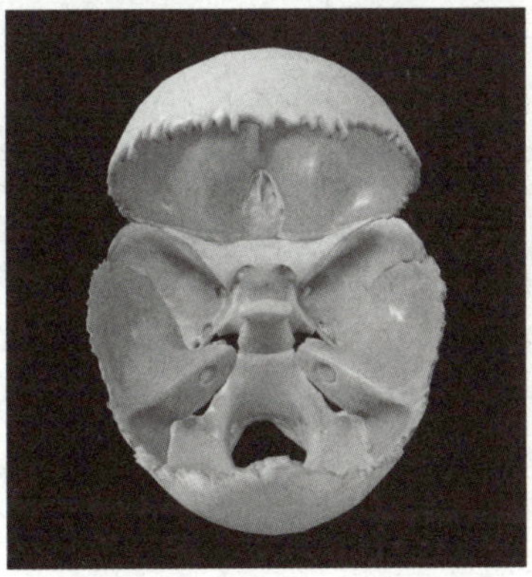

B

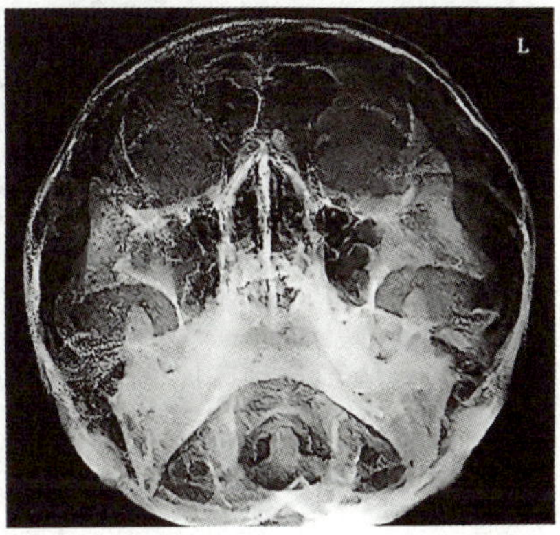

C

图13-3 头颅瓦氏位（鼻窦后前37°角位）

A. 体位展示；B. 显示示意；C. 照片影像

四、头颅柯氏位（鼻窦后前23°角位）

1. 摄影目的 观察前组筛窦、额窦、眼眶及眶上裂等结构影像。

2. 体位要求（图13-4A）

（1）受检者俯卧于摄影台上，两上肢放于头部两侧。

（2）前额及鼻尖紧贴台面，使头部正中矢状面与台面垂直，并与影像探测器中线重合，听眦线垂直台面，鼻根位于影像探测器中心处。

（3）影像探测器横放，眶间线与影像探测器横长轴重合。

3. 中心线 中心线向足侧倾斜 23°，经鼻根部射入探测器中心。

4. 滤线栅 使用滤线栅。

5. 屏气方式 平静呼吸下屏气。

6. 摄影距离 100cm。

7. 防护 屏蔽防护，注意甲状腺、性腺及非照射部位的防护。

8. 图像标记 铅字码反放，置于图像边缘，不与诊断区域重叠。

9. 基本质量评定（图 13-4B、C）

（1）构成面骨的所有骨组织均应包括在图像中，且左右两侧面骨对称显示，无变形。

（2）面骨骨纹理清晰可见。

（3）两侧颅骨外侧缘与鼻中隔等距。

（4）两侧眼眶外缘与正中矢状面（或鼻中隔）等距，其内可见眶上裂；岩骨上缘投影于上颌窦上 1/3 处，额窦投影于眼眶的内上方，前组筛窦显示于两眼眶影之间。

（5）影像密度和对比度良好，无体外异物伪影、运动伪影和切割伪影等。

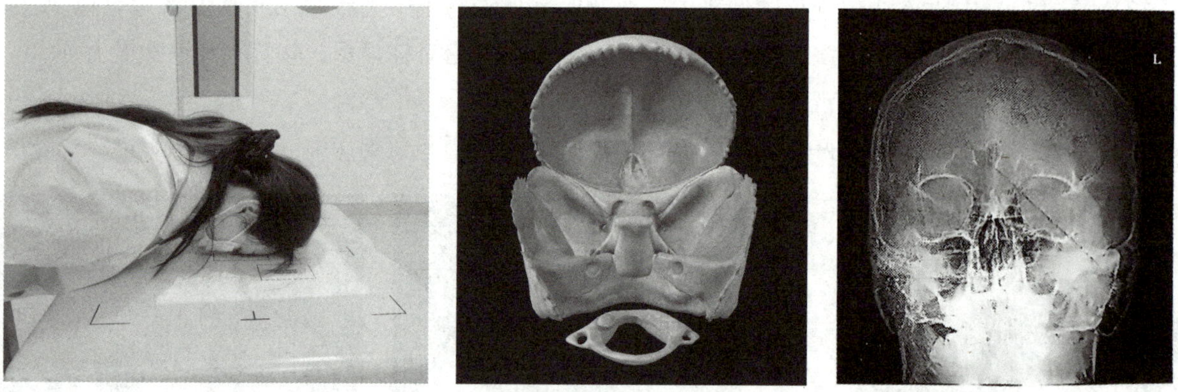

A B C

图 13-4 头颅柯氏位（鼻窦后前 23°角位）

A. 体位展示；B. 显示示意；C. 照片影像

五、鼻骨侧位

1. 摄影目的 用于检查鼻骨骨折凹陷情况。

2. 体位要求（图 13-5A）

（1）受检者俯卧于摄影台上或坐于摄影台一端的座椅上，头颅呈标准侧位，被检侧贴靠探测器。

（2）影像探测器置于颧骨外侧，将鼻根部下方 2cm 置于影像探测器中心，下颌内收，瞳间线与探测器垂直。

（3）影像探测器包括整个鼻骨。

（4）此位置也可摄取站立位或坐位。

3. 中心线　对准鼻根下方 2cm 处垂直射入影像探测器中心。

4. 滤线栅　不使用滤线栅。

5. 屏气方式　平静呼吸下屏气。

6. 摄影距离　100cm。

7. 防护　屏蔽防护，注意甲状腺、性腺及非照射部位的防护。

8. 图像标记　铅字码反放，方位标记以近片侧为准，置于图像边缘，不与诊断区域重叠。

9. 基本质量评定（图 13-5B、C）

（1）眼眶区，鼻骨、鼻部软组织、额鼻缝及鼻前棘均呈侧位显示。

（2）鼻骨位于图像中心，并显示在眶骨影像的前方，骨质清晰可见，软组织可明确分辨。

（3）影像密度和对比度良好，无体外异物伪影、运动伪影和切割伪影等。

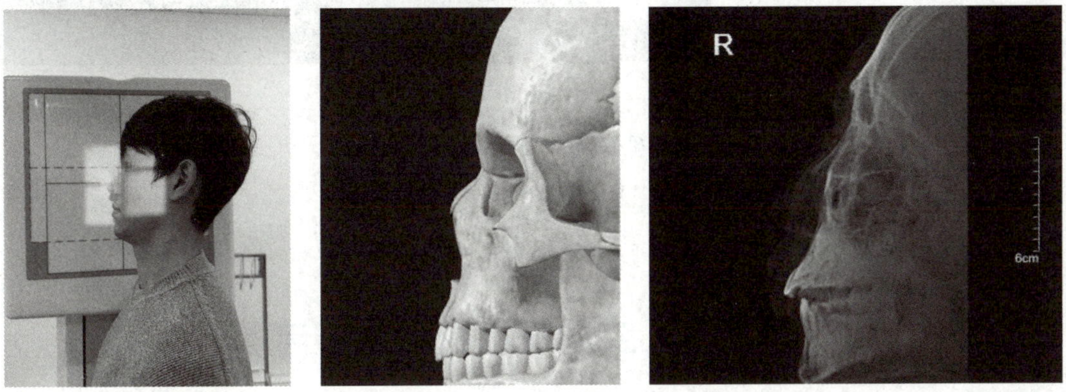

A　B　C

图 13-5　鼻骨侧位

A. 体位展示；B. 显示示意；C. 照片影像

六、下颌骨侧位

1. 摄影目的　用于观察下颌骨体部、支部骨质破坏及骨折情况。

2. 体位要求（图 13-6A）

（1）受检者仰卧于摄影床上，近颏侧头部略垫高（成 15°），颈部尽量前伸，使下颌仰起，下颌骨体部与 IR 下缘平行。

（2）面部转向健侧，头部呈面低枕高姿势。

（3）若检查下颌骨体部，使头颅矢状面与探测器成 30°；若检查下颌骨支部，则矢状面与 IR 成 10°。

（4）被检侧肩部下沉，前臂伸直置于体侧。

（5）健侧身体垫高，下肢屈曲以固定身体。

3. 中心线　向头侧倾斜 15°~25°，经被检侧下颌骨体部中点射入。

4. 滤线栅　不使用滤线栅。

5. 屏气方式　平静呼吸下屏气。

6. 摄影距离　100cm。

7. 防护 屏蔽防护，注意甲状腺、性腺及非照射部位的防护。

8. 图像标记 铅字码反放，方位标记以近片侧为准，置于图像边缘，不与诊断区域重叠。

9. 基本质量评定（图 13-6B、C） 被检侧下颌骨体部及支部影像清晰显示。

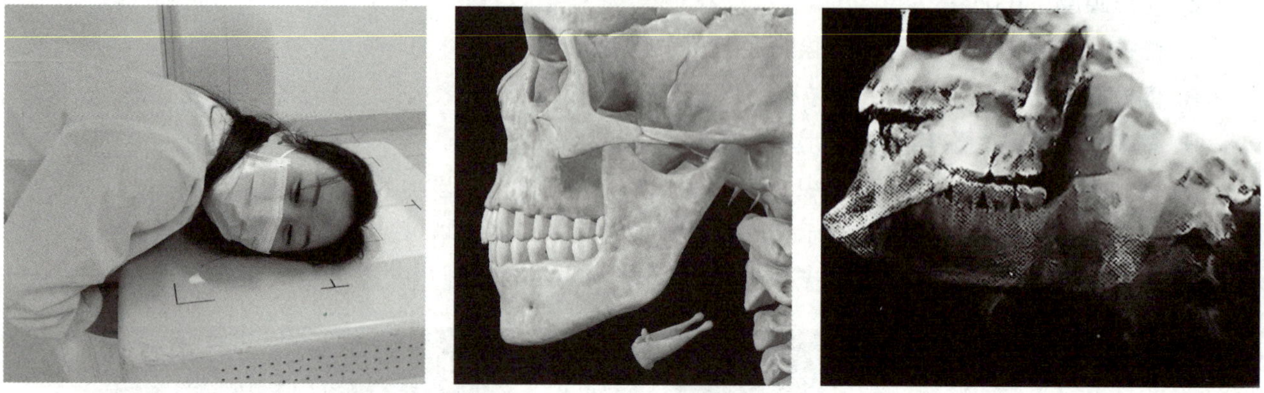

A　　b　　c

图 13-6　下颌骨侧位

A. 体位展示；B. 显示示意；C. 照片影像

第三节　头部摄影的临床应用

头部常见病的摄影体位临床应用，见表 13-1。

表 13-1　头部常见病的摄影体位临床应用

常见病	首选摄影体位	其他摄影体位
颅骨骨折、骨质破坏	头颅后前位、侧位	头颅轴位（汤式位）
乳突病变	乳突许氏位	乳突斯氏位
枕骨大孔病变	头颅轴位（汤式位）	—
胆脂瘤	乳突梅氏位	—
鼻窦炎性病变（息肉）	鼻窦瓦氏位	鼻窦柯氏位
鼻骨骨折	鼻骨侧位	头颅侧位
颧弓骨折	颧骨弓位	下颌骨正位
下颌骨骨折及磨牙病变	下颌骨侧位	—

▶知识拓展

头颅其他摄影位置

1. 头颅前后轴位（汤氏位）　患者取直立位或仰卧位；下颌下压，使听眦线垂直于探测器。对于颈部无法屈曲到此位置的患者，可使听眶线垂直于 IR。如有必要可于头下置垫起物。射线对准头颅正中矢状面和探测器中心。保证头不动及不倾斜，使得颅顶在 X 线范围内。中心线：向足侧倾斜 25°～30°，对准眉间上方 8～10cm 处经枕外隆凸射入探测器。

2. 乳突梅氏位　受检者仰卧摄影床上，垫高健侧身体及肩部。头颅向患侧旋转，正中矢状面与床面成45°，使颞骨岩部的长径与探测器垂直。听眦线与探测器前缘垂直，将外耳孔置于探测器中心前及上各2cm处。中心线向足侧倾斜45°，由对侧眼眶外上方射入，从被检侧乳突尖部射出达探测器中心稍下方。

3. 乳突许氏位　患者头颅贴于摄影架/摄影床前，患侧贴近于探测器（在保证患者舒适度的前提下尽量倾斜使身体贴近探测器）。头颅正中矢状面平行于摄影架/摄影床。在头颅侧位的基础上将脸向探测器方向旋转15°。通过保持瞳间线垂直于摄影架/摄影床表面。中心线向足侧倾斜25°射入探测器中心。

4. 乳突斯氏位　受检者俯卧于摄影床上，鼻额部贴近床面，听眦线和头颅正中矢状面均与床面垂直，正中矢状面与床面中线重合，探测器放于鼻部下方。中心线向足侧倾斜23°，经鼻根部射入探测器中心。

5. 颧骨弓位　受检者俯卧于摄影床上，头向对侧倾斜约10°；面部尽量仰起，下颌贴于床面，以保证头颅固定；探测器置于下颌骨下方。中心线向足侧倾斜，与听眶线垂直，经听眶线中心向内1cm处，与颧弓相切，射入探测器中心。

6. 下颌骨侧位　受检者仰卧摄影床上，头颅侧转，患侧靠近床面。下颌前伸，颈伸直。对侧肩部抬高，上肢下垂，向后下方牵拉。头颅枕部抬起，使矢状面与探测器成30°。中心线向头端倾斜30°（平放）或15°（垫高），经对侧下颌角后1cm的下方，通过被检侧下颌骨体部中心，即第2磨牙牙槽处，射入探测器中心。

—• 考试知识点总结 •—

—• 本章小结 •—

—• 协和云课堂……　拓展练习及参考答案 •—

（杨海静　李凌玮　张明冉）

教学课件

第十四章　口腔 X 线摄影检查技术

微课：口腔 X 线检查技术

学习目标

素质目标

（1）具备良好的职业道德，尊重患者的隐私和权益，口腔摄影过程中，注意辐射防护，避免不必要照射。

（3）具备较好的团队合作意识和协作精神，能够与临床人员有效沟通，共同为患者提供优质的医疗服务。

知识目标

（1）掌握：口腔 X 线检查技术、中心线入射点及口腔曲面体层摄影方法。

（2）熟悉：口腔颌面部的影像解剖结构、正常的影像表现。

（3）了解：各种摄影体位的设计原理和目的。

能力目标

（1）能熟练掌握口腔 X 线检查技术的操作流程和注意事项。

（2）面对复杂或特殊的口腔疾病时，能够分析问题、提出解决方案，并具备创新思维，不断探索新的检查技术和方法。

案例导入

【案例】

患者，男，35 岁。左上尖牙钝痛 2 个月，起初以为是上火引起，未予重视，近日疼痛加重，呈持续性钝痛，影响进食和睡眠，遂就诊。口腔检查：口腔内卫生状况一般，可见牙冠颜色较暗，远中腭侧龋坏且髓腔已开放，叩诊疼痛明显。

【问题】

1. 该患者应选择哪种 X 线检查？
2. 如何拍摄该摄影位置？

·核心知识拆解·

本章的主要内容是介绍口腔 X 线摄影检查技术，主要包括牙齿的解剖结构，口腔摄影的注意事项，常用的摄影体位设计及摄影位置的选择。

第一节　牙齿解剖及口腔摄影注意事项

一、牙齿解剖

1. 乳牙与恒牙　婴儿出生后 6 个月左右乳牙开始萌出，至两岁半左右全部萌出，共 20 个，用罗马字数字标注，乳牙排列及名称如图 14-1 所示；乳牙在 12～13 岁逐渐被恒牙替换，恒牙共 28～32 个，分布在上、下颌骨的左、右两侧各 7～8 个，第三磨牙萌出较晚，约在 18 岁，俗称“智齿”。第三磨牙常因颌骨发育问题出现萌出异常或终生不萌出，或因遗传因素造成先天缺失。用阿拉伯数字标注，恒牙排列及名称如图 14-2 所示。临床应用中，牙的位置用符号表示，画一个“十”字线，横线上为上颌牙，下方为下颌牙，竖线左右表示相应的两侧牙。牙位越靠近中线，数字越小，如中切牙为 1。

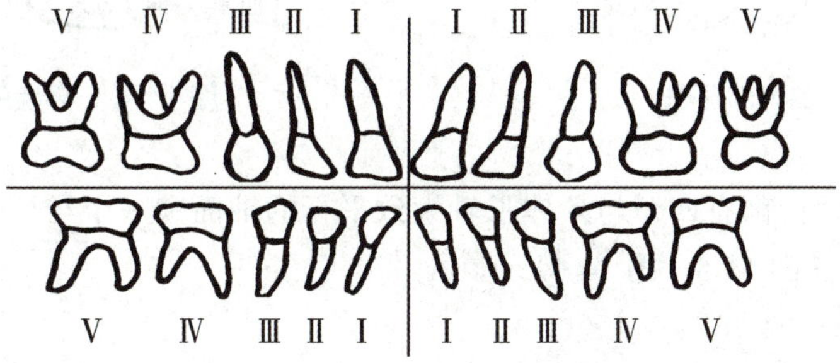

图 14-1　乳牙排列及名称示意图

注：Ⅰ. 切牙；Ⅱ. 侧切牙；Ⅲ. 尖牙；Ⅳ. 第一磨牙；Ⅴ. 第二磨牙。

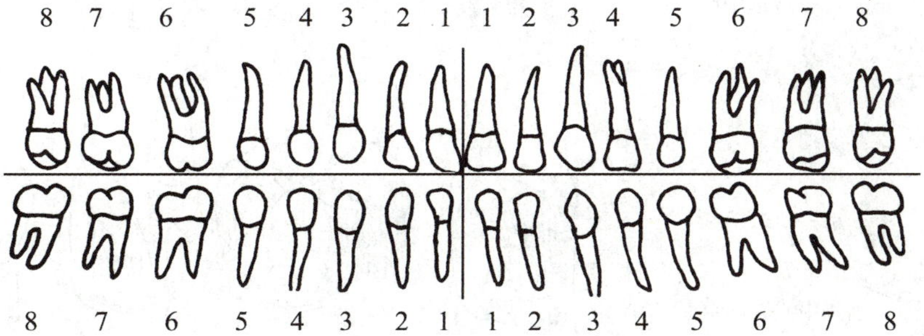

图 14-2　恒牙排列及名称示意图

注：1. 门齿（切牙）；2. 侧门齿（侧切牙）；3. 犬牙（单尖牙）；4、5. 前臼齿（双尖牙）；6、7、8. 臼齿（磨牙）。

2. 牙齿外部形态 从牙齿外部观察，牙由牙冠、牙根和牙颈三部分组成，如图 14-3 所示。牙体外部被牙釉质覆盖的部分为牙冠，是牙齿发挥咀嚼功能的主要部分。牙体被牙骨质覆盖的部分为牙根。牙根被埋于牙槽骨内，是牙体的支持部分，起着稳固牙齿的作用。牙根的尖端称为根尖。牙冠与牙根交界处形成的弧形曲线称为牙颈。

3. 牙齿剖面形态 通过牙齿纵剖面所示，牙齿在组织学层面上，由牙釉质、牙本质、牙骨质三种硬组织和牙髓软组织组成（图 14-4）。牙釉质是覆盖于牙冠表层的半透明的白色硬组织，是高度钙化的最坚硬的牙体组织，对咀嚼压力和摩擦力具有高度耐受性。牙骨质是覆盖在牙根表面的矿化硬组织。牙骨质是维持牙和牙周组织联系的重要结构。牙本质则为构成牙主体的硬组织，牙本质冠部表面为牙釉质覆盖，根部表面由牙骨质覆盖，其主要作用是保护牙体内的牙髓和支持表面的牙釉质和牙骨质。而牙髓是牙体组织中唯一的软组织，位于牙本质构成的髓腔内，其主要功能是形成牙本质，具有营养、修复及感觉功能。

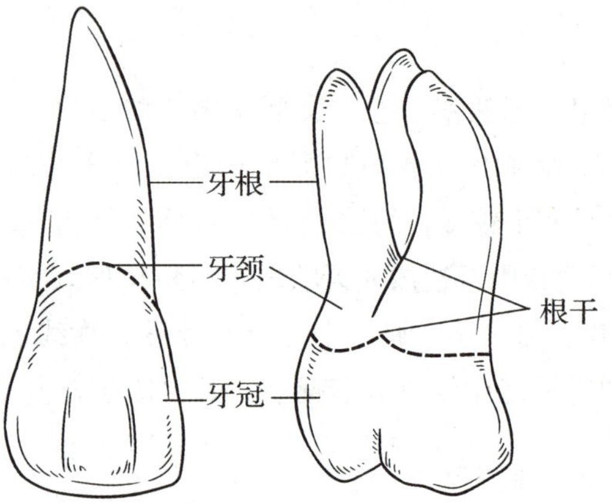

图 14-3 牙的外部形态

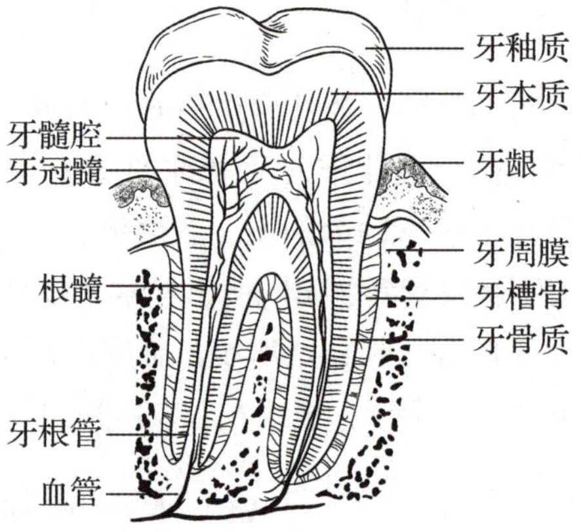

图 14-4 牙齿形态与结构图

4. 牙齿各面 每个牙齿都有四个与牙体长轴大致平行的轴面和一个与牙体长轴基本垂直的殆面（后牙）或切嵴（前牙）（图 14-5、图 14-6）。

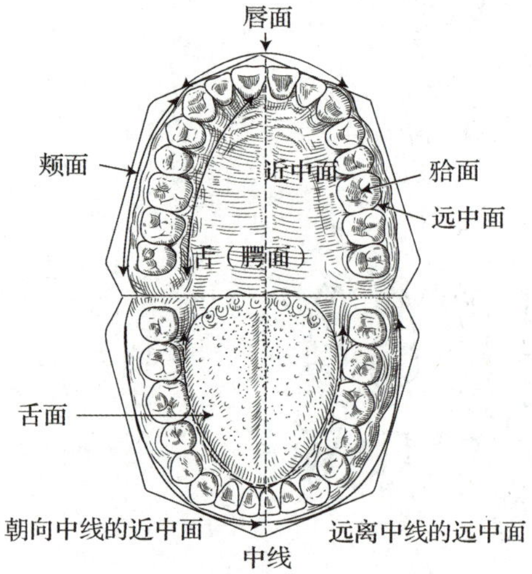

图 14-5 牙冠各面

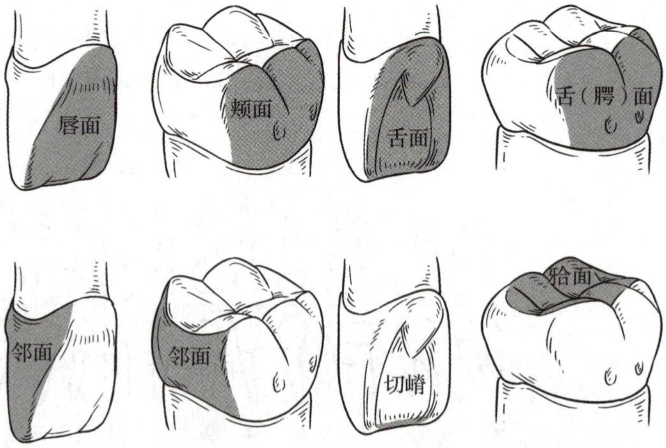

图 14-6 牙冠各面命名

（1）唇面或颊面：在前牙，牙冠靠近唇黏膜的一面为唇面；在后牙，牙冠靠近颊黏膜的一面为颊面。

（2）舌面或腭面：牙冠靠近舌侧的一面为舌面，上颌牙牙冠舌面靠近腭侧，也称为腭面。

（3）邻面：同一牙弓内相邻两牙相互接触的面为邻面。每个牙齿都有两个邻面，牙冠离中线较近的为近中面，牙冠离中线较远的为远中面。

（4）殆面和切嵴：上下颌后牙咬合时相互接触的面为殆面。前牙无殆面，其切端舌侧有切咬功能的嵴，称其为切嵴。

5. 牙周组织　包括牙龈、牙周膜和牙槽骨。牙龈是口腔黏膜的一部分，覆盖在牙颈部和牙槽突表面。其前层具有较厚的角化上皮，属于软组织。其主要功能是保护牙齿，抵御外界的刺激和损伤，同时参与口腔的免疫防御机制。牙龈呈粉红色，质地坚韧而有弹性，其边缘与牙面紧密贴合，形成龈沟，正常龈沟深度一般不超过 2~3mm。牙周膜是介于牙骨质和牙槽骨之间的致密结缔组织。它具有固定牙齿、缓冲咀嚼压力、营养牙周组织及感觉等功能。牙周膜内含有丰富的神经、血管和淋巴管，能够感受牙齿所承受的压力和运动，并将这些信息传递给中枢神经系统。同时，通过牙周膜内的血管，为牙齿提供营养物质，维持牙周组织的代谢和生理功能。牙槽骨是颌骨包绕牙根的部分，它与牙周膜紧密相连，是牙齿的支持组织。容纳牙根凹陷称为牙槽窝，牙根之间的牙板称为牙槽中隔，游离缘称为牙槽嵴。牙槽骨呈骨小梁状，其密度和形态会随着牙齿的功能和咀嚼压力的变化而进行适应性改建。牙槽骨的健康对于牙齿的稳固至关重要，当牙槽骨发生吸收时，会导致牙齿松动，最终可能引起牙齿脱落。

6. 牙根系统　是指牙齿埋于牙槽骨内的部分及其周围的支持组织所构成的结构。切牙、尖牙、前磨牙一般为单根牙，但也有少数前磨牙可能是双根牙。磨牙一般为多根牙，上颌磨牙通常有三个牙根，即一个近中颊根、一个远中颊根和一个腭根，下颌磨牙通常有两个牙根，即一个近中根和一个远中根。

二、口腔摄影的注意事项

1. 首先核对患者信息，告知患者检查的目的、过程和可能产生的不适感，消除其紧张情绪，取得患者的配合。如儿童患者可能需要家长的安抚和协助。

2. 为了防止口腔感染，口腔 X 线摄影应注意卫生，重复使用的 X 线探测器需配备一次性保护套，每次使用前必须更换，防止交叉感染。

3. 口腔 X 线摄影探测器由患者自行固定，上颌牙拍摄时，患者用对侧拇指轻压探测器背板，压力适中，其余手指屈曲呈半握拳状，以便于观察口腔内探测器位置是否发生移位。下颌牙齿拍摄时，患者用对侧食指轻压探测器背板，余手指屈曲。口腔内摄影的探测器感光面应贴近被检牙的舌面或腭面，探测器与牙齿紧贴。

4. 由于牙齿长轴与 X 线探测器不能保持平行，为了减少图像的过度失真，采用根尖片分角线投照技术进行拍摄。如图 14-7 所示，使用分角线技术拍摄时，X 线中心线需要倾斜一定的角度，使 X 线中心线与被检牙的长轴和探测器之间的分角线垂直。中心线需经过被检牙牙根的中部摄入。这种投照技术在应对单牙根牙齿比较容易做到，但对于多牙根，牙根不在同一平面，为了精确显示每个牙根长度，按投照标准应对每一个牙根逐个拍摄，在实际临床应用中很难做到，表 14-1 为整理的在临床应用中最常使用的投照角度。如遇牙齿排列不齐，颞颌关节紊乱影响正确放置探测板的患者，可根据具体情况改变 X 线中心线的倾斜角度。

5. X 线探测器感光面贴近于牙齿舌侧，切牙探测器竖直放置，磨牙和前磨牙横向放置探测器，拍摄尖牙时可根据具体情况斜放探测器。

6. 牙齿摄影条件，管电压一般为 50~75kV，管电流为 10~15mA，焦片距为 20~30cm。

7. 口腔曲面体层摄影时，应嘱患者将眼镜、耳饰、发卡、义齿、助听器等取下，防止产生金属伪影，影响诊断。拍摄时要求患者保持安静，避免吞咽、说话等动作，以确保影像的清晰度。

8. X 线摄影检查应注意患者及家属的辐射防护，佩戴相应的辐射防护用品。

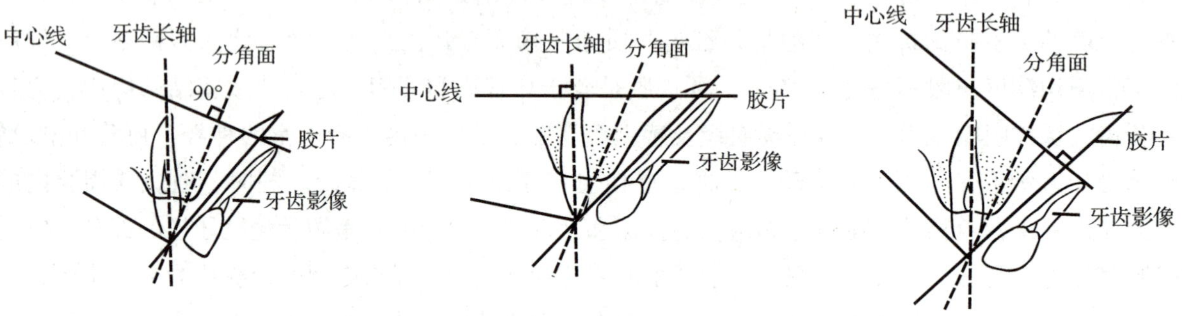

图 14-7　中心线投射方向示意

A. 正确；B. 不正确；C. 不正确

表 14-1　口内摄影临床应用中最常使用的投照角度

部位	X 线倾斜方向	球管倾斜角度
上颌切牙位	向足侧倾斜	+40°~+50°
上颌尖牙和前磨牙位	向足侧倾斜	+35°~+45°
上颌后磨牙位	向足侧倾斜	+20°~+35°
下颌切牙位	向头侧倾斜	-25°~-15°
下颌尖牙和前磨牙位	向头侧倾斜	-20°~-10°
下颌后磨牙位	向头侧倾斜	-10°~0°

第二节　常用摄影位置

一、上颌中切牙位根尖片

1. 摄影目的　观察上颌切牙的形态、牙周和骨质情况。

2. 体位要求（图 14-8A）

（1）受检查者头颅呈直立位。

（2）头颅矢状面与地面垂直，眼眶间连线与地面平行，听鼻线与地面平行。

（3）被检查者口张大，X 线探测器竖直放于口内，紧贴切牙的舌侧。

（4）探测器上缘贴于腭部，下缘与颌面平行。受检者用拇指轻压探测器固定。

3. 中心线　中心线朝足侧倾斜 40°～50°，垂直于切牙长轴与探测器夹角的分角线，经鼻尖摄入。

4. 影像显示（图 14-8B）　上颌中切牙根尖片可见切牙孔、腭中缝及根周组织影像。

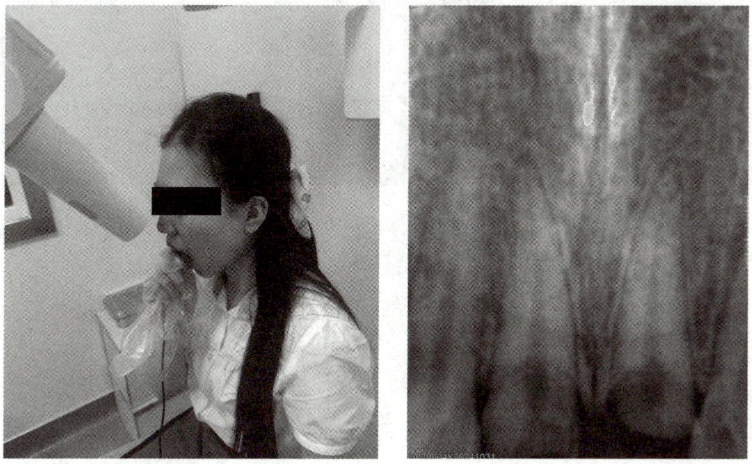

A　　　　　　　　B

图 14-8　上颌中切牙位根尖片

A. 体位展示；B. 照片影像

二、上颌尖牙和前磨牙位根尖片

1. 摄影目的　观察上颌尖牙和前磨牙的形态、牙周和骨质情况。

2. 体位要求（图 14-9A）

（1）受检者头颅呈直立位。

（2）头颅矢状面与地面垂直，眼眶间连线与地面平行，听鼻线与地面平行。

（3）受检者口张大，X 线探测器放于口内，感光面紧贴上颌牙齿的舌腭侧牙龈缘。嘱咐被检查者用对侧拇指轻压探测器固定。

3. 中心线　中心线朝足侧倾斜 35°～45°，与头颅正中矢状面成 60°～75°。经尖牙（第一前磨牙）体表定位点摄入 X 线探测器。

4. 影像显示（图 14-9B）　上颌尖牙和前磨牙牙根及周围组织影像。

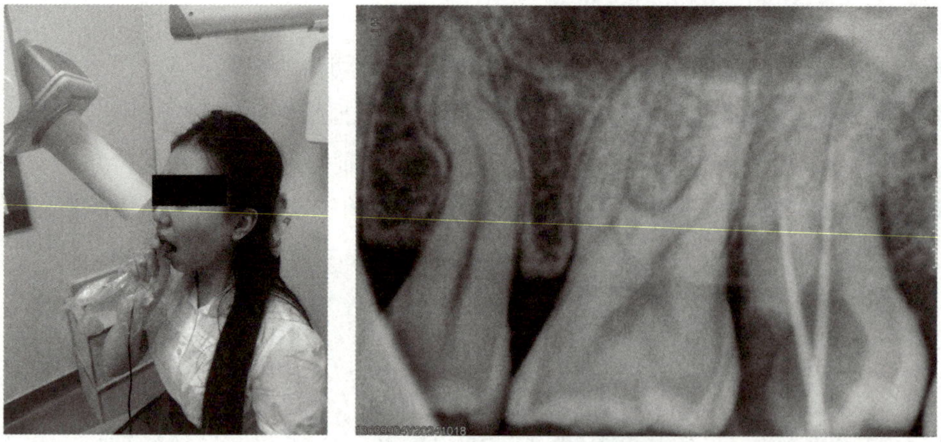

A　　B

图 14-9　上颌尖牙和前磨牙位根尖片

A. 体位展示；B. 照片影像

三、上颌磨牙位根尖片

1. 摄影目的　观察上颌磨牙的形态、牙周和骨质情况。

2. 体位要求（图 14-10A）

（1）受检者头颅呈直立位。

（2）头颅矢状面与地面垂直，眼眶间连线与地面平行，听鼻线与地面平行。

（3）受检者口张大，X 线探测器横向放于口内，紧贴磨牙的腭侧，嘱咐被检查者用对侧拇指轻压探测器固定。探测器边缘平行于牙冠咬合面并超出 0.5cm。

3. 中心线　中心线朝足侧倾斜 20°~35°，与头颅正中矢状面成 75°~90°。X 线经磨牙的体表定位点摄入 X 线探测器。

4. 影像显示（图 14-10B）　上颌磨牙及根周组织影像。

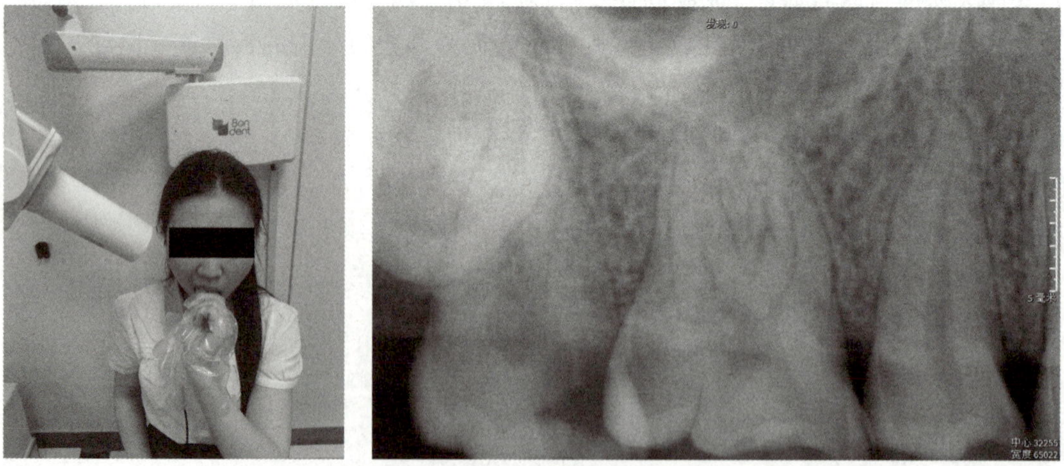

A　　B

图 14-10　上颌磨牙位根尖片

A. 体位展示；B. 照片影像

四、下颌中切牙位根尖片

1. 摄影目的　观察下颌中切牙的形态、牙周和骨质情况。

2. 体位要求（图 14-11A）

（1）受检者头颅呈直立位。

（2）头颅矢状面与地面垂直，眼眶间连线与地面平行，听口线与地面平行。

（3）受检者口张大，X 线探测器竖直放于口内，紧贴切牙的舌侧，探测器上缘贴于腭部，下缘与牙冠平行，并超出牙冠面 0.5cm。嘱咐被检查者用对侧食指轻压探测器固定。

3. 中心线　中心线向头侧倾斜 15°～25°，平行于头颅正中矢状面。X 线对准颏正中下缘向上 1.5cm 处摄入。

4. 影像显示（图 14-11B）　下颌中切牙及根周组织影像。

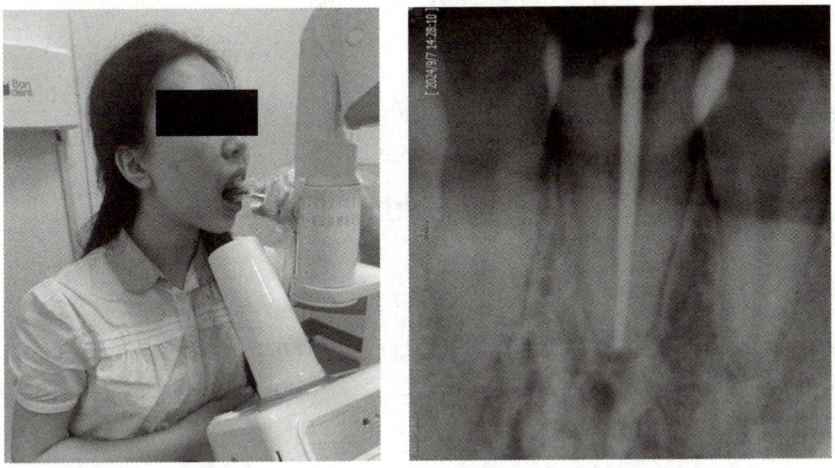

A　　B

图 14-11　下颌中切牙位根尖片

A. 体位展示；B. 照片影像

五、下颌尖牙与前磨牙位根尖片

1. 摄影目的　观察下颌尖牙和前磨牙的形态、牙周和骨质情况。

2. 体位要求（图 14-12A）

（1）受检者头颅呈直立位。

（2）头颅矢状面与地面垂直，眼眶间连线与地面平行，听口线与地面平行。

（3）受检者口张大，X 线探测器斜放于口内，紧贴尖牙的舌侧，探测器边缘超出牙冠面 0.5cm。受检者用对侧食指轻压探测器固定。

3. 中心线　中心线向头侧倾斜 10°～20°，与头颅正中矢状面呈 45°～75°角。经被检牙体表定位点摄入 X 线探测器。

4. 影像显示（图 14-12B）　下颌尖牙和前磨牙牙根及周围组织影像。

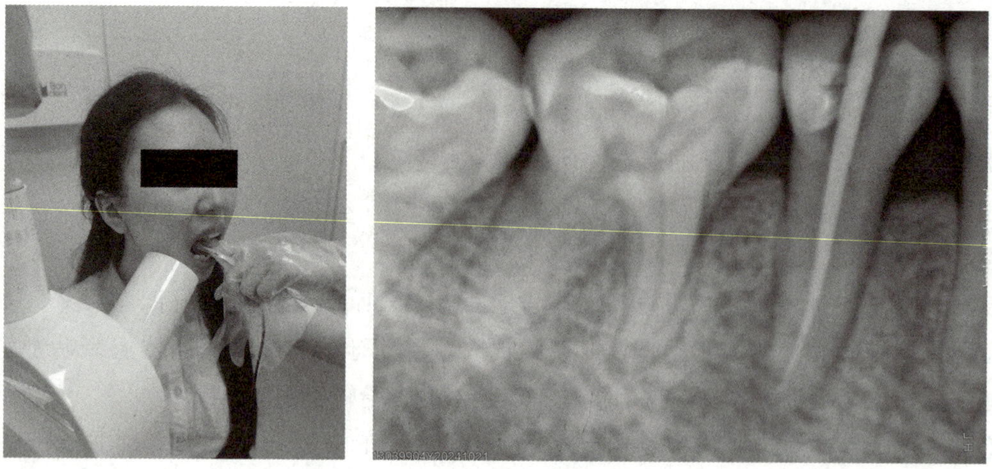

A　　B

图 14-12　下颌中切牙位根尖片

A. 体位展示；B. 照片影像

六、下颌磨牙位根尖片

1. 摄影目的　观察下颌磨牙的形态、牙周和骨质情况。

2. 体位要求（图 14-13A）

（1）受检者头颅呈直立位。

（2）头颅矢状面与地面垂直，听口线与地面平行，眼眶间连线与地面平行。

（3）受检者口张大，X 线探测器横向放于口内，紧贴磨牙的舌侧，探测器边缘平行并超出牙冠面 0. 5cm。嘱咐被检查者用对侧拇指轻压探测器固定。

3. 中心线　中心线朝头侧倾斜 0°～10°，与头颅正中矢状面成 80°～90°。经被检测牙体表定位点摄入 X 线探测器。

4. 影像显示（图 14-13B）　下颌磨牙及根周组织影像。

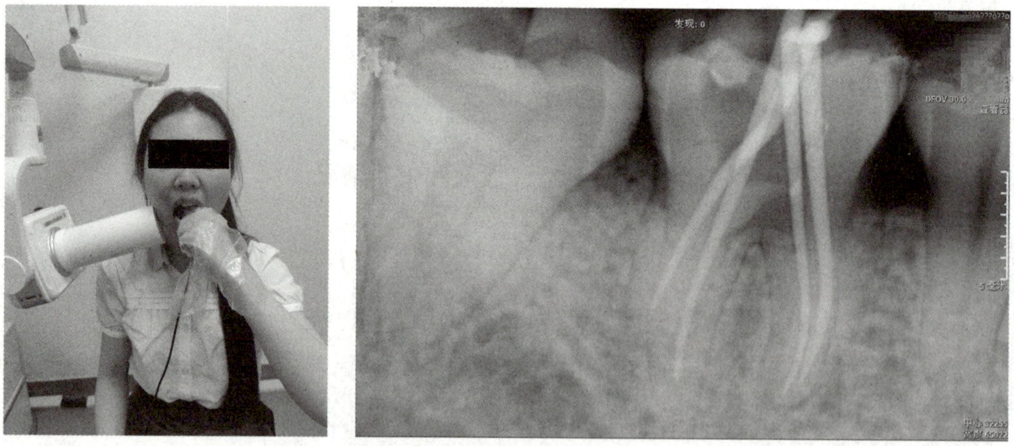

A　　B

图 14-13　下颌磨牙位根尖片

A. 体位展示；B. 照片影像

第三节　口腔曲面体层摄影

口腔曲面体层摄影是把呈曲面分布的颌部展开排列在一张 X 线片上的摄影方法。曲面体层摄影可分为上颌牙位、下颌牙位及全口牙位三种，以全口牙位最为常见。

一、口腔曲面体层摄影优缺点

1. 口腔曲面体层摄影的主要优点

（1）曲面体层摄影一次曝光便可清晰显示全口牙齿、上颌骨、下颌骨、上颌窦及颞下颌关节等解剖结构的影像。

（2）通过 X 线体层摄影可明确牙齿的数目、形态及位置。显示范围广，可全面了解牙列的咬合关系、多生牙、阻生牙的定位和乳牙恒牙的交替情况。

（3）适用于颌骨的多发病变、范围较大的颌骨病变、双侧颌骨的对比等。对较大的牙槽突骨折及下颌多发性骨折的定位、定向均有诊断价值。对多发病变及对需双侧对照的病变进行诊断与鉴别诊断等。

（4）与拍摄多张根尖片相比，受检者接受射线少。体感舒适，不需要放置探测器。

（5）易于操作，患者只需站在指定位置，头颅固定即可，操作人员按照既定程序操作便可完成检查。

2. 口腔曲面体层摄影的缺点

（1）影像图片相对放大较大。

（2）对于个别牙齿的局部病变，可能因周围组织的重叠而显示不明确，需要结合根尖片等其他检查手段进一步明确。

（3）图像的分辨率相对较低，对于细微的牙齿结构改变，如早期龋齿的表现、牙齿的微小裂纹等，可能显示不够清晰。

二、曲面体层摄影原理

曲面体层摄影装置目前主要有三种类型，即单轴转动体层摄影、三轴转动体层摄影和连续可变轴体层摄影。

1. 单轴旋转体层摄影原理　X 线球管围绕固定的支点做单一轴的旋转，同时胶片或探测器在与 X 线球管旋转轴垂直的方向上做匀速移动，通过控制 X 线球管的旋转和胶片或探测器的移动，使得在不同时间点上，X 线照射的层面保持固定，而层面上下的组织逐渐模糊，从而获得该层面的清晰影像。

2. 三轴旋转体层摄影原理　X 线球管围绕三个相互垂直的轴（水平轴、垂直轴和矢状轴）进行旋转，同时胶片或探测器也相应地进行运动，通过精确控制三个轴的旋转和运动，能够更精确地选择和聚焦拍摄的层面，避免了因单一轴旋转可能导致的层面倾斜或扭曲等问题，从而获得更准确、更清晰的体层影像。这种方式可以更好地适应不同部位和复杂解剖结构的拍摄需求，提高体层摄影的质量和准确性。

3. 连续可变轴体层摄影原理 通过特殊的机械结构和驱动系统，使 X 线球管的旋转轴能够在一定范围内连续变化。这样，在拍摄过程中，球管的旋转轴可以根据被检查部位的曲面形态进行动态调整。当 X 线球管围绕连续可变的轴旋转时，配合胶片或探测器的相应运动，能够使 X 线以不同角度依次穿过被检查部位的各个层面。通过这种方式，可以在一次拍摄中覆盖较大范围的曲面结构，同时获得不同层面的清晰影像。

与传统的单轴或三轴体层摄影相比，连续可变轴体层摄影能够更好地适应复杂的曲面解剖结构，减少因结构重叠而导致的影像模糊和信息丢失，为临床诊断提供更全面、准确的图像信息。

三、临床应用

曲面体层摄影主要分为全口位曲面体层、下颌骨位曲面体层、上颌骨位曲面体层、颞下颌关节曲面体层等。临床上主要以全口位曲面体层摄影为主。多数口腔全景 X 线摄影机的机架都配有摄影测量组件，可方便进行头颅正位、侧位水平摄影。

（一）全口位曲面体层摄影

1. 患者定位 摄影时，受检者取立位或坐位，颈椎垂直或稍向前倾斜，下颌颏部置于颏托正中，头颅矢状面与地面垂直，听眶线与听鼻线的分角线与地面平行。用前牙切缘咬在牙板槽内，舌头顶住上腭，用额托和头夹将患者头部固定。通过面镜观察调整正中矢状激光线与患者眉心、鼻尖、切牙中缝重叠后嘱患者闭口（图 14-14）。

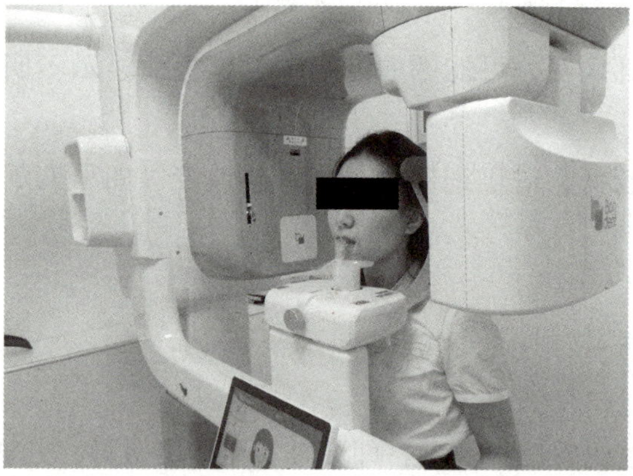

图 14-14　全口位曲面体层摄影体位

2. 全口位曲面体层摄影 可显示全口牙齿、上颌骨、下颌骨、上颌窦及颞下颌关节等解剖结构。常用于观察颌骨肿瘤、外伤、囊肿等病变及与其周围组织的关系（图 14-15）。

3. 曲面体层全景片三个标准

（1）咬合曲线微笑形态。

（2）双侧髁突平行对称。

（3）前牙区牙周膜清晰。

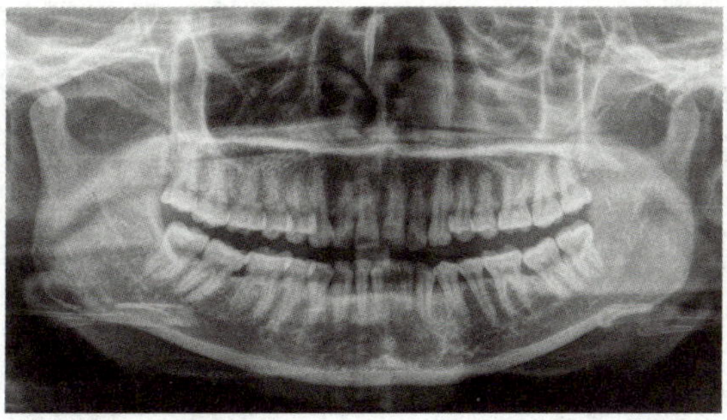

图 14-15　全口位曲面体层摄影照片影像

4. 错误示例　拍摄过程中，患者过于低头时，影像图像中，咬合曲线呈“V”形，下前牙变形模糊（图 14-16）；反之当咬合曲线呈“一”字形或倒“V”形，上前牙变形模糊，说明患者仰头过高（图 14-17）。

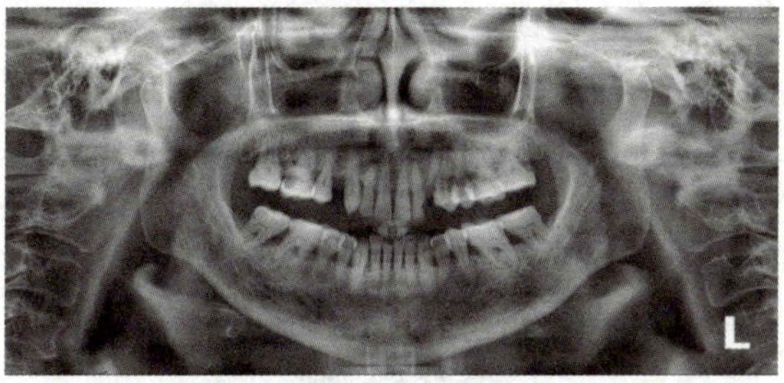

图 14-16　颈部过屈影像

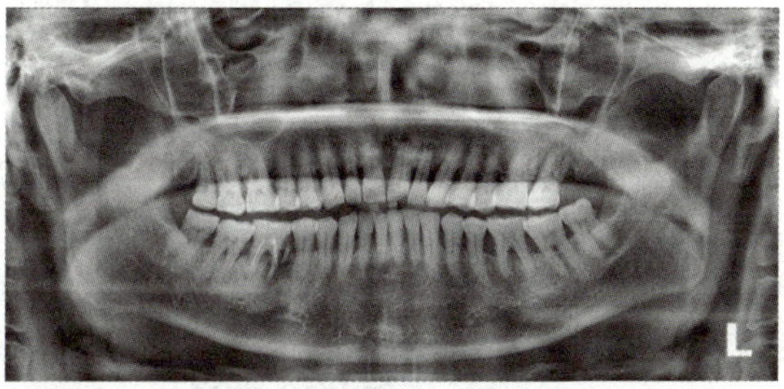

图 14-17　颈部过伸影像

（二）头颅侧位

1. 患者定位　受检者取立位或坐位，调至外耳道口与耳塞相齐，将两侧耳塞放进外耳道口内。头矢状面与探测器平行（图 14-18）。

2. X 线头颅侧位片　常用于研究分析正常及错𬌗畸形患者牙、颌、面形态结构，研究颅面生长发育及记录矫正前后牙、颌、面形态结构的变化。

3. 头颅侧位片三个标准

（1）解剖耳点到眼眶下缘连线为水平。

（2）双侧下颌体及升支完全重叠。

（3）咬牙拍摄并且磨牙牙冠、根尖清晰可辨（图 14-19）。

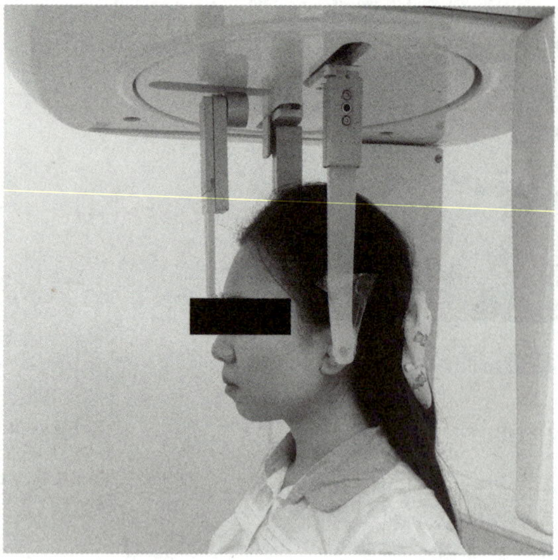

图 14-18　头颅侧位摄影体位

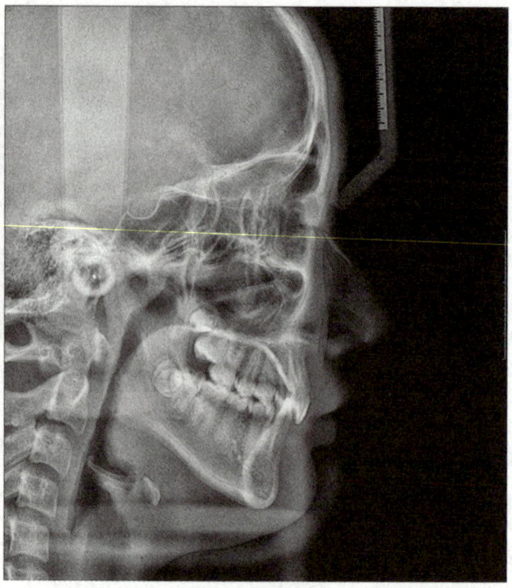

图 14-19　头颅侧位摄影照片影像

—• 考试知识点总结 •—

—• 本章小结 •—

—• 协和云课堂……　拓展练习及参考答案 •—

（侯亚会）

第十五章　乳腺 X 线摄影检查技术

教学课件

学习目标

微课：乳腺 X 线摄影检查技术

素质目标

（1）培养细致负责的职业态度和精益求精的工匠精神，确保拍摄优质乳腺 X 线影像图像。

（2）具备较强的逻辑思维，对乳腺 X 线摄影检查形成系统的认识。

知识目标

（1）掌握：乳腺的解剖结构、X 线检查前的准备、X 线检查方法、正常 X 线影像表现。

（2）熟悉：乳腺摄影内外斜位、头尾位的体位设计。

（3）了解：乳腺常见疾病的影像表现。

能力目标

（1）能根据患者具体情况，选择合适的乳腺摄影条件，并熟练操作设备的能力。

（2）能够对图像进行后处理，获得符合诊断要求的图像，能观察与分析乳腺正常与异常 X 线影像表现。

案例导入

【案例】

患者，女，50 岁。左侧乳房外上方无痛性肿块月余。查体：左乳外上象限触及肿物，质硬，活动度差，左腋下触及肿大淋巴结，质硬。

辅助检查：乳腺超声检查，左乳外上象限探及一低回声肿物，大小约 2.5cm×1.8cm×2.0cm，形态不规则，呈蟹足样改变，边界模糊不清，内部回声不均匀，可见多个微小钙化灶，呈簇状分布，后方回声有衰减。彩色多普勒显示肿物内部及周边可见较丰富血流信号。

【问题】

1. 若你为该患者进行乳腺 X 线摄影检查，应考虑采取什么样的流程进行检查？
2. 如选择 X 射线摄影检查，应选择哪些摄影体位？

· 核心知识拆解 ·

本章的主要内容是乳腺 X 线摄影检查技术，包括乳腺的体表定位、检查的注意事项、常用摄影体位及乳腺数字 X 线摄影技术。

第一节　概　述

一、乳房解剖概述

（一）乳房解剖

乳房是由皮肤特殊分化的器官，主要由皮肤、纤维组织、脂肪和乳腺组成（图 15-1）。乳腺被结缔组织分隔为 15～20 个乳腺叶，每个乳腺叶进一步分为多个乳腺小叶。每个乳腺叶都有一个排泄管，这个排泄管被称为输乳管。

输乳管在靠近乳头处膨大，称为输乳管窦，在其末端变细，开口于乳头，输乳管以乳头为中心呈放射状排列。胸壁的浅层筋膜在乳腺组织周围形成一种包囊结构，同时它还延伸出许多细小的纤维束，这些纤维束在深层与胸肌筋膜相连，而在表层则与皮肤相接，它们共同为乳腺组织提供支撑和固定，这些纤维束被称为乳房悬韧带，也被称作 Cooper 韧带。在乳腺癌的影响下，这些韧带会发生缩短，导致皮肤被牵引形成内陷，这种现象在皮肤表面形成所谓的“酒窝征”。另外，乳腺癌如果侵犯到浅层的淋巴管，可阻断淋巴液的正常回流，进而引起皮肤淋巴水肿，使得乳房局部皮肤出现橘皮样的外观变化。乳腺与胸肌筋膜之间存在一个潜在的间隙，这个间隙被称为乳房后间隙，其中包含有疏松的结缔组织和淋巴管，但没有大血管的存在，这使得乳腺可以在胸壁上轻微移动，并且此间隙也为隆胸手术中假体的植入提供了便利。

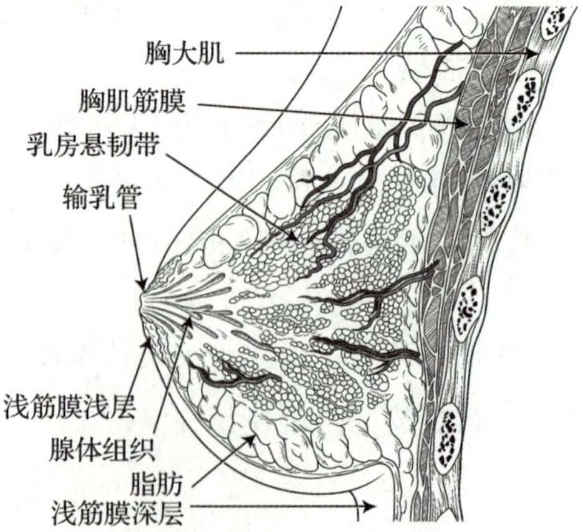

图 15-1　乳房解剖

女性在不同的生命周期阶段，乳房的体积和形状会有明显的变化，这些变化主要是由于乳房内部纤维和脂肪组织的含量不同造成的。在青春期，女性的乳房开始发育，成年未怀孕的女性乳房通常呈半球形或稍微下垂的形状，质地紧实且具有较好的弹性，其重量在150～200g。在妊娠期和哺乳期，由于体内激素水平的变化，乳腺组织会再次发育，导致乳房体积增大。哺乳期结束后，随着激素水平的迅速下降，乳腺组织和结缔组织开始减少，乳腺逐渐萎缩，乳房体积减小，可能会出现下垂现象。进入更年期后，由于性激素分泌的大幅减少，乳腺小叶和脂肪组织都会萎缩，导致乳房体积显著减少，并且变得更加松弛和下垂。

乳房的表面中心位置是乳头，乳头表面散布着许多小的凹陷，这些凹陷是乳汁排出的通道，为输乳孔。乳头周围环绕着一片颜色较深的环形区域，即乳晕。乳晕区域表面分布有许多小的凸起，为乳晕腺，它们能够分泌油脂物质，以保持乳头的润滑，防止乳头和乳晕因皮肤较薄而容易受伤或感染。在妊娠期和哺乳期，乳头和乳晕的颜色会因为色素沉着而变得更深。

（二）乳腺组织构成分类

根据致密组织与非致密组织的比例对乳腺组织进行分类，可分为非致密型和致密型，非致密型包括脂肪型和散在纤维腺体型，致密型包括不均匀致密型和极度致密型（图15-2）。

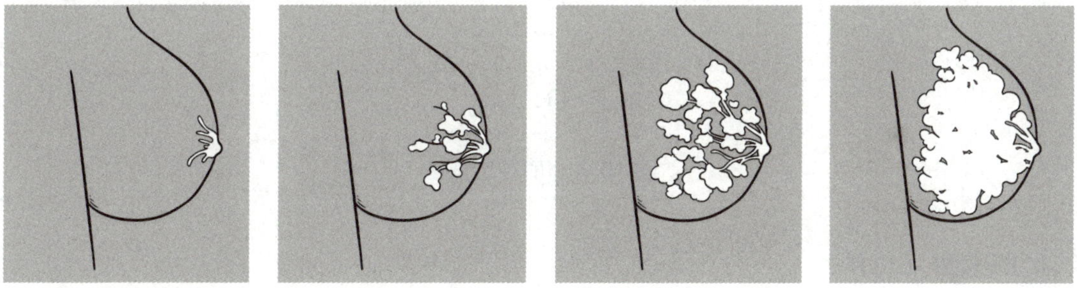

图15-2　乳腺组织构成分类

A. 脂肪型；B. 散在纤维腺体型；C. 不均匀致密型；D. 极度致密型

1. 脂肪型　双乳几乎均为脂肪，腺体组织的占比小于25%。此类型的乳腺组织在X线乳腺摄影中通常呈现较低的致密度。由于脂肪组织密度较低，X线照片中腺体组织和病变更容易被发现。脂肪型乳腺的乳腺癌检测敏感性较高，因此这类乳腺组织的乳腺癌筛查效果较好。在中国女性中，脂肪型乳腺较少见，约占10%。

2. 散在纤维腺体型　纤维腺体密度小区域性分散存在，占总乳腺组织的25%～50%。少量腺体型乳腺在影像学检查中表现为较为清晰的结构，有助于医生识别异常病变。散在纤维腺体型是中国女性中较为常见的乳腺组织类型，人数占比为20%～30%。

3. 不均匀致密型　双乳不均匀性致密，腺体组织占乳腺组织的51%～75%，分为弥漫致密、局限致密两种，局限致密可发生在单侧乳腺。不均匀致密型乳腺在乳腺影像检查中显示出较高的致密度，易遮掩病变，增加乳腺癌早期筛查的困难。不均匀致密型乳腺在中国女性中也较为常见，占20%～30%。

4. 极度致密型　双乳极度致密，腺体组织占乳腺组织的75%以上。高度致密的腺体组织有可能掩盖病变，使乳腺X线摄影敏感度降低。可配合乳腺超声检查或MRI检查辅助诊断。极度致密型乳腺在中国女性中的比例较低，通常低于10%。

二、乳腺体表定位

常用的乳腺体表定位方法包括两种：时钟定位法和四象限定位法。

（一）时钟定位法

时钟定位法是一种以患者正向面对观察者，以乳头为中心，使用类似于 12 小时制钟表的盘面来确定乳腺病变区域的方法。这种方法按照病变位于几点钟处及与乳头的距离来描述，按顺时针方向定位。时钟定位法是临床上常用的描述乳腺病变位置的方法（图 15-3）。

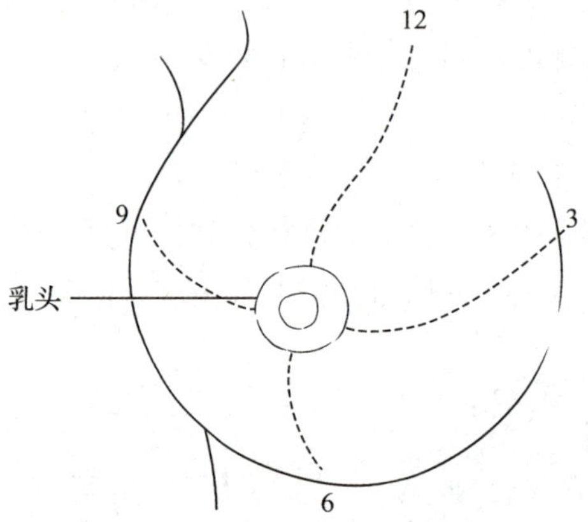

图 15-3 时钟定位法

（二）四象限定位法

四象限定位法是一种将乳房划分为四个象限和一个中心区域的定位方法。具体操作是：以乳头作为参照点，穿过乳头画一条水平线和一条垂直线，这样乳房就被划分为外上、内上、外下、内下四个象限。乳头及其周围的乳晕区域被定义为中央区。乳房的外上方有一个向外延伸的部分，这个部分向腋窝方向突出，被称为乳房的腋尾部，在乳腺摄影中，这个区域会显示为与胸大肌上部重叠的区域（图 15-4）。

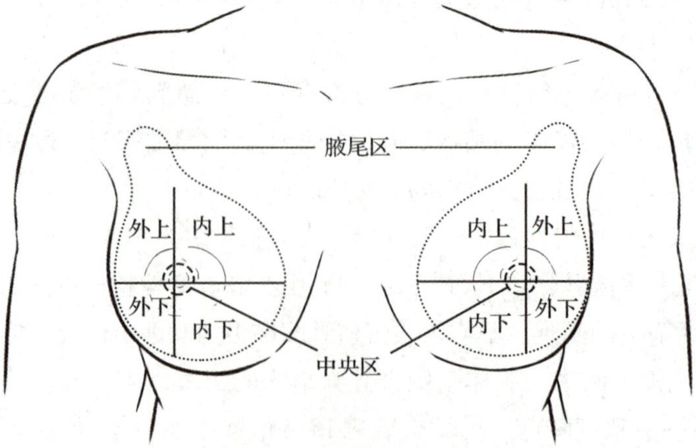

图 15-4 四象限定位法

第二节　乳腺 X 线摄影检查的注意事项和质量控制

一、适应证与禁忌证

（一）适应证

1. 有乳腺癌病史、家族史人群。
2. 通过临床检查发现乳腺有肿块、局部肿胀或疼痛、乳头溢液等症状。
3. 乳腺疾病的筛查。41 岁以上的女性建议每 2 年进行一次乳腺 X 线摄影检查。

（二）禁忌证

1. 处于妊娠期、乳腺炎急性期、青春期或经前期的女性。
2. 乳腺术后或乳腺外伤后伤口未愈者。
3. 对于乳腺有巨大肿块且不宜受压，或者肿块对应的皮肤处有较大面积破损的情况，需要根据临床医生的建议谨慎处理。

二、注意事项

（一）摄影前注意事项

1. 环境准备　首先，需要确保机房的温度和湿度达到规定的标准；同时，保持摄影平台和乳腺压迫装置的表面干净整洁。

2. 核对患者信息　在摄影前，应仔细核对患者的个人信息，包括病案号、姓名、性别、年龄，并确认检查的目的和要求。

3. 去除异物　在对患者进行检查时要嘱咐患者除去上衣，充分暴露乳腺及腋窝，并去除患者乳腺周围的项链、膏药等影响摄影的饰品或异物，特别要注意清除覆盖在乳腺或腋窝区域的外用药膏和皮肤上的任何黏附物。

4. 评估乳腺状况　观察乳腺是否有破溃、肿胀等情况，了解是否做过隆胸、义体植入手术等。

5. 沟通与心理疏导　在对患者进行检查前，要对患者进行心理疏导，降低患者的心理负担，以便更好地配合诊断治疗，包括说明检查过程特别是摄影时要进行乳房压迫可能会引起疼痛等。

6. 确认检查时间　在对患者进行检查之前要详细询问年轻女性患者的月经周期，并建议她们在月经结束后的第 7~10 天进行乳腺 X 线摄影，因为这个时期乳腺相对不敏感，检查结果更准确。绝经后或双侧卵巢切除后人群检查时间无特殊要求。

7. 做好正确的方位标记　可根据需要在乳腺皮肤表面粘贴标记，以便在照片中提示肿块或手术瘢痕等。使用不透 X 线的方位标记物（如 R/L），并将其放置在靠近腋窝的乳腺区域附近，以便于在影像中清晰识别。

（二）摄影中注意事项

1. 多角度摄影 乳腺 X 线摄影的常规体位为内外斜位和头尾位，必要时也可采取 90°侧位。常规摄取双侧对比，在不影响乳腺组织显示的情况下，应将乳头置于切线位。

2. 使用压迫器 根据乳腺大小及乳腺类型选择适宜尺寸的压迫器进行适当加压。乳腺加压可以使乳腺的前后部组织厚度保持一致，并起到固定乳腺的作用，以获得优良的图像，同时降低曝光量。通常情况下，压迫力推荐为 120N，但对于小乳房、隆乳手术后、恶性肿瘤肿块较大、皮肤局部溃破或进行导管碘剂造影的患者，应适当减轻压迫力度。在进行乳腺常规压迫摄影时，需确保压迫板边缘紧贴胸壁，向下施压，以覆盖乳腺的全部基底组织，并使乳腺的皮肤不产生褶皱。压迫器加压时应先用电动加压，再通过手动缓慢渐进微调，在患者能够耐受的前提下尽量使组织厚薄均匀。充分的乳腺压迫是乳腺 X 线摄影中特殊且重要的技术操作。

3. 保护隐私 摄影中手法要轻柔，注意保护个人隐私。

4. 曝光条件与标识 严格遵守操作规则，根据不同年龄的乳腺发育特点、不同生理状态的乳腺特点及个体差异选择合适的曝光条件，启动曝光按钮时要注意先预曝光后再最终曝光。注意标识被检乳腺的左、右位置及摄影体位。

5. 图像标记 标记应包括检查机构的名称、被检查者的姓名、性别、年龄、唯一的识别码及检查的具体日期。

三、质量控制

要确保乳腺 X 射线检查技术的优势得到充分发挥，关键在于图像质量的控制与管理。包括正确的摆位技巧、体位设计、严格的质量控制标准，以及操作人员操作熟练度、责任心和设备因素等。通过这些措施，可以减少患者因重复检查而接受不必要的辐射，同时提高诊断的准确性，减少漏诊和误诊，从而为乳腺疾病的诊断和治疗提供有力保障。

（一）乳腺 X 线摄影图像质量控制标准

对 X 线影像进行质量评估时，应满足以下诊断标准。

1. 左右两侧乳腺影像保持对称。
2. 胸大肌清晰显示，投影角度恰当，皮肤结构清晰可见。
3. 上外侧、外侧及内侧的乳腺组织清晰可见。
4. 能清晰观察到乳腺下角。
5. 乳腺后方的脂肪组织清晰可见。
6. 影像中不出现皮肤皱褶。
7. 乳头的完整轮廓清晰地位于乳腺组织之上。
8. 所有脉管、纤维束和胸大肌边缘均清晰可见，且无运动模糊。

常见不标准图像包括：双侧乳腺不对称、轴位皮肤褶皱（图 15-5）等。

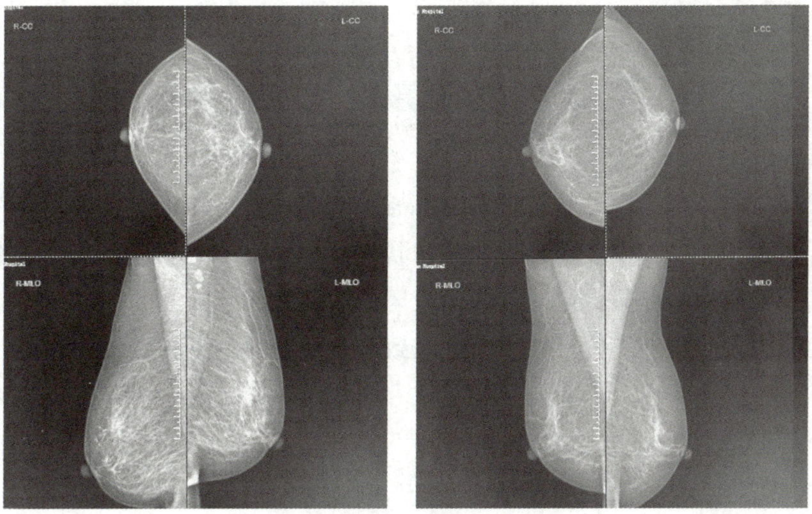

A　　　　　　B

图 15-5　质量不合格照片

A. 双侧乳腺不对称；B. 轴位皮肤褶皱

（二）影响乳腺摄影图像质量的因素

1. 技术操作因素　技师的摄影技巧直接影响图像质量，包括摆位方法、乳房压迫技术及与患者的沟通效果。正确的压迫技术能够使乳腺组织充分展开，减少皮肤皱褶，提高图像清晰度。

2. 患者自身因素　患者的乳腺组织特性、乳腺厚度，以及患者的配合度都会影响图像质量。例如，乳腺变形、上臂活动受限、肿物过大或皮肤牵拉等都可能导致压迫不充分和皮肤皱褶。

3. 设备因素　数字化乳腺 X 射线摄影系统需要定期进行质量控制检测，包括自动曝光控制重复性、半值层、影像接收器均匀性、伪影和高对比分辨力等。设备的技术参数，如功率、最大管电流、摄影电压范围等，都会对图像质量产生影响。

4. 检查前准备　技师需要认真阅读申请单，进行乳腺的视诊和触诊，排除影响摄影的异物，如项链、挂件、膏药等，并了解患者的手术史。

5. 月经周期的影响　乳腺随月经周期发生变化，月经来潮前 3~4 天由于雌激素和孕激素的刺激，乳腺血流增加，乳房胀大，易产生触痛感。月经来潮后，雌激素和孕激素水平迅速降低，对乳腺的刺激减弱，这时，乳房变小变软，疼痛和触痛消失。

6. 剂量控制　乳腺 X 线摄影的剂量控制是影响图像质量的重要因素之一，需要在最低剂量下获得高分辨率、高对比度的乳腺摄影图像。不同曝光模式下的 X 线摄影条件和辐射剂量对图像质量有显著影响。如不同的靶面-滤过组合会产生不同的辐射剂量，研究发现，钨靶-铑滤过组合能大幅度减少乳腺摄影的辐射剂量，并且图像质量无任何差异，因此在实际工作中，应尽量选择钨靶-铑滤过组合进行摄影，以减少患者的辐射剂量。

7. 压迫器和滤线栅的使用　压迫器的使用可以减少乳腺厚度，降低曝光剂量，减少散射线，提高图像分辨率及对比度。滤线栅的使用可以减少散射辐射，提高图像的清晰度和对比度。

第三节 乳腺 X 线摄影检查的常用摄影位置

乳腺摄影的常规摄影体位为内外斜位（mediolateral oblique position，MLO）和头尾位（craniocaudal position，CC），补充体位为 90°侧位、乳沟位、扩展头尾位。内外斜位不仅能够覆盖乳腺的大部分区域，还能观察到乳腺的外上部分，包括乳腺的腋尾部、胸大肌及腋前的淋巴结等，其中外上象限是恶性肿瘤常见的发生位置。内外斜位可在空间上大致确定病变的上下位置，而头尾位则可确定病变的左右位置。

一、常规摄影位置

（一）内外斜位

1. 摄影目的 观察乳腺及其外上象限组织情况。

2. 体位要求（图 15-6A）

（1）受检者面向 X 线设备站立，双脚自然分开，将摄影机架调节至与水平面成 30°~60°，与胸大肌平行。

（2）影像技师站于受检者外侧靠后，调节机架至影像接收器平台最高处与腋窝上缘等高。

（3）受检者手握于机架上手柄处，嘱咐受检者放松，影像技师向上托起被检侧乳腺，将乳腺及胸大肌外侧上部放置于摄影平台上，放置时要向上、向外拉伸乳腺和胸大肌，使其最大限度包括在影像内。

（4）使用压迫器进行加压。先用脚踏压迫器加压，加压时影像技师用手将乳腺及胸大肌展平，打开皮肤皱褶，使乳腺呈斜向扁平状，乳头呈切线位。加压时手慢慢撤离，直至压力足以保持乳腺的位置不变。再用手动加压，微调至乳腺表面有紧绷感即停止加压。

（5）向下牵拉腹部组织以打开乳腺下的皮肤皱褶，嘱受检者保持身体不动。

3. 中心线 中心线由被检乳腺内上方入射，外下方出射，中心线在乳头上平面，与探测器垂直。机架 C 臂角度为 30°~60°。原则上使检查台与受检者的胸大肌平行。

4. 滤线栅 使用滤线栅。

5. 屏气方式 平静呼吸下屏气。

6. 摄影距离 45~50cm。

7. 防护 屏蔽防护，注意头颈部远离照射区域。

8. 摄影条件 管电压 25~35kVp，可采用自动曝光控制，自动阳极靶面选择和滤过材料选择。

9. 基本质量评定（图 15-6B、C）

（1）乳腺组织应完全展开，无皮肤皱褶，乳后脂肪间隙和大部分乳腺实质都能在影像中清晰可见。乳头应位于乳腺前缘的切线前方，而胸大肌则在影像中呈现上宽下窄的投影。

（2）左右两侧乳腺的影像应对称放置，形成背靠背的菱形排列。

（3）影像密度和对比度良好，能显示 0.1mm 细小钙化，无体外异物伪影、运动伪影和切割伪影等。

10. 注意事项

（1）告知受检者乳腺压迫的重要性以便配合，压迫力度应足以使乳腺得到充分展开和拉伸，但同时要确保受检者的舒适度，避免造成剧烈疼痛。

（2）X 线束方向从乳腺的上内侧面到下外侧面。

（3）内外斜位摄影体位一定要尽可能包括更多的胸大肌。

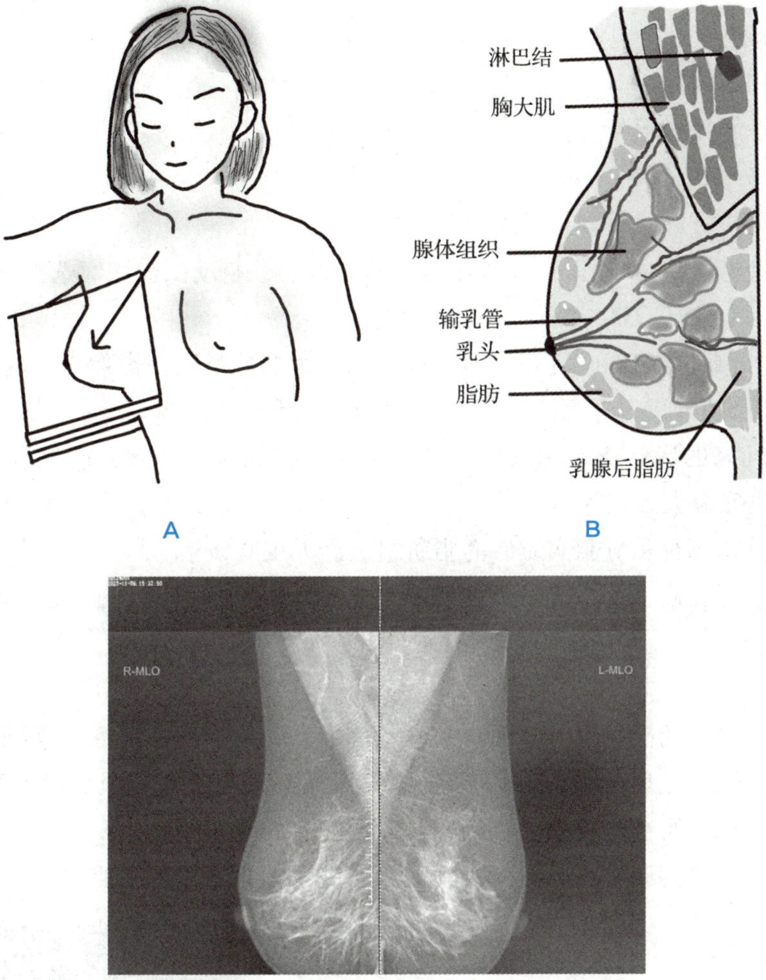

图 15-6　乳腺内外斜位

A. 体位展示；B. 显示示意；C. 照片影像

（二）头尾位

1. 摄影目的　观察乳腺及其内侧组织情况。

2. 体位要求（图 15-7A）

（1）受检者面向 X 线设备站立，头转向对侧，影像技师站在受检者待查乳腺的内侧，将机架调节至垂直于地面。

（2）影像技师一手托起被检侧乳腺，将影像接收器平台高度调整至乳腺下缘转角处水平，将乳腺置于平台上，嘱受检者放松，另一手置于乳腺上方，轻柔地将乳腺组织拉离胸壁，使受检者胸壁紧靠影像接收器平台，并将乳头定位于平台中心。

（3）使用压迫器进行加压。先用脚踏压迫器加压，加压时影像技师要同时用手将乳腺及上下皮肤展平，使乳腺呈扁平状，乳头位于平台中线且呈切线位。手慢慢从乳头方向撤离，直至压力足以保持乳腺的位置不变。再用手动加压，微调至乳腺表面有紧绷感即停止加压。嘱咐受检者保持身体不动。

3. 中心线 X 射线自被检侧乳腺上方垂直入射，中心线在乳头与胸壁的垂直连线上，设备机架 C 形臂角度在 0°位置。

4. 滤线栅 使用滤线栅。

5. 屏气方式 平静呼吸下屏气。

6. 摄影距离 45～50cm。

7. 防护 屏蔽防护，注意头颈部远离照射区域。

8. 摄影条件 管电压 25～35kVp，可采用自动曝光控制，自动阳极靶面选择和滤过材料选择。

9. 基本质量评定（图 15-7B、C）

（1）除少部分外侧乳腺组织，乳腺的内外侧组织应大部分呈现在影像中。乳头应位于中心位置，且处于乳腺前缘的切线位置前方，不与纤维腺体组织发生重叠。

（2）左右两侧乳腺的影像应对称放置，乳腺位于影像的中心位置，两侧乳腺呈现对称的球形，且两侧剩余空间的宽度应大致相等。

（3）影像中能够清晰显示乳腺实质后的脂肪组织，无皮肤皱褶。

（4）影像密度和对比度良好，能显示 0.1mm 细小钙化，病灶显示清晰无体外异物伪影、运动伪影和切割伪影等。

10. 注意事项

（1）为保证检查结果的准确性，务必向受检者解释乳腺压迫的重要性，得到受检者的充分配合。在实施压迫操作时，压迫力度要适中，适度的压迫可使乳腺充分展开，减少组织重叠。

（2）检查应确保照射野覆盖整个乳腺区域，包括乳腺的基底部分。

（3）严格防止受检者的面部、肩部及头发等部位进入 X 射线的照射野内。

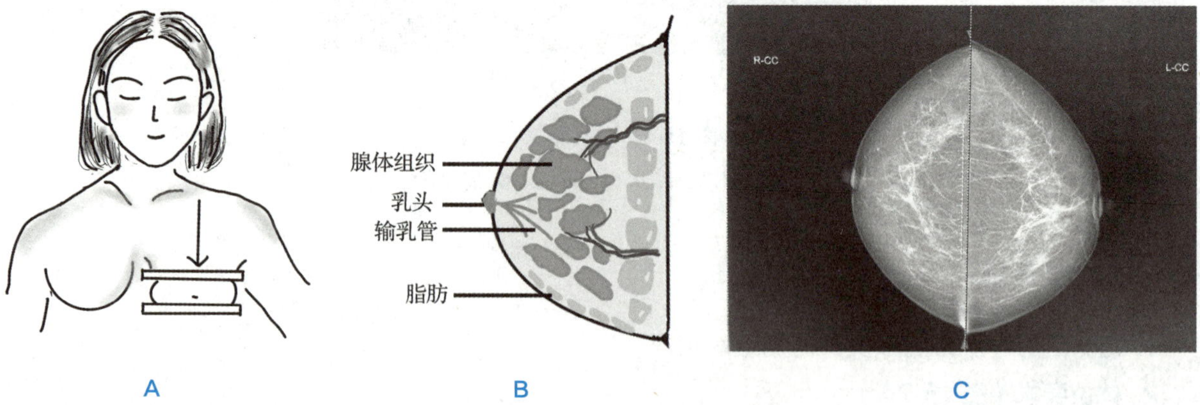

图 15-7 乳腺头尾位

A. 体位展示；B. 显示示意；C. 照片影像

二、其他补充体位

当标准内外斜位和头尾位无法充分显示乳腺的解剖结构时，可以根据实际情况选择以下其他常用摄影体位。

1. 90°侧位　在需要结合头尾位进行精确定位，如在乳腺的二维穿刺定位或导管造影中确定病变的确切位置时，可以采用90°侧位来替代内外斜位。90°侧位分为内外侧位（mediolateral，ML）和外内侧位（lateralmedio，LM），机架转角为90°。90°侧位的局限性在于腋前胸大肌区域显示不足。

操作方法：将影像接收器平台调节至与水平面成90°，受检者面向摄影架站立。调节平台高度，使其中线与乳腺中部等高。受检侧乳腺外侧紧贴摄影台面，影像技师用手托起被检侧乳腺，向前和向上移动乳腺组织，以确保尽可能多的乳腺组织被摄入影像中，同时应使用压迫器进行压迫，使乳腺呈侧位扁平，乳头呈切线位且与中线重合。调节压迫器应按照先电动（快）后手动（慢）的方法进行调节。中心线在乳头上平面，与探测器垂直，由被检乳腺内侧入射至外侧，机架C臂角度为90°。

2. 乳沟位　当乳腺的局限性病变非常接近乳腺内侧深层，尤其是在受检者乳腺较大、双侧乳腺内侧缘较接近时，可以进行乳沟区域的摄影。这种摄影方式与头尾位相似，但中心线需要调整至乳腺内侧的乳沟区域。具体体位如下：受检者面对乳腺X线设备站立，头部转向一侧，将双侧乳腺放置于影像接收器平台上，并向前拉伸两侧乳腺的所有内侧组织，以便捕捉乳沟影像。摄影范围应覆盖双侧乳腺的内侧及后侧组织。X线束的中心线穿过双侧乳腺内侧乳沟区，从头部方向射向尾部方向，摄影条件同头尾位。影像质量要求包括：清晰显示双侧乳腺内侧组织；尽可能展示胸骨前的软组织；两侧乳腺组织均匀显示（压力一致）；乳腺后内侧深层组织良好展示；无皮肤皱褶；病灶清晰可见，能够显示0.1mm的细小钙化点。

3. 扩展头尾位　如果常规头尾位摄影无法完全覆盖乳腺内侧或外侧部分，可以根据实际情况增加内侧扩展头尾位或外侧扩展头尾位摄影，以便分别展示乳腺内侧或外侧的结构和病变。

▶知识拓展

乳腺摄影检查其他摄影体位

1. 腋尾位　乳腺实质组织可延伸至腋前下区域，该处可有副乳或腋前组淋巴结，为了使X线中心线接近该区域，更好地显示腋前下区域，可采用专门的小压迫板拍摄腋尾位，投照时机架转角与内外斜位相似。

2. 尾头位　当怀疑为乳腺上份病变时，为了避免物片距过长，图像失真模糊，或避免常规头尾位压迫板下降过程中乳腺上部病变滑脱，可以采用尾头位。对胸椎后弓畸形的患者也可以使用尾头位来代替头尾位摄影。尾头位投照机架旋转角度为180°。

3. 切线位　部分乳腺皮肤或皮下组织的钙化、肿块等病变可投影于乳腺内，造成误诊，可采用切线位鉴别。切线位投照机架旋转角度可以灵活掌握。

4. 旋转位投照　常规摄影后，需要排除投射路径上致密乳腺组织重叠掩盖病变时，可加摄旋转头尾位或旋转内外斜位，即顺时针或逆时针旋转乳房，改变乳房内部乳腺组织的投射角度，保持旋转状态进行压迫后摄影。旋转方向应标记在图像上。

第四节　乳腺数字 X 线摄影

乳腺 X 线摄影经历了从乳腺干板 X 线摄影、专用屏片摄影到现在的全视野数字乳腺 X 线摄影（full-field digital mammography，FFDM）、数字乳腺断层摄影（digital breast tomosynthesis，DBT）等新技术。传统的屏片摄影系统依赖模拟成像技术，以胶片作为记录影像的介质。平板数字化摄影机又称整板（或全野）数字化乳腺摄影机，CR 使用乳腺专用 IP，DR 使用 CCD、非晶硅、非晶硒等平板探测器。我国最早的乳腺 X 线摄影采用钼靶作为阳极靶，因此乳腺 X 线检查也称钼靶 X 线检查，但随着技术的发展，乳腺摄影的阳极靶还包括钼铑双靶、钼钨双靶，统称为乳腺 X 线摄影。

一、全视野数字乳腺 X 线摄影

全视野数字乳腺 X 线摄影又称乳腺 DR，目前在医院及体检中心已基本普及。与传统的屏片系统对比，其主要优势如下。①分辨率高，图像对比度及钙化显示优，放射剂量低。②自动曝光控制：根据乳腺组织的密度和厚度，自动调整曝光参数，如曝光时间、管电流、管电压，确保图像清晰。③多靶成像：使用钼铑双靶技术，可自动转换阳极靶面（图 15-8A、B）。

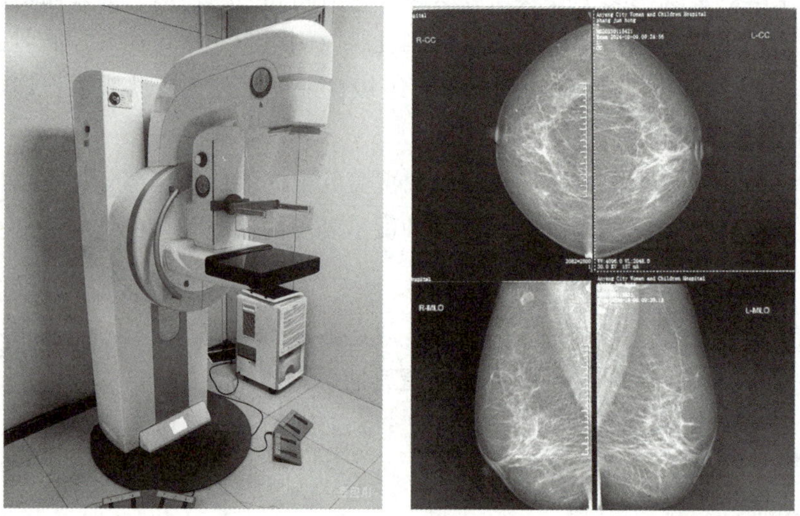

A　　B

图 15-8　全数字化乳腺摄影设备

A. 设备；B. 照片影像

二、数字乳腺断层摄影

乳腺 X 线检查是乳腺癌筛查的首选方法，以其高准确性、低成本和操作便捷性而受到推崇。该技术能够显示乳腺内的肿块和微小钙化。但是，在乳腺组织密度高的情况下，组织重叠可能会降低病变的可见性，导致漏诊，尤其是在致密型乳腺和靠近胸壁的肿块中，其显示效果不佳。对于乳腺 X

线检查结果为阴性的致密型乳腺，乳腺超声可以作为一种补充检查手段。尽管超声和 MRI 在早期乳腺癌的检测和筛查中具有一定的作用，但它们通常不被作为首选的筛查方法。

为了降低组织重叠对病灶显示的影响，数字乳腺断层摄影（DBT）于 2011 年被批准用于临床。DBT 是近年来在乳腺 X 线摄影基础上所诞生的一个里程碑式的技术，它通过从多个角度进行成像，将一系列低剂量的二维图像重构成类似三维的断层图像，使得乳腺内不同位置、高度和形态的病变能够在不同的层面上被成像。因此，DBT 能够有效减少组织重叠的影响，提高病变的清晰度，并有助于区分病变和正常组织，从而增加乳腺癌的检出率。需要注意的是，数字乳腺断层摄影是合成的 2D 图像，并不是真正的 3D 图像，因此，不能简单称为 3D 摄影。

中国女性乳房普遍为小乳房、致密型乳房，乳腺 X 线摄影受背景腺体的影响，假阴性率较高，给诊断带来了一定的困难。DBT 通过获取多个层面的图像，排除了腺体重叠造成的病灶遮盖和诊断遗漏，在致密型乳腺中显示出明显的优势（图 15-9A、B）。

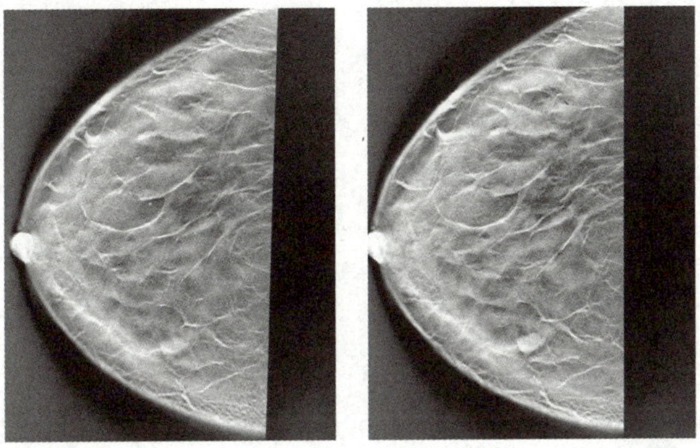

A　　B

图 15-9　数字乳腺断层摄影

A. 断层 1；B. 断层 2

三、对比增强能谱乳腺摄影

对比增强能谱乳腺摄影（contrast enhancement spectral mammography，CESM）是数字乳腺 X 线摄影的新技术。乳腺肿瘤通常血管富集，在传统的乳腺 X 线摄影基础上，经受检者上肢静脉注入含碘对比剂，再进行乳腺 X 线摄影，可充分显示乳腺肿瘤的血供状态，减少腺体组织重叠所带来的干扰，可更敏感地发现隐藏于腺体中的小病灶，准确评估病变形态、范围，并进行定性诊断。

与 DSA 类似，CESM 可进行能量减影。在注射碘对比剂后，一次压迫同时获得低能图（管电压低于碘的 K 值 33.2 keV）与高能图（管电压高于 33.2 keV），通过后处理得到减影图。减影图显示碘聚集的区域，在阅片中观察每个位置的低能图及减影图。CESM 可去掉正常的乳腺组织，尤其是致密的腺体，仅单独显示异常的肿瘤组织，可有效减少假阳性率和不必要的活检与手术，实现对肿块及微钙化的清晰显示，检查速度快，在数分钟内即可成像，操作简单便捷，禁忌证较少，费用较低。

—• 考试知识点总结 •—

—• 本章小结 •—

—• 协和云课堂…… 拓展练习及参考答案 •—

（闫　悦　王百爽）

第三篇

X 线造影检查技术

第十六章　X 线对比剂

教学课件

微课：X 线对比剂

学习目标

素质目标

（1）秉持严谨负责的职业态度，恪守安全与伦理准则，在造影检查中兼顾患者权益与影像质量。

（2）强化风险防范意识与应急协作精神，严格把握碘对比剂的适应证和禁忌证，密切观察患者的临床表现，针对不良反应轻重，采取相应急救措施。

知识目标

（1）掌握：X 线对比剂不良反应及其预防。

（2）熟悉：X 线对比剂的分类及引入途径。

（3）了解：X 线对比剂的临床应用。

能力目标

（1）能根据患者病史、临床表现、检查部位和目的，选择合适的 X 线对比剂，并能正确引入人体。

（2）能识别患者在造影检查过程中不良反应的程度，并能积极做好急救措施。

案例导入

【案例】

患者，男，30 岁。近两年来偶尔出现吃饭打嗝现象，近 3 个月来以上现象发生频率增加，偶尔夜间平卧出现食物反流现象，日间以干食哽噎为主，需水冲服才可正常，其他活动不受限。查体：T 36.5℃，P 78 次/分，R 18 次/分，BP 133/66mmHg，无痛苦病容，皮肤未见出血，腹软，移动性浊音（-）。

【问题】

1. 如选择 X 线造影检查，应选择哪种对比剂？

2. 如患者出现胸骨后刺痛，应怎样调整对比剂？

· 核心知识拆解 ·

本章的主要内容是介绍 X 线造影检查技术，包括 X 线对比剂的分类、对比剂的临床应用及对比剂的引入途径等。

第一节　X 线对比剂的分类及应用

一、对比剂分类

（一）根据对 X 线吸收程度分类

1. 阳性对比剂　指 X 线对对比剂的衰减系数大于人体内部组织结构的物质，一般对比剂密度高、原子序数也高、吸收 X 射线的量多且比重大。X 线影像图像上显示为高密度影像。常用的对比剂有硫酸钡和碘化合物。

2. 阴性对比剂　是指 X 线对对比剂的衰减系数小于人体内部组织结构的物质，一般对比剂密度低、原子序数也低、吸收 X 射线量少且比重小。X 线影像图像上显示为低密度影像。如空气、氧气、二氧化碳等，其中以空气应用最多、最方便，且费用低。

（二）根据应用途径分类

1. 胃肠道对比剂　胃肠道内检查的阳性对比剂主要是医用硫酸钡和含碘制剂，可直接口服，亦可通过肛门注入灌肠。

2. 血管内对比剂　含碘的水溶性制剂，利用碘元素的高 X 射线吸收特性，提高组织器官间的对比度，主要用于静脉血管注射，也可直接应用于动脉血管。

3. 胆系对比剂　经过身体代谢通过胆道排泄的含碘制剂，可使胆管内呈现高密度显示，是一种间接显影的对比剂。其经静脉血管注射排泄到胆道系统，也可以经过口服排泄到胆道系统，使其呈现为高密度，易于辨别。

4. 腔内注射对比剂　如膀胱造影、子宫造影、胸膜腔造影等。

5. 椎管内对比剂　经腰椎穿刺后将对比剂注入蛛网膜下腔，可行椎管及脑池造影。

（三）根据对比剂内部分子结构分类

1. 离子型对比剂　是指对比剂在溶液中以离子的形式存在。常用的有碘克酸、甲基泛影葡胺等。

2. 非离子型对比剂　是指对比剂在溶液中以无离子型的形式存在。常用的有碘海醇、碘佛醇、碘普罗胺、碘克沙醇等。

（四）根据对比剂在体内渗透压分类

人体内的血浆渗透压值为 313mmol/L，将此值定义为等渗。

1. 高渗透压对比剂　此类对比剂主要为离子单体型对比剂，如泛影葡胺。这种对比剂的副作用发生率相对较高。

2. 低渗透压对比剂　此类对比剂主要为离子二聚体对比剂和非离子单体对比剂，但与人体的渗透压相比，仍高很多，只是相对高渗透压对比剂而言较低。即使是低渗对比剂，随着浓度的增加，渗透压也随之增高。

3. 等渗透压对比剂　此类对比剂主要为非离子二聚体对比剂，渗透压在 300mmol/L 左右。与正常人体的渗透压基本相同，副作用的发生率较低。

▶知识拓展

理想对比剂具备的条件

天然对比是指人体内部组织器官存在一定的比重和密度差，X 射线穿过人体后呈现出高、低不同密度的影像图片。身体内部大部分组织、器官与周围脏器结构缺乏明显的密度差，为了更易于区分不同结构，便改变其对比度，人为地引入对比剂改变脏器之间的密度差，称为人工对比。从用于不同的检查设备来讲，可分为 X 线对比剂、MRI 对比剂、超声（US）对比剂、ECT 及 PET 对比剂等各种检查方法需要引入的对比剂，因各种对比剂的物质成分和作用不同，故这里仅对 X 线对比剂进行讨论。

X 线对比剂的种类繁多，其理化性能也不同。理想 X 线对比剂应具备以下条件。

1. X 线对比剂的密度与人体内部组织器官密度相差较大，其显影效果较好。
2. X 线对比剂无味、无毒及刺激气味，对人体副作用小，具有水溶性。
3. X 线对比剂黏稠度低，无生物活性，且利于排泄。
4. X 线对比剂的理化性质稳定，且久储不变质。
5. X 线对比剂的价格低廉，且使用方便。

二、对比剂的临床应用

（一）阴性对比剂

1. 空气和氧气　最为常用，费用最低且获之方便。因气体对比剂的溶解度小、吸收慢，因此在组织器官内的停留时间较长。因在操作过程中可能产生气体栓塞的可能，故不能注入正在出血的组织器官内。抽取空气时，为避免引起感染，应用无菌纱布或火焰过滤。

2. 二氧化碳　因其溶解度较大，易于弥散，故停留在脏器内的时间短，副作用较小，进入血管一般也不会产生气体栓塞，但在脏器内极易被吸收，故应尽快完成造影工作。

（二）阳性对比剂

1. 医用硫酸钡

（1）性状：为白色粉末状，无味，不溶于水、有机溶液及酸碱性溶液，不被人体食管、胃肠道吸收且性质稳定，耐热，不怕光，久贮不变，含钡量约 54%。分为混悬剂、粉剂两种，为临床胃肠道影像检查较常用的 X 线对比剂。目前市场及临床应用的硫酸钡粉剂或混悬剂大部分都是由厂家配好，只需加入定量与受检者体温相适应的水搅拌即可使用。根据使用用途配成不同浓度的钡剂，其钡水质量比为：稠钡剂为（3~4）：1，稀钡剂为 1：1，灌肠用为 1：4。临床多使用制成品，如含 50%硫酸钡混悬剂。

（2）临床应用：用于食管、胃肠道的气钡双重对比和单对比造影检查。用量多少根据检查部位而定：食管造影检查，口服用量 10~30ml，对比剂浓度一般约为 200%；胃、十二指肠造影检查，一般口服用量为每人每次 50~250ml，浓度一般为 160%~200%；小肠、大肠 X 线造影检查，钡剂灌肠用量为 800~1000ml，浓度在 60%~120%。

2. 复方泛影葡胺

（1）性状：为无色透明或微黄色澄明液体，黏稠度低，含碘量高，耐受性好。浓度一般有 60%、76%两种，每瓶 20ml，用量因检查部位和患者年龄而异。另有一种规格，每瓶 1ml，浓度 30%，用于碘过敏试验。

（2）临床应用：可用于泌尿系统造影，如静脉肾盂造影；心脏、脑血管造影，如周围血管造影、脑血管造影；其他脏器和周围血管造影，如肝、肾、胰腺等器官的造影检查。亦可用于 CT 增强扫描及瘘管和器官腔内造影检查，该对比剂毒性低，副作用少，应用广泛。

成人用量：静脉肾盂造影，单侧 20~40ml（60%或 76%）；子宫输卵管造影，经宫颈口注入，60%或 70%，10~40ml；周围血管造影，60%或 76%，15~40ml；胃肠造影，76%，30~90ml。术中或术后 T 管胆管造影，60%的复方泛影葡胺 15ml 以 2~3ml/min 在透视下缓慢匀速注入。若有低温结晶析出，可置于温水中溶解。

3. 碘海醇(碘苯六醇、欧乃派克)

（1）性状：非离子型对比剂，为水溶性对比剂，易于排泄，耐受性较好。无色或淡黄色，浓度种类较多，分装规格也有多种，如 10ml、20ml、50ml、100ml、200ml 等。

（2）临床应用：为新型非离子型对比剂，其渗透压与人体血液相近，黏度适中，故易于注射。可用于动静脉血管造影、淋巴系统造影、消化道造影、泌尿系统造影等。心血管造影成人用浓度 350mg/ml，用量 30~60ml，儿童用浓度 350mg/ml，用量 8ml/kg；尿路造影成人用浓度 300mg/ml 或 350mg/ml，用量 40~80ml；儿童体重>7kg，浓度 240mg/ml，用量 4ml/kg。

4. 碘普罗胺(碘普胺、优维显)

（1）性状：为新型低渗性非离子型对比剂，为无色透明或微黄色水溶性液体，黏度低。含碘量为 48.1%，有 240mg/ml、300mg/ml、370mg/ml 三种浓度，分装有 20ml、30ml、50ml、100ml 等规格。

（2）临床应用：适用于数字减影血管造影（DSA）、血管造影、CT 增强检查、子宫输卵管造影、静脉尿路造影等。用法用量根据患者体重来决定。

5. 碘曲伦(伊索显、碘曲仑)

（1）性状：非离子型对比剂，为无色透明水溶液，水溶性良好，分子含碘量 46.82%，浓度有 240mg/ml、300mg/ml，有 10ml、20ml 规格。

（2）临床应用：具有较低的渗透压和黏度，与血液、脑脊液等渗，很难通过细胞膜，因此毒副作用小，是目前临床上理想的椎管造影对比剂。因其与体液混合缓慢，显影时间长，黏滞度较大，故不适合于血管内注射。

临床常用对比剂见表 16-1。

表 16-1　常用对比剂

常用对比剂（别名）	结构和性状	制剂
医用硫酸钡（硫酸钡）	白色粉末状，无味，性质稳定，耐热，不溶于水和酸碱性溶液；在胃肠道内不被吸收	有适合于不同检查需要的多种制剂。另外，气钡双重对比造影常配合产气粉共同使用
复方泛影葡胺（优路芬）	离子型单体，无色透明或微黄溶液，分子含碘量高，不良反应少	两种浓度 60%、76%，每安瓿 20～100ml；浓度 30%，1ml
碘海醇（碘苯六醇、欧乃派克、奥米培克）	非离子单体，无透明溶液，黏稠度低，亲水性高，其渗透压与血液相近，不良反应少，使用安全可靠	注射剂，含碘量浓度 140～350mg/ml，每瓶 50～100ml
碘必乐（碘帕醇）	非离子型单体，无色透明溶液，黏稠度低，毒性小	注射剂，含碘量浓度 300～400mg/ml，每瓶 20～200ml
安射力（碘佛醇）	非离子型单体，无色透明溶液，黏稠度低，毒性小	注射剂，含碘量浓度 300～400mg/ml，每瓶 20～200ml
碘曲仑（伊索显）	非离子型二聚体，无色透明溶液，黏稠度较高，其渗透压与血液和脑脊液几乎相同，毒性小	注射剂，含碘量浓度 240～300mg/ml，每瓶 10～20ml
碘化油（碘油）	系碘与植物油结合的有机碘化合物，为无色或淡黄色溶液，不溶于水，但能与水分散乳化	油剂：浓度 40%，每瓶 10ml
碘普罗胺（优维显）	非离子型单体，无色透明或微黄色溶液，黏度低，毒性小	注射剂，含碘量浓度 300～400mg/ml，每瓶 20～200ml

三、对比剂引入途径

根据人体各器官的解剖结构和生理功能，将对比剂的引入途径，主要分为直接和间接引入两大类。

（一）直接引入

通过身体内部与外界的自然腔道、病理瘘管或体表穿刺法等途径，将对比剂直接引入造影部位的检查方法。一般分三种途径：①口服造影，如食管、胃肠道造影一般使用医用硫酸钡；②灌注造影，一种是经自然孔道直接灌入，如结肠灌注造影、子宫输卵管造影、尿路逆行造影、支气管造影等；另一种是经病灶瘘管直接灌入，如术后胆道造影、软组织瘘管造影、肠道瘘管造影等。③穿刺注入造影，如脊柱椎管穿刺造影、关节造影、浅表血管造影等；另外，身体某些部位的脓肿、囊肿也可直接穿刺造影，将腔内液体抽出注入对比剂进行造影。

（二）间接引入法

将对比剂通过口服或静脉给药注入体内，通过利用某些器官的吸收、排泄功能，使对比剂有目的、有选择地聚集到相应部位而形成对比。一般两种途径：①生理吸收法，如间接淋巴管造影。②生理排泄法，如静脉肾盂造影、口服胆囊造影等。

第二节　X 线对比剂不良反应及其预防

对比剂的不良反应是身体内各大系统功能出现紊乱的综合反应。对比剂不良反应的出现与各种因素有关，其发生机制也相当复杂。因此，本节仅介绍碘对比剂的不良反应及其预防。

碘对比剂不良反应包括毒性反应和碘过敏反应，前者与对比剂剂量，注射速度关系密切，而后者与之无关。国家药品监督管理局、中国医师协会放射医师分会、中华医学会放射学分会对碘对比剂过敏试验的行业规范与指南认为，一般情况下无特殊要求则无须做碘过敏试验，除非该对比剂说明书注明需进行过敏试验。

一、碘对比剂的过敏试验

碘对比剂过敏试验的方法有皮内试验、静脉注射试验、口服试验、结膜试验、舌下试验等，其中相对可靠的为静脉注射试验。

（一）皮内试验

将 30%的有机碘对比剂 0.1ml 注入一侧前臂皮内，在该处下方或对侧前臂皮内注入同量蒸馏水做对照试验，10～15 分钟后观察结果。若注药处出现直径 1.5cm 红斑或周围有红色线条则为阳性，若局部发生水疱、变黑或坏死则为强阳性。皮内试验的致误率为 20%～30%，有部分患者皮内试验是阴性，但造影时却出现过敏现象。

（二）静脉注射试验

在造影前一天进行，用 30% 1ml 有机碘进行对比剂过敏试验，首先注入皮内 0.1ml 对比剂，10 分钟后无反应，再静脉注入余下的 0.9ml 对比剂，15 分钟后若患者有恶心、气急、胸闷、荨麻疹、呕吐及休克等症状，则为阳性反应，此过敏试验的方法相对较可靠，临床最常用。

（三）口服试验

有三种方法：一是检查前 3 天，每天口服 10%碘化钾溶液，每次 10ml，连服 3 天；二是检查前 3 日口服复方碘溶液，每日 3 次，每次 10 滴；三是造影前口服 10%碘化钾溶液 20ml，服后 30 分钟无反应即可进行造影。服药后出现恶心、呕吐、皮肤潮红、手脚麻木、唾液腺肿及唾液分泌增加等症状，则为阳性反应。

（四）结膜试验

检查患者两侧眼结膜无充血时，向其中一侧眼内滴入对比剂 1~2 滴，5 分钟后观察结果。结膜充血颜色较淡、范围小、仅在结膜周边，则为Ⅰ度过敏反应；结膜充血颜色较浓，可累及整个结膜并同时伴有流泪等，为Ⅱ度过敏反应；结膜充血颜色很深，充血范围广泛，可累及结膜、角膜，可有眼部疼痛、视力下降、流泪、畏光等，则为Ⅲ度过敏反应。结膜试验反应灵敏、快，通常在对比剂注药前进行。

（五）舌下试验

舌下滴入 0.5~1.0ml 的对比剂，观察 5 分钟后，若患者无任何反应，则嘱受检者咽下对比剂。若受检者有舌下充血、流涎、眼睑肿胀、心悸、气短、口舌肿胀及荨麻疹等症状，即为阳性反应。

二、碘对比剂检查前的预防措施

1. 熟悉了解受检者的病史、病情状况。造影前均应筛查受检者是否有高危因素，严格把控禁忌证、适应证，并做好预防和救治的准备工作。

2. 让受检者及其家属了解整个造影检查的过程，让受检查者或受检者监护人签署碘对比剂使用同意书，做好疑问解释工作，消除缓解受检者的紧张情绪，并备好治疗过敏反应的药品和抢救器材。

3. 注意补充水分。造影前后受检者均应注意补充足够的液体；评价受检者的水电解质平衡状况，并根据受检者情况酌情纠正某些高危因素，确保受检者体内有足够的水分，促进新陈代谢。

4. 注意对比剂的温度。温度会影响对比剂的黏稠度和成像效果，在使用对比剂前仔细阅读产品说明书，并根据具体情况进行判断是否需要加热至人体温度。

5. 给予患者水化。水化是指在使用对比剂（常用于医学影像检查中，如冠状动脉造影术）的过程中，通过给予受检者大量的补液（通常是静脉补液和/或口服补液），以预防或减少对比剂可能引起的急性肾损伤。水化的方法包括静脉补液和口服补液。

（1）静脉补液：推荐方案为标准的水化，通常为术前 3~12 小时，以及术后 12~24 小时静脉应用 0.9%氯化钠溶液，速度为 1.0~1.5ml/（kg · h）。对于心功能不全的患者，水化剂量可减少为 0.5ml/（kg · h）。

（2）口服补液：推荐方案为口服水化，通常建议在检查前后约 6 小时内口服 500~1000ml 液体，或检查前后 6~12 小时按 1ml/（kg · h）进行水化。但是，对于 eGFR<30ml/（min · 1.73m^2）的人群，口服水化方案的预防效果尚未得到有效验证，因此目前不作推荐。

6. 掌握对比剂的性能。医护操作人员要掌握各种碘对比剂的性能、用量、禁忌证及可能出现的不良反应及最佳处理方式。

7. 对比剂肾病的预防。预防对比剂肾病要注意以下几点。

（1）询问病史：询问是否有肾疾病、肾手术史、糖尿病、高血压及近期应用肾脏毒性药物或其他影响肾小球滤过率的药物。根据患者病史，选择用药剂量及给药方法。

（2）水化方案：0.9%氯化钠溶液加入 5%葡萄糖水溶液中，静脉滴注，速度 1ml/（kg · h），在血管造影术前滴注 6~12 小时，检查后继续滴注 12~24 小时。

（3）关于药物：术前 2~3 天停止服用肾毒性药物和利尿剂；目前经过权威机构验证的药物尚无可以降低对比剂肾病的发生情况。

（4）血液滤过：预防对比剂肾病的发生有待进一步证明，临床试验中血液滤过影响研究的终点。

8. 碘对比剂禁忌证

（1）绝对禁忌证：甲状腺功能亢进的患者。甲状腺功能亢进正在治疗者，相对禁止使用碘对比剂或咨询内分泌科医师后酌情使用碘对比剂且剂量仅满足诊断即可，使用碘对比剂后需要密切观察受检者的身体状况。碘对比剂注射 2 个月内应尽量避免甲状腺核素碘显像检查。

（2）慎用碘对比剂的情况：肺动脉高压患者；支气管哮喘患者；心力衰竭患者；孕妇、哺乳期妇女；重症肌无力患者；高胱氨酸血症患者，可引发患者发生血栓，形成栓塞。

建议尽量使用等渗或低渗碘对比剂，避免短时间内大量重复使用碘对比剂，并充分水化。

三、碘对比剂不良反应的临床表现及临床处理

（一）碘对比剂不良反应的临床表现

1. 轻度反应 面部潮红、眼鼻分泌物增加、打喷嚏、恶心、轻度呕吐、头晕、头痛、皮肤瘙痒、发热，少数红斑、轻咳、轻度荨麻疹等表现。处理措施：若有上述表现时应立即停止注射对比剂，让受检者适当休息，多喝温水，促进新陈代谢，并做好安慰及解释工作，让患者深呼吸放松，观察动态发展过程。

2. 中度反应 全身出现大片荨麻疹，恶心，呕吐，胸闷，气短，腹痛，腹泻，结膜出血，眼、耳、面部等肿胀，声音嘶哑，呼吸困难，肢体抽动，轻度喉头水肿及支气管痉挛等，血压也短暂性下降。处理措施：出现上述反应应立即停止对比剂注射，可使用地塞米松、肾上腺素等药物并吸氧，但一定要保留静脉通道。

3. 重度反应 重度过敏反应比较少见，但一旦发生就非常危急，而且发展迅速，主要包括：休克、惊厥、重度喉头水肿、严重支气管痉挛等甚至死亡。上述反应的出现，往往意味着危及生命。处理措施：必须迅速通知有关科室及急诊科医生就地进行急救处理，如心肺复苏、气管切开。

（二）碘对比剂注入不同时刻后出现的不良反应

1. 注入 1 小时后出现的不良反应

（1）恶心、呕吐：症状呈中度、一过性，采用支持疗法；严重、持续性，应考虑采用适当的止吐药物（茶苯海明）。

（2）荨麻疹：散发、一过性荨麻疹，建议观察及支持治疗；散发、持续性的，应考虑肌内注射组胺类受体阻滞剂，但用药后可能会引发受检者嗜睡或低血压症；严重荨麻疹时应考虑注射肾上腺素，必要时可重复给药。

（3）支气管痉挛：氧气面罩吸氧（6~10L/min）；β_2 受体激动剂计量吸入给药，深吸 2~3 次（舒喘灵）；根据血压情况肌内注射肾上腺素。血压正常或偏高时肌内注射肾上腺素 0.1~0.3ml，冠心病或老年患者适当减量，患儿最多不超过 0.3mg；血压偏低时肌内注射肾上腺素 0.5ml，儿童最多不超过 0.3mg。

（4）喉头水肿：氧气面罩吸氧（6～10L/min）；肌内注射肾上腺素，成人剂量为0.5ml，必要时可重复使用。请急诊科、麻醉科医生进行气管插管。

（5）低血压：单纯性低血压，抬高患者下肢，氧气面罩给氧（6～10L/min）；快速输入乳酸林格盐或NaCl盐水补液，上述治疗无好转时，应肌内注射肾上腺素，成人注射量为0.5ml，必要时重复给药；迷走神经兴奋反应（低血压和心动过缓）：抬高患者下肢，氧气面罩给氧（6～10L/min）。静脉注射阿托品0.5～1.0mg，必要时在3～5小时后重复注射，成人最大量为3mg，儿童的最大剂量为0.02mg/kg，必要时可重复注射给药，但总量需≤2mg，用乳酸林格盐或NaCl盐水快速静脉内补液。

（6）全身过敏反应：情况紧急时迅速行心肺复苏操作或行气道切开术；低血压时，可按上述方法处理，必要时可给予抗组胺药物。

2. 迟发性不良反应 注射碘对比剂1小时后至1周内所发生的不良反应为迟发性不良反应。对比剂的迟发症状有很多类型，如对比剂注射后出现呕吐、恶心、头痛、肌肉骨骼疼痛、发热等症状，但许多症状发生与对比剂不一定有关，须注意临床鉴别。迟发型反应最常见的为轻度至中度的斑丘疹，其具有一过性和自限性的特点。迟发性不良反应的处理措施是对症治疗，如使用抗组胺剂、类固醇。

3. 晚迟发性不良反应 对比剂注射1周后所出现的过敏反应，或引起甲状腺功能亢进，偶尔见于未经治疗的毒性弥漫性甲状腺肿、结节性甲状腺肿、老年人或缺碘患者。

4. 对比剂肾病 是指血管内应用碘对比剂后新发生肾功能障碍或者原有的肾功能加重，未发现其他原因，血清肌酐升高至少44.2μmol/L或基础≥25%。

对比剂肾病的发生率是院内获得性肾衰的第三大常见原因；只有5.5%的慢性肾脏病患者发生；50%同时有慢性肾脏病和糖尿病患者发生。

（三）碘对比剂造影后的观察

1. 重点时段观察 检查结束后应至少观察30分钟以上，因为90%严重和致死性不良反应发生在注射后30分钟内；60%以上发生在最初的5分钟内。

2. 即时观察 指对比剂注射后，护理人员应立即对患者对比剂注射穿刺部位皮温、皮色、皮肤表面有无丘疹等情况进行观察，防止出现迟发性不良反应。

3. 关注生命体征 除了观察不适症状外，还应关注患者的生命体征，如心率、血压、呼吸频率等。特别是老年患者及耐受能力低的患者，在注射碘对比剂的过程中和造影后，应密切监测这些指标。一旦发现异常，应立即停止注射，并根据患者临床症状给予相应的抢救措施。特殊病例在造影结束后可适当输液、利尿，以促进对比剂排泄。

4. 遵循后续护理 检查结束后给出一些后续护理建议，如避免剧烈运动、保持休息等。患者应当认真遵循这些建议，以促进身体的恢复和减少不适症状的出现。

5. 定期复查 建议患者定期到医院复诊，随时关注疾病的恢复情况。如有异常，可在医生指导下调整治疗方案。

6. 对比剂外渗的处理措施

（1）对比剂轻度渗漏：大多数受检者损伤较轻微，无须处理，但需叮嘱受检者多注意观察，若渗漏加重，应及时就诊。对个别疼痛敏感的受检者，可局部给予普通冷湿敷。

（2）对比剂中、重度渗漏：局部组织肿胀刺痛、烧灼感、水肿、红斑、压痛、皮肤溃疡、软组织坏死等。处理措施：①立即停止注射，拔针前尽量回抽外渗的对比剂。②48小时内抬高患肢，促进血液回流。③50%硫酸镁保湿冷敷、黏多糖软膏外敷、0.05%地塞米松局部湿敷、利多卡因冷湿敷、局部封闭。

（3）对比剂外渗严重者：必要时，咨询临床医师。

7. 对比剂肾病的预后 通常为一过性，血清肌酐在给药后 3~5 天达峰值，7~10 天恢复到基线水平；如果给药后 24 小时内血清肌酐水平增加不超过 5mg/dl，发生可察觉的对比剂肾病可能性不大；转归与原有肾功能减退程度及患者的身体状况有关，肾功能严重障碍患者使用碘对比剂可造成不可逆性的肾功能损害。

（四）腹部加压引起的迷走神经反应

行对比剂泌尿系统造影时，需用压迫器、棉垫或气囊等压迫左右两侧输尿管的时候，其受检者腹部内脏器官亦受到压迫和刺激，可引起迷走神经的兴奋、肌神经传导障碍和冠状动脉痉挛等，其症状和处理如下。

1. 轻度反应 为面色苍白、出冷汗、烦躁不安、脉搏细弱等休克症状；应立即去掉腹部压迫物，并同时皮下注射阿托品 0.5mg。

2. 重度反应 可出现意识障碍，甚至心搏骤停。一旦出现严重症状，应立即解除压迫，并采取相应急救处理。

▶知识拓展

X 线碘对比剂使用知情同意书

X 线碘对比剂使用患者知情同意书内容。

1. 既往无使用碘对比剂发生不良反应的病史记录。

2. 无对比剂禁忌证，如甲状腺功能亢进、哮喘、严重肾功能不全等疾病。

3. 使用碘对比剂，有可能出现的不同程度不良反应。

(1)轻度不良反应：咳嗽、一过性胸闷、结膜炎、鼻炎、恶心、全身发热、荨麻疹、瘙痒、血管神经性水肿等。

(2)中度不良反应：严重呕吐、明显的荨麻疹、面部水肿、咳嗽、呼吸困难、血管迷走神经反应等。

(3)重度不良反应：喉头水肿、惊厥、震颤、抽搐、意识丧失、休克等甚至死亡或其他不可预测的不良反应。

(4)迟发性不良反应：注射碘对比剂 1 小时至 1 周内也可能出现各种迟发性不良反应，如恶心、呕吐、头痛、骨骼肌肉疼痛、发热等。

4. 注射部位可能出现碘对比剂外渗，造成皮下组织肿胀、疼痛、麻木感，甚至溃烂、坏死等。

5. 造影时使用高压注射器，存在注射器针头脱落、局部血管破裂的潜在危险。

6. 若出现上述任何不良反应的症状，请及时与相关医师联系，联系电话：＿＿＿＿＿＿。

7. 本人及家属已详细阅读以上告知内容，对医护工作人员的解释已清楚和理解，经慎重考虑，同意做此检查。 检查本人：＿＿＿＿＿(患者或其监护人；如果是监护人，监护人与受检者关系：＿＿＿＿＿)谈话医护工作人员：＿＿＿＿＿签署时间：＿＿＿＿＿。

注：若有不符合上述内容包括条件，但又需要使用碘对比剂者，建议签署“患者碘对比剂使用知情同意书”时，在上述内容基础上增加针对该患者具体情况的相关条款。

—• 考试知识点总结 •—

—• 本章小结 •—

—• 协和云课堂……　拓展练习及参考答案 •—

（杨　新）

教学课件

第十七章　各部位造影检查技术

微课：各部位造影检查技术

学习目标

素质目标

（1）具备严谨细致的工作态度，严格把握造影检查的适应证和禁忌证，确保患者安全。

（2）具备较强的逻辑思维，对各部位造影检查形成系统的认识。

知识目标

（1）掌握：常规各部位造影技术的适应证、禁忌证、检查前准备及造影体位设计。

（2）熟悉：各部位造影检查对比剂的使用方法。

（3）了解：各部位造影检查标准影像所见。

能力目标

（1）能根据患者不同情况，选择合适造影检查，并能熟练操作设备。

（2）能完成造影检查前准备、造影体位设计，能对图像进行后处理，获得符合诊断要求的图像，能观察与分析正常与异常影像表现。

案例导入

【案例】

患者，男，61岁。吞咽不利三个月加重十余天。患者诉入院前3个月无明显诱因自觉进食固体食物时有哽咽感，进食后胸骨后不适，进流食好转，近10天症状加重，偶有胃灼热，口服“奥美拉唑胶囊”可缓解。无腹痛，无黑便，无明显消瘦，为进一步诊治而来院，门诊查胃镜：食管癌，距门齿29~35cm。病理示：鳞状细胞癌。门诊以“食管恶性肿瘤”收入院。自发病以来，患者精神、饮食可，无尿频、尿急，二便正常。体格检查：T 36.6℃，P 62次/分，R 20次/分，BP 117/70mmHg。胸廓对称无畸形，双侧呼吸动度一致，语颤均等，双侧叩清音，双肺呼吸音粗，未闻及干湿性啰音。腹平软，无压痛、反跳痛及肌紧张，肠鸣音正常。

【问题】

1. 如选择 X 线摄影，应选择什么造影方式？
2. 造影前应进行什么准备？

·核心知识拆解·

本章的主要内容是介绍各部位造影检查技术，主要包括消化系统、泌尿及生殖系统、心脏大血管及其他造影的适应证和禁忌证，摄影注意事项，常用的摄影体位设计及摄影位置的选择。

第一节 消化系统造影检查技术

消化系统组成涉及食管、胃部、小肠和结肠，同时还包括肝脏、脾脏和胰腺等主要器官。这些器官主要由肌肉组织、结缔组织及腺体构成，其密度大体上保持一致，没有形成自然的对比度。通过造影技术，可以揭示消化道和消化腺的病理变化和功能异常，此外，它还能检测消化道和消化腺周边的一些病变范围与特性，在临床诊断上有着广泛的应用。

消化道造影检查分为：食管造影、胃及十二指肠造影、小肠造影和结肠造影。

一、食管造影

1. 适应证

（1）针对吞咽功能受阻或障碍。

（2）针对门静脉压力增高情况，探查是否存在静脉扩张。

（3）针对食管内异物及炎症反应。

（4）针对食管或咽喉部肿瘤及异物感的检查。

（5）探究食管周边病变与食管之间的相互关联。

2. 禁忌证

（1）存在食管与气管间的异常通道。

（2）发生肠道阻塞。

（3）出现胃肠壁破裂。

（4）急性出血症状发生在消化道。

（5）处于腐蚀性食管炎的急性发作期等情况。

3. 造影前准备

（1）了解病史，根据患者吞咽的困难程度，选择调配合适比例和黏稠度的钡剂。如疑有贲门周围癌及食管裂孔疝时，造影前应禁食 6～12 小时。

（2）如需做低张双对比造影，要备好平滑肌松弛剂如 10～20mg 的山莨菪碱（654-2），或 0.5～1mg 的阿托品等。

（3）去除受检者检查部位可能造成伪影的异物。

4. 对比剂

（1）硫酸钡干混悬剂加水配制的混悬液，浓度为160%~200%，约200ml。

（2）根据需要，必要时采用含碘对比剂。

5. 造影技术

（1）常规进行胸腹腔透视检查，旨在排除诸如胃肠穿孔和肠梗阻等潜在并发症。相邻食管的结构异常及纵隔内部的病变，往往会导致对食管的位移和压迫，因此在检查过程中需密切关注纵隔形态的任何改变。

（2）受检者取站立位，口服2.5~3.0g产气剂使食管充气扩张，受检者在吞钡的同时，观察食管在不同的充盈状态下显示出的轮廓和黏膜像，进行多方位透视，发现病变或可疑病变立刻点片，常规应包括食管正位像、食管右前斜位像、食管左前斜位像（图17-1）。

（3）具体操作：含一口对比剂，患者取立位，稍左前斜，吞钡。在此过程中，需细致观察患者的吞咽过程、两侧梨状窝及食管入口处的舒张状况是否处于正常范围；随后，跟踪对比剂在食管中的移动轨迹，检查整个食管中钡剂的流通是否顺畅，食管壁的舒缩活动状态，以及钡剂通过后黏膜表面的涂布是否均匀，有无缺失现象。摄取颈段食管正、侧位片。若疑似食管内有异物，可通过钡剂与棉线联合检查来进行诊断。小型异物在检查中表现为钡剂或棉线在食管中偏移轨迹或绕行，而大型嵌顿异物则会导致钡剂或棉线通行受阻；尖锐或细长的异物，通常会出现棉线牵挂的现象。尽管食管钡棉检查能够有效诊断，但存在一定风险，目前临床上更倾向于采用CT扫描来诊断食管异物。

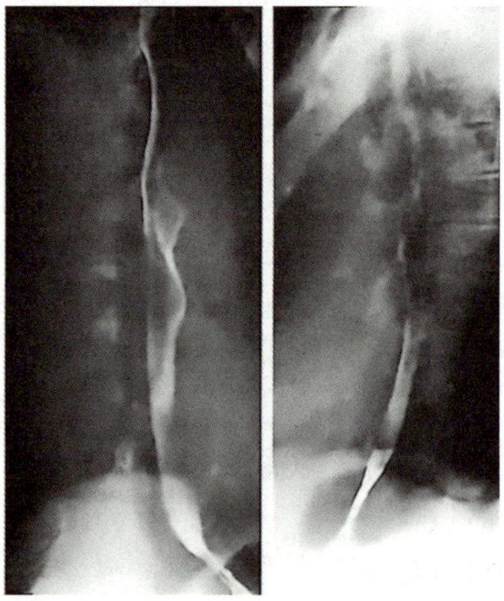

图17-1 食管钡剂造影

二、胃及十二指肠造影

现阶段，上消化道病变的检测主要依赖于动态多相造影检查，也就是将经典单一对比成像的充盈阶段、压迫阶段及双重对比成像的双重对比阶段、黏膜阶段的多种优势融汇一体。在检查对象进行体位变换的过程中，借助胃内注入的含钡液体流动，观测并识别胃部病变的动态图像。该技术可以对病变进行精确的定位（具体位置）、形态学评估（尺寸与形态）、质地判定（软硬度、浸润界限）及性质判断（炎症、良性或恶性）四个方面的综合诊断。目前，这一方法被视为检测上消化道疾病最为理想的技术手段。

1. 适应证

（1）针对源自黏膜层的病症（包括良性及恶性赘生物、溃烂、炎症等）。

（2）涉及黏膜下层的病理改变（以间质性良性或恶性肿瘤为主）。

（3）在单一对比成像中观察到疑似异常，但难以明确性质的状况。

（4）在临床上疑似肿瘤，但通过常规成像技术未能显示阳性结果的情形。

（5）在内镜检查中，确认存在早期肿瘤性病变的情况。

2. 禁忌证

（1）发生胃肠道破裂。

（2）存在急性胃肠道出血，通常需待出血控制两周且粪便潜血检测转阴后才能实施。

（3）出现肠梗阻。

（4）由于低张双对比造影需要使用抗胆碱类药物，因此患有青光眼或显著心律失常的患者不宜进行此项检查。

3. 对比剂

（1）硫酸钡干混悬剂加水配制的混悬液，浓度为 160%~200%，约 200ml。

（2）产气剂。

（3）根据需要，必要时采用含碘对比剂作为对比剂。

4. 造影前准备

（1）受检者准备：禁食、禁水 6~12 小时。

（2）检查前 2 日禁服重金属类药品及影响胃肠功能的药物，如铁剂、碘剂、钙剂、阿托品及硫酸镁等。

5. 造影技术

（1）先行胸腹部常规透视，如发现胃内有大量潴留液时，造影前用胃管抽出或口服甲氧氯普胺 20mg，右侧卧位 1 小时排出。

（2）造影常用气钡双重对比法：口服 2.5~3.0g 产气剂以实现胃部膨胀，随后服用硫酸钡，指导检查对象调整姿势，确保硫酸钡能均匀覆盖在胃黏膜上，从而清晰展现胃腔的精细构造。在透视观察下，发现病变或可疑病变即刻点片。常规应包括立位食管像及胃底、胃体、胃窦和十二指肠的双对比像。

（3）具体操作：指导受试者站立并一次性吞服含钡的对比剂后，分别在左前斜和右前斜的位置下，通过 X 线透视观察食管的充盈状况及双重对比效果，并进行相应的影像记录。随后调整检查床至水平位置，要求受试者在床面上自左向右滚动 2~3 圈，接着仰卧保持正位，确保钡剂在胃壁上均匀分布。遵循全面细致的检查准则，通过透视调整受试者姿势，让钡剂在体腔内流动，逐一将器官的各个区域转变为双重对比区域，并抓住时机进行影像拍摄。

常规体位如下：①采取站立姿势，分别进行右前斜位和左前斜位检查，以观察食管状况。②平躺进行正面观察，展现胃体和胃窦的双重对比影像。③在仰卧状态下，右前斜位检查胃幽门前区域的双重对比影像。④仰卧状态下，左前斜位检查胃体上部和胃底的双重对比影像。⑤仰卧状态下，右后斜位观察贲门的正面图像。⑥俯卧状态下，右后斜位观察胃窦前壁的双重对比影像，如有必要，可调整床面至头低足高位，并使用棉垫进行适当垫压，以增强检查效果。⑦采取侧卧姿势，身体偏向左侧后方，细致查看胃体和胃窦的充盈状态及十二指肠的充盈状况。⑧仰卧状态下，身体向右前方倾斜，对十二指肠的双对比影像进行观察。⑨站立姿势下，注意胃窦和小球的充盈及加压情况。⑩站立位进行胃部充盈成像时，受检者在站立后，额外摄入稀释后的钡剂，浓度为 60%~80%，量为 150ml。此刻，胃部主体、胃窦区域及十二指肠处于扩张状态（图 17-2），而胃底部则显示出立式双重对比影像，小肠的一部分同样可见。需要在 X 线透视过程中调整身体姿态，确保胃角切迹与十二指肠的弯曲部位得到清晰的展现。整个过程中大约需要进行 15 次 X 线曝光，通常情况下会挑选 12 张影像图片进行记录。针对关键区域，检查顺序应机动调整，关键点需多次审视，吞钡动作可随时进行。

6. 注意事项 对于儿童应减小照射野，在不影响病变显示情况下，可以酌情减少曝光次数。做好非检查部位的防护。

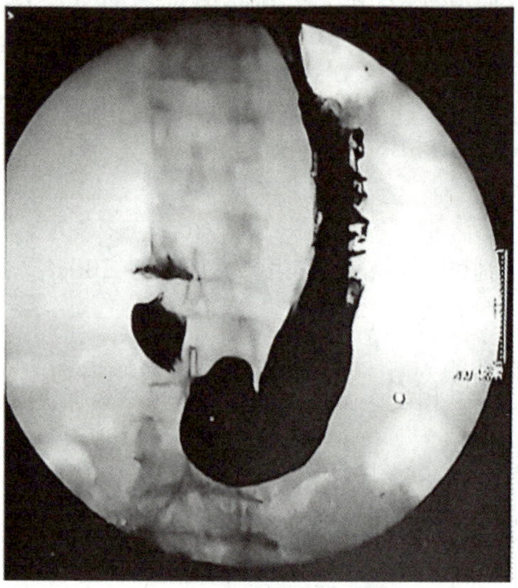

图 17-2 胃及十二指肠造影

三、小肠造影

1. 小肠的影像学探查 十二指肠、空肠、回肠构成了小肠。在消化道的上部检查中，十二指肠是重点，而一般所说的小肠检查，通常是指针对空肠和回肠的检查。

（1）适应证：①胃肠道出血，疑似小肠为出血源时。②面对无法解释的腹痛、腹胀或腹泻症状。③小肠炎症或肿瘤疑似存在时。

（2）禁忌证：①胃肠穿孔的情况。②急性胃肠道出血的状态。③小肠完全梗阻的状况。

（3）对比剂：①硫酸钡干混悬剂加水配制的混悬液，浓度为 40%~100%，500~800ml。②根据需要，必要时采用含碘对比剂作为对比剂。

（4）造影前准备：①造影前禁食、禁水 6~12 小时。②检查前 2 日禁服重金属类药品及影响胃肠功能的药物，如铁剂、碘剂、钙剂、阿托品及硫酸镁等。③检查前日晚 8 时开水泡服番泻叶 9g，30 分钟后再泡服一次，使肠道清洁。

（5）造影技术：造影前常规观察胸腹部。若采用一次服钡法，则在口服钡剂 600ml 后，观察钡剂流动情况，直至钡剂达到回盲部；若采用多次服钡法，则每次服钡 200ml，分 3~4 次服下，间隔 30

分钟，最后一次服完后，观察全部小肠。小肠检查均需用仰卧位，用于观察小肠的轮廓、黏膜及其分布情况和移动性。如需多方位观察，向右侧卧位可增加胃内张力，使钡剂更容易进入小肠。如结合加压使小肠散开，则更有利于观察，疑有病变立刻点片。

2. 小肠气钡双对比造影　通过在十二指肠内置入导管，将钡剂悬浮液和气体持续注入其中，以此实现小肠的充盈扩张，同时降低或消除其蠕动活动，这有助于对小肠实质病变的检测。然而，该方法并不适合用于小肠功能变化的观察。

（1）适应证：①用于小肠肿瘤的确诊。②针对临床上疑似小肠部分梗阻的症状。③针对出血症状的检查。④针对炎症性疾病（如结核或局限性肠炎）的检测。⑤针对梅克尔憩室等情况的探查。

（2）禁忌证：①存在胃肠道穿孔的情况。②发生急性胃肠出血。③小肠坏疽及十二指肠活动性溃疡。④小肠部分梗阻等问题。

（3）对比剂：①硫酸钡干混悬剂加水配制的混悬液，浓度为 160~200%，约 200ml。②产气剂。③根据需要，必要时采用含碘对比剂作为对比剂。

（4）受检者准备：①在前一天的正午，指示受检者摄入低渣质食物，随后在下午时段服用 50%的硫酸镁溶液 50ml 以实施肠道清洁及导泻，同时应大量饮水，确保水分总量介于 1500~2000ml，水分摄入可以分成几次进行。晚上则仅食用流质食物，并在就寝（21 点整）前服用缓泻药物，如酚酞片或果导片两片。在清晨空腹时，向肛门注入一支开塞露，力求将体内宿便彻底排出。大肠的清洁不宜选用灌肠方式，这是因为灌肠的液体有可能通过回盲瓣反流至回肠并积存，这种情况会对回肠末端及回盲区域造成不良的充盈影响。②实施钡剂成像前，须对胸腹部进行初步透视检查，以筛选出存在消化道穿孔或梗阻情况的受检个体。

（5）造影技术：具体如下。①气钡双重对比造影法：口服 2.5~3.0g 产气剂使胃充气扩张，然后口服钡剂 200ml 形成气钡双重对比，1 小时后在透视的观察下，利用体位的转动使小肠肠腔扩张，仔细观察小肠的细微结构和轮廓并摄片（图 17-3）。②具体操作：采取坐姿或站立姿态，经鼻腔或口腔缓慢置入带有金属端的十二指肠引流管，逐步导入胃部。随后改取俯卧位并向右侧斜倚，在 X 线透视监控下，通过操作和调整体位，使引流管尖端抵达十二指肠与空肠的交界处，并用医用胶带将引流管固定于面部颊侧。接着，将钡剂悬浮液加热至 37℃后倒入灌肠桶中，把灌肠桶悬挂于点滴架之上，位置离床面 70~80cm 高。然后用橡皮管将灌肠桶与已正确置入的十二指肠引流管相连接。在细致观察下逐渐输入硫酸钡悬浮液，流速控制在每分钟 100ml，常规在 5~10 分钟内分次注入 400~1000ml。待硫酸钡流至回肠终端时便暂停注入。此后，缓缓向气囊充气，同时不断询问受检者的感受。气囊的充气量依据小肠的扩张状态及受检者承受能力来调整，通常在 800ml 左右。进行钡剂灌肠及通气时，需细致监控钡剂前端与气体的前端在小肠内的移动轨迹、填充状态、肠道蠕动情况、扩张程度及黏膜皱褶的形态。在此过程中，要持续对叠放的肠段施加压力，确保其清晰展现，以便于对微小病灶的侦测。尤其需要留意是否存在黏膜损伤、肠壁硬化、管道狭窄、龛影形成、填充不足、粘连现象及异常通道的出现。回盲区域为病变高发区域，需仔细查看。若遇到疑似病变，应立刻进行图像采集。此外，依据检查的具体要求，分别进行钡剂填充显影、注气后的双重对比显影等步骤。

3. 注意事项　对于儿童应减小照射野，在不影响病变显示情况下，可以酌情减少曝光次数。怀疑小肠梗阻者，可用碘剂作为对比剂，用量以满足观察需要即可，使用对比剂前建议签署知情同意书。

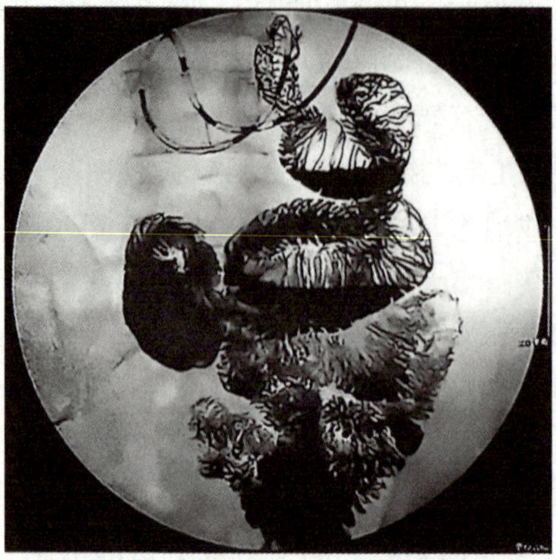

图 17-3　小肠气钡剂双对比造影

四、结肠钡剂灌肠造影

结肠钡剂灌肠造影通过将稀释的钡剂从直肠向结肠逆向注入，以此作为探查结肠实质性病变的常用成像手段。

1. 适应证　①良性或恶性结肠肿瘤、炎症及结核病。②对肠扭转和肠套叠进行确诊，对早期肠套叠进行灌肠复位治疗。③分析盆腔病症与结肠之间的相互关联。

2. 禁忌证　①结肠穿孔或者坏死。②急性阑尾炎发作。③中毒性巨大结肠症。④因肛裂疼痛导致无法进行插管的患者。

3. 对比剂　①硫酸钡干混悬剂加水配制的混悬液，浓度为 40%~100%，1000~1500ml。②根据需要，必要时采用含碘对比剂。

4. 造影前准备　主要是清除结肠内容物。患者检查前 3 日不吃有渣食物。检查前 1 日晚 8 点左右开水泡服番泻叶 9g，30 分钟后再泡服一次。检查前 1.5 小时用温水或生理盐水清洁灌肠。当日早上禁食。

5. 造影技术　①传统钡灌肠造影法：灌注钡剂 1000~1500ml，使大肠充盈，观察其充盈像，检查过程中如发现病变或可疑病变立刻点片。然后使钡剂排泄后观察其黏膜像。常规应包括直肠侧位像，仰卧位直肠、乙状结肠像，升结肠像（必要时加摄加压像使回肠末端显示清晰），结肠肝曲像，结肠脾曲像，降结肠像。②气钡双重造影法：灌注钡剂前先注射低张性药物。将钡剂经肛管注入，再注入气体，使钡剂直达升结肠，钡剂总量为 200~300ml，空气总量为 600~800ml。于不同体位点片以分段显示大肠的不同部位，检查过程中如发现病变或可疑病变立刻点片。常规应包括直肠侧位像，仰卧位直肠、乙状结肠像，升结肠像，结肠肝曲像，结肠脾曲像，降结肠像。充盈像检查结束后，让受检者排钡，根据需要分别摄取充盈像和黏膜像照片（图 17-4）。

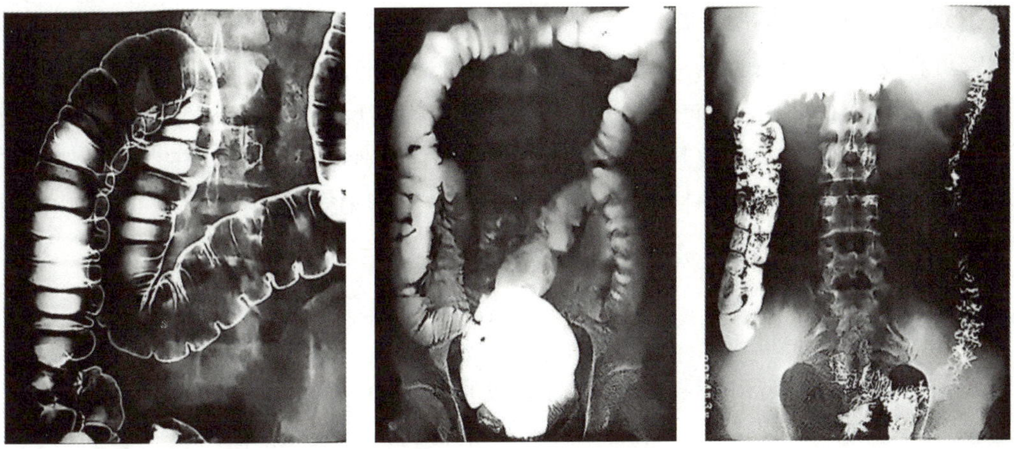

图 17-4　结肠钡剂灌肠造影

A. 气钡双重像；B. 充盈像；C. 黏膜像

第二节　心脏大血管造影检查技术

数字减影血管造影系统（digital subtraction angiography，DSA），是常规血管造影和电子计算机图像处理技术有机相结合的新的 X 线成像系统，20 世纪 70 年代以来应用于临床。以下介绍 DSA 的核心常用技术。

一、数字减影血管造影的设备构造及特性

（一）探测器

探测器是 DSA 设备中最重要的部件之一，常用的探测器种类包括影像增强器、数字平板及 CCD（charge-coupled device）探测器等。

1. 探测器类型　数字平板探测器分为非晶体硒和非晶体硅探测器。非晶硒 X 线平板探测器由非晶硒 X 线转换层、TFT（thin-film transistor）集电矩阵、电解质连接层、玻璃底板、电极、数模转换电路、数据通信电路等组成。非晶硅探测器使用的碘化铯闪烁晶体将 X 射线转换为可见光，再将荧光沿垂直方向直接传送到光电探测器上，获得电信号，再转换成数字信号形成图像。

2. 影像增强器　由影像增强器、光学系统和电视系统组成，目前在 DSA 的应用中已被逐步淘汰。非晶硅平板探测器、非晶硒平板探测器、CCD 探测器是近年来出现的新型数字平板探测器，具有转换率高、动态范围大、密度分辨力高等优点，现已成为 DSA 的主要机型。

（二）C/U 型臂

C/U 型壁的两端分别安装 X 线发射装置和信号检测设备，且发射装置和检测设备的中心线始终重合在一条线上，两者旋转到任何方向上进行透视，射线的中心线都始终对准探测器的中心。在组装

上一端为 X 射线的发射装置和准直器，另一端为接收装置影像增强器、X 线电视摄像机或平板探测器等。C/U 型臂可在支撑架的支持下，沿臂架做负 45°～正 90°的弧形转动，能迅速地从正位透视转换为侧位透视。沿患者身体长轴的方向转动是由支架臂的转动实现的，可在±45°范围内旋转调整，其中有的机架可携带 C/U 型臂架一起做升降运动。C/U 型臂由底座、附着式立柱、悬吊架等支撑。C/U 型臂还可移动或摆动，以便在需要时使其远离导管床面。大型 DSA 多用使用双 C 臂、单 C 臂三轴或 L+C 臂三轴系统。

（三）导管床

导管床具有手术床和诊视床的双重功能，能方便地变换方位和部位，可上下、前后、左右移动，并且移动迅速、定位准确。导管床面材质一般为碳素材料，有吸收 X 线少、质地均匀、强度高的特点。

（四）计算机及操作系统

按照不同检查需求，可手动选择曝光量如 mA、kv 等或自动曝光。根据检查部位内部脏器特征及检查目的，选择采集的帧数，设置曝光时间及动态或静态采集。操作系统可先行录入受检者基本信息，然后通过监视屏实时显示采集的影像，并可进行影像的回放、缩小、放大、像素移位、边缘锐利、图像冻结等操作，还可随时显示 DSA 的工作状态及操作提示等。

二、高压注射器

数字减影血管造影检查过程中对比剂的总量、流动的速度及拍摄曝光的时间等都关系到造影检查的成败及受检者的安全。高压注射器能够按照要求在确定的时间内按预设的要求将对比剂注入显影血管内，目标血管内高浓度显影，形成高对比影像，提高检查成功率。

（一）高压注射器基本结构

高压注射器包括注射头、控制台（主控箱、操作面板）、多向移动壁及移动支架。

（二）工作原理

1. 电动机驱动 DSA 高压注射器的工作原理是通过电动机驱动注射器头进行工作。电动机提供动力，使注射器头内的活塞移动将对比剂推出。

2. 压力控制 注射器内的压力是通过泵或气压控制。在注射过程中，控制器可以调节注射剂量、注射速度和压力等参数，确保注射的安全性和准确性。这些参数的设置通常根据患者的具体情况和检查需求来确定。

3. 对比剂注入 当设置好注射参数后，电动机开始驱动注射器头，将预先计量好的对比剂通过导管注入患者的血管中。对比剂在血管内扩散后，可以更好地显示在 DSA 影像中，从而帮助医生进行诊断和治疗。

（三）类型与特点

1. 单通道与双通道 DSA 高压注射器根据功能和型号可以分为单通道注射器和双通道注射器。单通道注射器用于单一对比剂的注射，操作简单，适用于一般的 DSA 检查。双通道注射器则可以同时注射两种不同的对比剂，适用于复杂的 DSA 检查，可提高诊断的准确性和效率。

2. 精准控制 DSA 高压注射器具有精准控制注射速度和压力的能力，可以避免对比剂过量注入或造成血管损伤。同时，其操作简便，医护人员可以轻松掌握操作技巧，提高工作效率。

三、 DSA 成像方式

根据对比剂注入静脉或动脉而分为静脉 DSA（intravenous DSA，IV-DSA）和动脉 DSA（intrarterial DSA，IA-DSA）。静脉 DSA 又可分为外周静脉（如肘静脉）DSA 和中心静脉（上腔静脉或右心房）DSA，动脉 DSA 可分为心脏、冠状动脉 DSA（图 17-5、图 17-6），脑血管 DSA 及周围血管 DSA。随着数字减影血管造影设备性能的不断升级，介入放射学技术的迅速发展及广泛应用，数字减影血管造影的成像方式有了较大的变化。

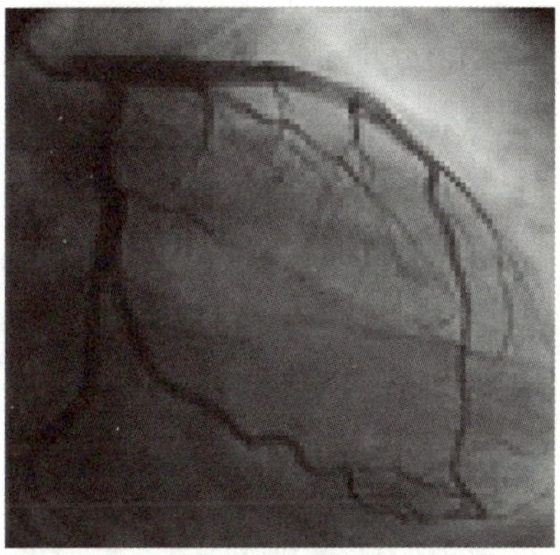

图 17-5 左冠状动脉造影

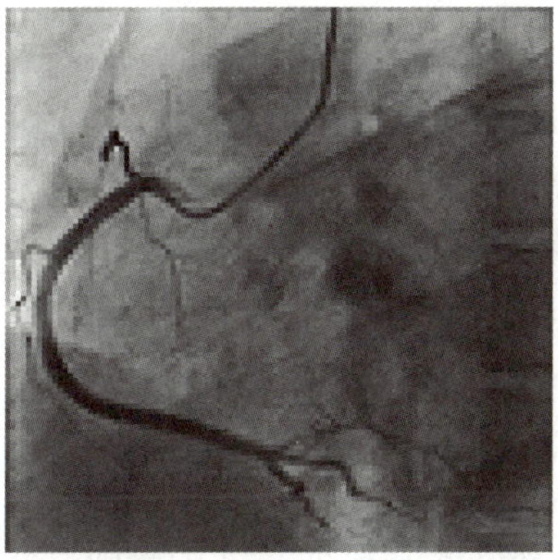

图 17-6 右冠状动脉造影

（一）静脉 DSA

静脉 DSA 是经导管或针刺静脉向静脉内反复多次地注入大量的高浓度对比剂以便显示出目标区血管的全貌（图 17-7、图 17-8）。在进行静脉数字减影血管造影时，需事先估计血液循环的时间长短，血液循环时间的长短又受到较多因素的影响，如个体身体差异、受检部位的位置，导管的顶端及对比剂选择注射部位等。优点：操作相对简单，无须动脉插管，适用于动脉插管困难或不适合动脉 DSA 的情况。缺点：对比剂稀释和多个血管同时显影，图像质量通常不如动脉 DSA 清晰，可能出现血管重叠和模糊，此外，需要较大剂量的对比剂。目前用外周静脉和中心静脉数字减影血管造影来显示动脉系统的方法已基本废弃。

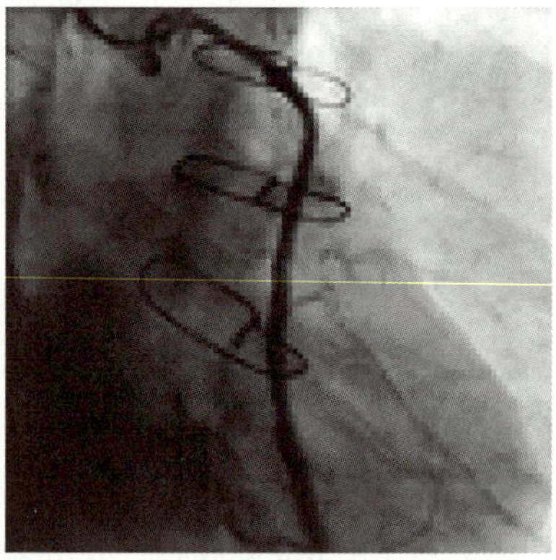

图 17-7　冠状静脉窦逆行造影

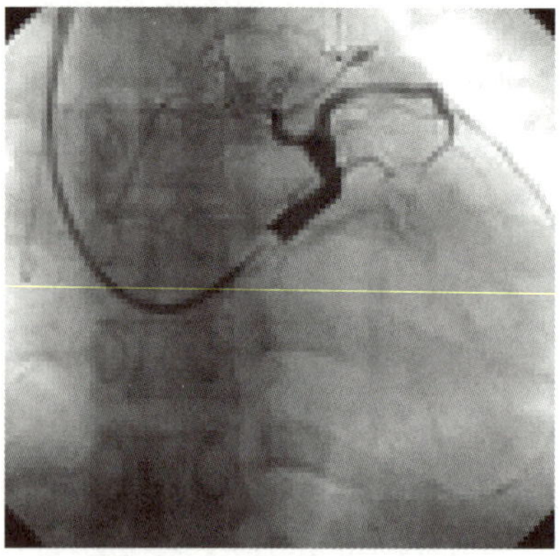

图 17-8　大隐静脉桥血管造影

（二）动脉 DSA

动脉 DSA 是将导管插入动脉血管后，经导管向血管内注入肝素 3000～5000U，使全身低肝素化，防止导管部位出现凝血。将导管尖端插入欲检查的动脉开口处，导管尾端接压力注射器，快速向导管内注入对比剂。注入对比剂前将影像增强电视系统（image intensifier television system）对准需检查部位。造影前及整个造影过程中，以 1～3 帧/秒或更多的帧频，摄像 7～10 秒。经操作台处理即可得减影的血管图像。优点是对比剂用量少，浓度低及血管成像清楚，所以临床应用日趋广泛。

（三）动态 DSA

动态 DSA 是在传统 DSA 的基础上进行改进，通过连续拍摄对比剂注入前后的多帧图像，利用计算机处理生成动态减影图像。这一技术能够实时显示血管的动态变化，包括血流速度、血管的舒缩状态等，提供比传统 DSA 更为丰富的诊断信息。常见的是遥控对比剂跟踪技术、旋转式血管造影或步进式血管造影等。

四、DSA 减影方式

DSA 是通过计算机后处理技术突显血管并消除血管周围组织干扰的技术。根据不同的临床使用目的，数字减影有各种不同的减影方式，如时间减影、能量减影和混合减影等。其中较常用的是时间减影。

（一）时间减影

时间减影是数字减影血管造影较常用的方法，在造影剂进入感兴趣区血管之前将一帧或多帧影像作为掩模像存储起来，并按时间先后顺序出现的造影像一一相减。以此消除了两帧间相同部分的影像，突显出对比剂通过血管显示的部分。因掩模像和造影像两幅像获得的时间先后顺序不同，故称之为时间减影。鉴于减影中采用的掩模像和造影像的帧数、采集时间不同，又可分为下列方式。

1. 脉冲影像方式　是每秒进行数幅摄影，采用间隙 X 射线脉冲曝光来采集掩模像和造影像，持续时间在几毫秒到几百毫秒之间，脉冲持续时间一般大于视频信号一帧的时间。在对比剂还未流入造影血管时拍摄获取掩模像，在对比剂逐渐扩散的过程中，摄影造影像并伴随减影的过程，得到一系列连续而有间隔的减影像，每帧减影像之间的间隔较大（如 0.15 秒），这种方式由于 X 线脉冲宽度较大（如 100 毫秒左右）、X 线剂量较高，所得到的图像信噪比也较高，故适用于活动较缓慢的部位血管，如脑血管、颈动脉、腹部动脉、四肢动脉等。

2. 超脉冲影像方式　以 6~30 帧/秒的速率进行 X 射线脉冲成像，然后每帧高速重复减影，其具有频率高、脉宽窄的特点，所以能以实时视频的速度连续观察 X 射线数字图像或减影图像，具有相对较高的动态清晰度，且图像运动模糊少，适用于大动脉、冠状动脉、心脏等快速活动的部位。

3. 连续方式　此方式与透视一样，X 线机连续发出 X 射线，得到与电视摄像机同步、频率为每秒 25~30 帧的连续影像信号，类似于超脉冲方式。以视频的速度观察血管造影过程或血管减影的连续过程。采像频率高，时间分辨率高，能显示快速运动的部位，如心脏、大血管，单位时间内图像帧数多，时间分辨力高，每帧影像的照射剂量低，降低了对比度分辨率。

4. 时间隔差方式　是掩模像不固定，随机确定一帧影像再与其后一定间隔的造影像进行减影处理以后逐帧相减形成减影像序列，从而获得一个序列的差值图像。掩模像时边更新边重复减影处理。

5. 心电图触发脉冲方式　因心脏搏动每时处在不同的相位上，为了使掩模像和造影像的相位尽可能接近，降低减影像的运动伪影，便要求相减像和心脏运动同步，通常使用心电图触发 X 射线脉冲方式。心电图采像：①连续心电图标记；②脉冲心电图标记；③脉冲心电门控技术。在心电图触发工作中，避免了心脏搏动产生的运动模糊影，所以图像的对比度和分辨力较高，适用于搏动血管，如心脏大血管搏动检查。

（二）能量减影（也称双能减影、边缘减影）

能量减影是进行感兴趣区血管造影时，同时使用两种不同的管电压，如 70kV 和 130kV 进行曝光产生的两帧图像，再对其进行数字减影，因两帧图像是用两种不同的管电压获取的，故称为能量减影。临床应用较普遍。

（三）混合减影

混合减影是基于时间和能量两种变量，先作能量减影再作时间减影。先使用双能量 K 缘减影，获得消除软组织的影像。再将能量减影过的蒙片和能量减影过的造影像作一次时间减影，消除残存的骨影像，最后仅留血管像。混合减影要求在同一焦点上发生两种管高压，或在同一 X 射线管中具有高压、低压两个焦点，所以混合焦点对设备及 X 线球管负载的要求较高，临床应用较普遍。

五、图像采集方式

（一）输入资料

在 DSA 开始之前应输入受检者的基本信息，包括受检者的姓名、性别、年龄、检查号、造影部位、病史等基本资料，以便后续分析和记录。

（二）确定 DSA 方式

根据受检者的造影部位和需求，选择合适的 DSA 减影方式。不同的减影方式其操作规范和步骤也不相同。例如，冠状动脉则应选用超脉冲方式，心脏可选用心电图触发脉冲方式，25 帧/秒以上，而盆腔、四肢血管选用脉冲方式，2~3 帧/秒即可。

（三）选择采集时机及帧率

采集时机及帧率的选择要考虑血管的血流速度和对比剂的充盈情况，以确保对比剂以最大浓度出现在所摄取的造影系列图像中，并尽可能减少受检者的曝光量，降低辐射。

（四）选择相关技术参数

参数包括 X 射线的剂量、曝光时间等，参数的选择将直接影响到图像的质量和患者的安全。

（五）Mask 像的选择和充盈像的相减组合

在 DSA 过程中，需要选择适当的 Mask 像，并将其与充盈像进行相减，以消除背景组织的影响，突出血管结构。

（六）确认对比剂的注射参数

对比剂的种类、浓度、注射速度和注射总量等参数的选择直接影响到 DSA 图像的质量和诊断的准确性。

（七）导管顶端的位置

在 DSA 检查中，导管需要准确放置到目标血管内，以确保对比剂能够准确地注入并分布到整个血管系统内。

（八）体位设计与图像质量

根据检查部位和血管走行来设计合适的体位，以减少运动伪影和重叠影的影响，提高图像的清晰度。

六、术前准备

（一）受检者准备

先行碘过敏试验及麻药过敏试验；检查重要器官如心、肝、肾等功能，测定凝血时间及血常规；穿刺部位周围皮肤备皮；术前 4 小时禁食，给予镇静剂并排空大小便；向受检者解释操作过程及注意事项，消除受检者的顾虑及紧张，争取术中能够积极配合；备好受检者临床检查资料和相关影像学检查资料；建立静脉通道，便于术前给药和急救。

（二）器械准备

器械准备主要包括：①检查 X 射线机、导管床、DSA 设备及高压注射器等手术设备，以免设备术中出现故障。②准备好相应的手术操作器械，如穿刺针、适宜形状的导丝及导管、消毒手术包等。

③应急抢救设备，如氧气瓶、气管切开包、除颤器、气管插管器械等。

（三）药品准备

事先备好相应浓度的对比剂、抗凝剂、栓塞剂、化疗药及各种急救药物。

（四）DSA 的适应证

1. 脑血管疾病 脑血管病变，如脑动脉瘤、脑血管畸形、静脉窦狭窄或阻塞、大动脉狭窄或闭塞、硬脑膜动静脉瘘、烟雾病等疾病的诊断。突发性脑出血：如动脉瘤、脑血管畸形等治疗；脑血管介入治疗前评估：在实施脑血管介入或手术治疗前，DSA 可以明确血管病变和周围解剖关系，为手术提供精确指导。

2. 心脏血管疾病 冠状动脉狭窄或阻塞，通过 DSA 可以明确病变的具体位置和严重程度，为心脏血管疾病的治疗提供重要依据。

3. 外周血管疾病 肢体动脉硬化闭塞症，如动脉硬化、狭窄或闭塞等疾病的诊断；静脉血栓：DSA 可以显示静脉血栓的位置、形态和范围，为静脉血栓的治疗提供指导。

4. 先天性血管病变 动脉导管未闭等缺口的封堵术，主动脉夹层、动静脉瘘、假性动脉瘤等疾病的诊断及治疗。

5. 肿瘤血供评估 了解肿瘤的血供情况，为肿瘤的治疗提供依据。例如，对于原发性肝癌等需进行介入治疗的肿瘤，DSA 可以评估肿瘤的血供情况，为后续的介入治疗提供指导。

6. 其他适应证

（1）血管再通术、血管栓塞术，如球囊扩张术或支架植入术，以改善或恢复血流通畅。

（2）消化道大出血，DSA 可以定位出血点并进行栓塞治疗。

（3）头面部富血性肿瘤的术前检查，以了解肿瘤的血供情况和周围血管的关系。

（4）非血管器官管道狭窄的再通，如胆道、尿道等。

（五）DSA 的禁忌证

1. 碘过敏者和麻醉剂过敏者。
2. 严重的心、肝、肾功能不全。
3. 严重的血管硬化，高热、急性的穿刺部位感染。
4. 严重的凝血功能障碍，有明显的出血倾向。
5. 恶性甲状腺功能亢进、骨髓瘤。
6. 女性月经期及妊娠 3 个月内者。

（六）DSA 的并发症

1. 穿刺相关并发症

（1）由多次穿刺插管刺激所致的暂时性动脉痉挛。

（2）术中穿刺器械过粗及术后压迫止血不够所致的局部血肿。

（3）操作过程使动脉壁受损和穿刺同时穿过动、静脉所致的假性动脉瘤和动静脉瘘。

（4）导管过久、过期或质量不好所致导管在动脉内折断。

（5）插管动脉粗暴损伤血管内膜或导管端顶住血管壁，在高压注射时出现动脉内膜切割和夹层动脉瘤。

（6）高压器的冲刷或导管导丝在动脉粥样硬化处进出所致动脉粥样硬化斑块脱落。

（7）高压注射器在导管端顶住血管壁时，流率过大或导管导丝遇阻力时强行前进所致血管破裂。

（8）损伤的动脉壁和导管导丝血小板沉积后，逐渐形成血栓，或肝素盐水中肝素浓度不够所致血栓形成和动脉栓塞。

（9）高压注射器或注射器内空气未排干净时所致气栓。

（10）导管导丝的刺激或患者过度紧张等时所致严重心律失常。

2. 对比剂相关并发症 轻度表现如皮肤瘙痒、皮疹、荨麻疹等，严重表现如休克、惊厥、喉头水肿、急性肺水肿、急性肾衰竭、脊髓炎、癫痫和脑水肿等。对比剂过敏所致的并发症在临床上一般以预防为主，对过敏体质的受检者造影时应谨慎小心，严格控制对比剂的浓度和用量。

七、 DSA 的临床应用技术

（一） 旋转 DSA

旋转 DSA 与定点式采集不同，其利用造影机的 C 型臂进行旋转来对患者进行检查，围绕受检者做 360°圆周运动，可以多方位显示受检者的血管解剖面，其中设备 C 型臂需做两次旋转运动，首次旋转主要是采集受检者的血管影像，二次旋转的目的是采集将对比剂注入血管后的影像，通过这两次旋转分别获得注射对比剂前后的两次图像，然后对其进行减影。其优点是可以多方位，宽角度进行观察，在旋转过程到找到最佳观察位置，然后使其调整。目前主要应用于：人体头部血管病变、对患者腹部尤其是肝脏的早期诊断、进行血管内介入治疗。

（二） 3D-DSA

3D-DSA 的前身就是旋转 DSA，在旋转 DSA 的基础上，经过一系列的技术改造，从而得到 3D-DSA。这不仅是 DSA 技术，还融入了计算机图像处理技术。其原理是利用造影机的 C 型臂二次旋转获得两次图像，然后将其传至计算机系统中进行容积拆解与重建。在不同的曲面上进行重建与呈现，然后投影出其密度最大的部分。该方法主要是 3D 显示，前期获取一系列影像图像，后期运用 3D 技术对其病变部位进行任意角度的观察，能准确地观察到一些隐秘的、不易被发现的小病灶。与常规的 DSA 技术相比，最大的优势是能提供多维立体图像，其影像信息更加丰富。有些血管结构较为混乱，甚至出现了更迭的现象，该技术能有效地克服这一现象，在临床的病情观察与疾病诊断中发挥了很大的作用。目前主要应用于：治疗脑动脉瘤、清晰地观察脑动脉里的狭窄部分、观察胸腹部及骨关节等处的狭窄动脉。

（三） 岁差运动

岁差运动是独立于以上两种方法之外的另外一种检测方法，唯一的共同点是用到了 C 型臂，利用旋转的两个 C 型臂支架来控制其转动的速度和方向，从而使 X 射线管的焦点始终处于同一平面内做圆周运动，而检测器（增强器）则在另一个相反方向内做四周运动，于是就形成了岁差运动。这种方法对于血管的立体结构显示十分有利。目前主要应用于：检查血管病变部位重叠的脏器、观察血管的立体解剖面等。

第三节 泌尿生殖系统造影检查技术

影像学在泌尿生殖领域的应用，通过专门的造影技术，成为探测该系统内部病变的关键手段，对于揭示系统内部结构和潜在病理变化具有显著意义。

泌尿系统涉及肾脏、输尿管、储尿囊及排尿管道等部分。肾脏位于背部，其界限从第 12 胸椎的上界至第 2 腰椎的下界，其具体位置会随着呼吸动作而发生位移。输尿管存在三个自然狭窄区域，包括肾盂与输尿管连接处、跨越髂总动脉处及进入膀胱处，这些狭窄区域常常是结石卡住导致阻塞的地方。

泌尿系统及生殖系统的器官均为软组织构成，因其缺乏天然对比，所以除借助 CT 诊断外，还可以采用泌尿及生殖系统造影检查。常规 X 线片仅能观察到肾脏的形状、大小、钙化点和阳性结石，而肾脏的内在构造与分泌功能则需依赖造影技术来呈现。

一、泌尿系统造影

（一）静脉尿路造影

静脉尿路造影又称肾盂静脉显影术，通常分为两大类：标准型肾盂静脉显影和大剂量型肾盂静脉显影。

1. 标准型肾盂静脉显影 通常的肾盂尿路显影检查是将对比剂通过静脉途径注入体内，利用其通过肾脏过滤并排入尿路的过程，进而实现尿路成像。该手段操作便捷，患者承受的不适感较轻，且相较于其他造影方法更安全，能同时观察尿路的解剖结构及分泌功能，应用广泛。

（1）适应证：①针对泌尿系统结石、结核病、囊肿、恶性肿瘤、长期炎症及先天性结构异常等情况。②针对不明原因的血尿或脓尿现象。③针对泌尿系统遭受的损伤。④用于辨识腹膜后肿瘤的性质。⑤对肾性高血压进行初步筛查。⑥探究腹膜后肿块与泌尿系统的相互关联。

（2）禁忌证：①对碘剂过敏反应者及甲亢患者。②肾功能严重损害者。③泌尿系统感染急性期。④重症心血管疾病及肝脏功能障碍者。

（3）对比剂：最好采用非离子型对比剂。成人标准剂量通常为 20ml，而对于体重较重的个体，剂量可增至 40ml。针对儿童，其剂量应按每千克体重 0.5～1.0ml 来计算。6 岁以上的儿童可以采用成人剂量，如有特殊需求，可选用等渗的非离子型对比剂。

（4）造影前的准备

1）受检者准备：造影前 2～3 天受检者禁用不透射 X 线药物。在进行造影检查的前 24 小时，应进食低渣食物，避免食用易导致消化道膨胀的食品（包括各种蔬菜、豆类、水果以烘烤制的面点）。对于需要卧床休息的检查对象，应适时提供促进排气的药品。造影前 1 天晚服泻药清理肠道。造影前 6 小时禁食、禁水。造影前清洁肠道，排空尿液。碘剂注射前，应按药典规定进行。检查室配备碘剂过敏急救药物和器材。

2）摄影前准备：准备对比剂 20~50ml。对比剂注射前应加热至体温。细致审查 X 线检查申请表，掌握患者状况，确立检查目标与摄影区域。若申请表上检查目标、摄影区域表述不明，须与主治医生核实并确认无误。进行前期准备工作，填写碘对比剂知情同意书。依照检查区域挑选恰当尺寸的成像探头。确保 X 线片上的标识完整无误（包括患者编号、日期、造影图片顺序编号、左右体位标识等）。启动设备预热，制定并优化拍摄参数。移除受检者检查部位可能产生伪影的杂乱物品等。

（5）造影技术

1）摄影体位：受检者平躺在拍摄平台上，双腿伸直，身体中线与平台垂直，且与成像探测器的中央轴线对齐，双臂放在身体两侧。在相当于骶髂关节的部位，通过肾盂显影压迫装置、充气式气囊或者压迫腹带，对输尿管下方部位实施压迫，施加的压力通常为 14.7kPa，以受检者能够承受为度。在双肾区域造影的影像中，上界延伸至第 11 根肋骨，而下界则抵达第 3 腰椎。在进行双肾区造影时，中心射线需垂直穿过胸骨剑突与肚脐连线的中央，对准影像探测器的中心位置。而对于全泌尿系统的造影图像，其上缘需覆盖至膈肌，而下缘则需触及耻骨联合。泌尿系统成像操作中，确保中心射线对准剑突与耻骨联合的中间点，垂直穿过探测器。同时应用滤线栅技术，并保持射线源与探测器之间的距离为 100cm。在平稳呼吸过程中进行屏气以完成曝光。

2）摄影程序：在进行造影检查之前，先行拍摄腹部标准 X 线片。若在肾脏区域观察到钙化点，则需额外拍摄腹部侧面的 X 线片。对比剂注射后应即刻施加腹压，腹部压迫器呈八字摆放。在对比剂注入后的第 7 分钟和第 15 分钟，分别对双肾区域进行造影图像的采集，直至双肾的显影效果达到理想状态。随后，取消对腹部的压迫，立刻对整个泌尿系统进行造影片的拍摄。重点在于腹部压迫解除之后的拍摄时机的掌握，应当在所有技术流程的最后阶段，即在腹部压迫移除后 30 秒进行曝光，这样可以得到泌尿系统全路径的清晰造影图像。必要时可增加俯卧位摄影，以利于泌尿系全通路显示，肾盂积水按常规时间摄影不显影时，可在几个小时后再次进行拍摄。

（6）摄影技术：在进行标准静脉肾盂成像过程中，常采用前后位对肾区进行拍摄，以评估肾盂及肾盏内部对比剂的分布状况。在拍摄过程中，患者需保持仰卧姿势，确保身体中心线与检查台中心线对齐，并将双臂置于身体两侧。中心线对准胸骨剑突至脐部连线的中点。照射野尺寸应控制在 25cm×30cm（10in×12in）。曝光时，受检者先深吸气后呼气再屏气。

（7）照片显示：腹腔未见肠内容物和与胆囊区域重叠的肠气。两侧肾实质与周围软组织有良好对比。两肾区可见对比剂充盈良好的肾盂、肾盏形态。腹部解压后，全泌尿系全通路的造影及膀胱影像显示良好，边界清晰。图像能清楚分辨出肾影轮廓，双侧肾盂、肾盏、输尿管及膀胱显影良好，病灶可在不同体位和/或期相上清晰显示。无体外异物伪影、运动伪影和切割伪影等。

（8）注意事项：静脉肾盂造影有两个目的，显示泌尿系统解剖结构和评估肾脏的功能。静脉尿路造影检查成功与否在很大程度上取决于腹部压迫部位与压力。在两侧髂前上棘连线的同一水平位置，应当施加压力点。理由是该位置是输尿管穿入盆腔的地方，其位置居中且受到骶骨的后方支撑，能够有效且稳定地对输尿管进行压迫。若在注射对比剂 30 分钟后，观察到肾盂和肾盏的显影依旧不理想，则应当推迟拍照的时机。对于疑似肾脏下垂病例，在腹部的压迫得到释放的那一刻，应迅速进行站立位腹部正侧位 X 线片拍摄。至于怀疑有膀胱占位性病变的情况，应在压迫消除后，排尿前进行膀胱的 X 线成像。输尿管的压迫强度应根据患者的承受度来适当调整。在进行压迫过程中，若患者出现迷走神经反射或下肢血液循环受阻的现象，应立刻降低或取消压迫。对于肥胖体型或下腹部有较大肿块，无法施加腹压者，头低足高 15°~30°位作为替代方案，并结合延迟摄片时间以优化显影效果。若在造影过程中患者出现碘过敏反应，应立刻撤销腹部压力，停止检查程序，并及时给予相应的医疗救治。

2. 大剂量型静脉肾盂显影　是将超过 100ml 的对比剂与葡萄糖溶液混合后进行快速静脉滴注，以此实现全尿路清晰成像的检测手段，此种方法对比剂用量较大，应视情况进行选择。

（1）适应证：①标准静脉肾盂显影或逆行肾盂显影效果不理想。②体重超标、腹腔积液及腹部巨大肿瘤患者。③需对肾脏进行观察的高血压患者。④难以配合的儿童及需全面观察泌尿系统的患者。

（2）禁忌证：①对碘成分过敏的人群。②存在严重心脏疾病，由于造影过程中需迅速注入大量液体，可能加重心脏负担。③肾衰竭的骨髓瘤患者。④患有重症肝脏疾病者。

（3）对比剂：通常采用 60%的复方泛影葡胺，其用量依照体重每千克 2ml 进行计算，与相同体积的 5%葡萄糖溶液混合均匀后即可使用。需要注意的是，对比剂的总用量不得超过 140ml。

（4）检查前的准备工作：无须限制饮水。若肾功能出现严重损害，限制饮水不仅无法提升肾盂内对比剂浓度，还可能造成体内电解质失衡，诱发无尿现象。同时，也无须进行压迫输尿管的预备操作。剩余准备工作则与标准静脉肾盂造影流程保持一致。

（5）造影技术：检查者平躺于成像平台上，首先完成泌尿系统整体的无对比度 X 线片拍摄。接下来，通过静脉途径在 5~8 分钟内迅速注入对比剂，延迟过久会降低成像质量。从注射对比剂起，分别在 10 分钟、20 分钟和 30 分钟时分别拍摄一张泌尿系统 X 线片。如果肾盂、肾盏或输尿管显示不清晰，可以适当延长等待时间，随后再次进行拍摄。

（6）拍摄方法：拍摄体位与腹部正侧位相同，由于这种拍摄方式能在单一胶片中展现肾脏实质、肾盂、输尿管及膀胱，因此照射范围需涵盖第 11 胸椎和耻骨联合。射线需从耻骨联合至剑突连线的中心点垂直穿过探测器。在需要的情况下，还需补充膀胱的斜位及尿道的影像。

（7）图像呈现：由于注入的对比剂浓度较高，肾实质部分聚集了大量的对比剂，导致肾部影像密度上升，同时肾盂、肾盏、输尿管及膀胱内部也可见对比剂均匀分布。

（8）注意事项：在进行造影过程中，部分患者可能会经历轻微的咳嗽、打喷嚏、皮肤过敏或面部发红等现象，这些情况一般无须特别治疗即可自行恢复。若症状较为显著，应减缓药物注射速度或立即停止注射，并采取相应的对症治疗措施。

（二）逆行尿路造影

1. 逆行肾盂造影　涉及将导管经膀胱镜引入输尿管，随后注入对比剂，以此让肾盂、肾盏及输尿管整体尿路得以填充并显现其轮廓。此法优势在于能够实现尿路的完全填充和提供清晰的影像，且肾功能异常不影响结果，拍摄影像的时间与姿势也可以灵活调整。但此技术存在操作繁琐、患者疼痛感较强、无法评估肾功能及易导致逆行感染的风险。因此，该检查方法一般只限于特定情况的选用。

（1）适用状况：①对碘元素敏感者。②当静脉肾盂造影无法满足诊断需求时，如面对严重的肾盂积水、肾结核及先天性多囊肾等情况。③泌尿系统疾病，如肾脏与输尿管交界处狭窄，以及输尿管中下段的阻塞、占位性病变、重复肾结构和输尿管断裂等问题。④肾脏及输尿管周边的病理改变。⑤对尿路结石的具体位置进行确认。

（2）不宜进行的情况：①尿道存在狭窄问题。②出现剧烈肾区疼痛及明显血尿、泌尿系统感染。

③膀胱有严重病变，不宜执行膀胱镜检查。④患有心血管疾病或全身性感染症状。

（3）对比剂：选取离子型以外的对比剂，或是将 76% 的复方泛影葡胺按比例稀释至 15%～35%，通常的用量控制在每侧 10～20ml。实际使用量需依据临床操作具体情况进行调整。若存在阳性结石情况，则可选择气体作为对比剂。

（4）造影前准备

1）受检者准备：在接受造影检查前 2～3 天，检测对象需停止使用任何不透过 X 射线的药剂。在造影的前一天，应仅摄入低残渣的食物。此外，检查前一天要对消化系统进行清洁。检查开始前六个小时内，需避免进食，但饮水不受限制。在碘制剂注射之前，必须依照药品标准进行相应的预处理。检查室必备碘剂过敏急救药品和器材。

2）摄影前准备：临床医生负责手推注对比剂经输尿导管注入，技术人员需迅速着手进行透视操作。仔细审查 X 线检查申请表格，掌握患者状况，确立检查目标与拍摄位置。若申请单上检查目标、拍摄位置表述不明，须与主治医师进行核实确认。依照检查部位的具体需求选取恰当尺寸的成像探测组件。X 线胶片上的标注（涵盖患者编号、日期、造影图像的排列顺序、左右体位标识等）必须完整无误。启动设备进行预热，制定并调整相应的摄影参数。移除受检者检查区域内的任何可能产生伪影的杂物。

（5）造影技术

1）摄影体位：受检者平躺在拍摄平台上，双腿伸直并拢，身体中轴线与平台垂直，同时与成像装置的中心轴线对齐，双臂平放在躯干两侧。成像装置的顶部需涵盖肾脏的上端，底部则需包括耻骨联合。X 射线的中心线需从胸骨剑突和耻骨联合连线的中央垂直穿过成像装置。在拍摄过程中使用滤线栅技术。射线源与成像装置之间的距离应保持在 100cm。曝光的时刻应根据医生的指示来同步操作，在平稳呼吸时暂停呼吸进行曝光。

2）摄影程序：在进行显影检查之前，先行拍摄腹部普通 X 线片。由负责治疗的医师通过输尿管内置管缓慢地注入对比剂，待负责检查的医师下达拍摄命令后，进行影像捕捉。待肾盂和肾盏的显影达到预期效果，以显示病变为目的，由临床医生在逐步拔出输尿导管的同时缓慢注入对比剂，至造影结束。

（6）摄影技术：在常规情况下，进行腹部仰卧正位及侧位 X 线拍摄，根据需要，可额外进行斜位、头高足低位或头低足高位头部 X 线成像。对于肾盂及肾盏排空的观察，注射对比剂 2 分钟后，进行额外拍摄。而对于肾盂与输尿管连接部的检查，需先将导管退至输尿管上方 1/3 的位置，注入对比剂后进行成像。在检查输尿管状况时，应逐步将导管撤至输尿管末端，注入适量的对比剂后进行拍摄。此外，还需拍摄左右斜位影像，以确定导管与影像中阴影的准确的前后及左右位置，确保诊断的准确性。

（7）照片显示：腹腔未见肠内容物和与胆囊区域重叠的肠气。两侧肾实质与周围软组织有良好对比。图像中可见由尿道插入的导管远端开口。两肾区可见对比剂充盈良好的肾盂、肾盏及部分输尿管形态。影像无体外异物伪影、运动伪影和切割伪影等（图 17-9）。

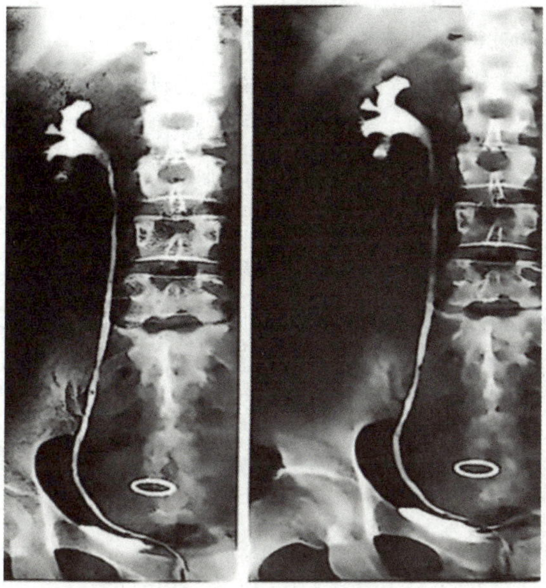

图 17-9　逆行肾盂造影

（8）注意事项：泌尿科医生负责进行膀胱镜检查、输尿管导管的置入及对比剂的注入工作。在造影过程中，若患者出现对碘过敏的反应，需遵照诊疗医生的指示，立即停止检查并协同实施救治措施。

（三）膀胱造影

通过尿道置入导管至膀胱内部，逆向输入对比剂，借此显现膀胱的轮廓、结构、大小及其与周边组织结构的相互位置，这一检查手段融合了透视观察与成像记录两种方式。膀胱造影主要有逆行造影和静脉尿路造影等，但以逆行造影最为常用。

1. 适应证

（1）膀胱实质性问题：包含新生物、结石、炎症反应、憩室形成及出生时即存在的结构异常。

（2）膀胱功能性问题：如神经源性膀胱、尿失控及输尿管反流现象。

（3）膀胱外部压力因素：如前置胎盘、盆腔内肿块、前列腺相关疾病、输尿管囊肿等情况。

2. 禁忌证

（1）尿道严重阻塞。

（2）膀胱大量出血。

（3）膀胱或尿道的急性感染状态。

3. 对比剂　常用碘-370 型对比剂稀释至一半浓度，或者 76% 的复方泛影葡胺稀释至 35% 左右，成人一般为 250～300ml；针对不同年龄段儿童用量有别：2～5 岁儿童每次剂量为 20～70ml；6～12 岁儿童则调整为 70～150ml。对于疑似患有膀胱结石或肿瘤的病例，应选择低浓度对比剂，以防止掩盖病理改变。实施膀胱成像时，空气可作为对比介质，一般用量控制在 250～300ml，直至患者感到膀胱膨胀为止。另一种方法是先注入 30～50ml 的碘制剂，随后追加 250～300ml 的空气或氧气，以实现双对比成像效果。

4. 造影前准备

（1）彻底清洗肠道，移除大肠与小肠中的排泄物及气体。

（2）指导患者排尽尿液，若有排尿障碍者，须进行尿道导管插入。

（3）挑选适合的尿道导管，成人适用 12~14 号，儿童适用 8~10 号。

（4）准备实施尿道导管插入所需的消毒器具等相关物品。

5. 造影技术 受检者平躺在检查台上，将导尿管尖端涂抹上润滑油，然后通过尿道置入膀胱内部，并将导尿管妥善固定。在 X 线透视监控下，缓缓地向膀胱内注入对比剂。在注药过程中，适时调整受检者的姿势，进行多角度的观察，一旦发现异常立即进行局部拍摄。对比剂注入完成后，立即移除导尿管，并拍摄正位及左右斜位影像。待影像效果达到预期后，指导受检者自主排尿，以便将对比剂排出体外。

6. 拍摄手法 通常进行膀胱正位、膀胱右后斜位及膀胱左后斜位的摄影，视情况可能还需补充侧位或俯卧位的拍摄。

7. 成像展现 膀胱在影像中呈现为密度较大的椭圆形影像，正位时能够观察到膀胱的两侧壁和顶部轮廓（图 17-10）。右后斜位摄影可查看膀胱的右侧前端边缘与左侧后端边缘。而在左后斜位摄影中，则可以观察到膀胱的左侧前端边缘与右侧后端边缘。

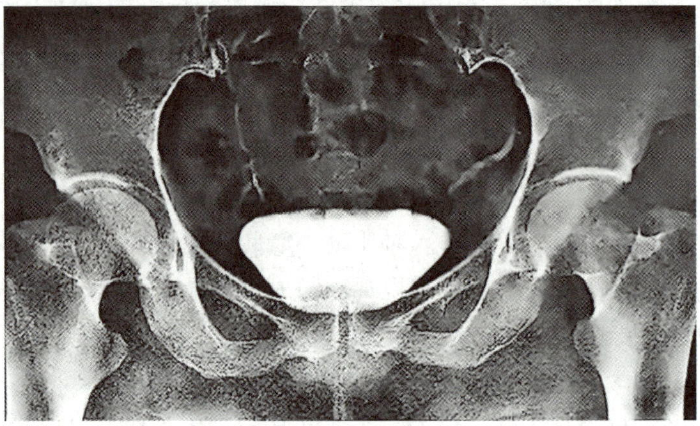

图 17-10　膀胱造影

二、生殖系统造影

子宫输卵管造影通过子宫颈开口注入对比剂，这种 X 线检查手段能够呈现宫颈管道、子宫内腔及双侧输卵管的状况。它主要被用来检查子宫的方位、轮廓、大小及输卵管的通顺情况等。有的病例在造影过程后，原本堵塞的输卵管得以恢复畅通，从而起到治疗效果。此外，对于因多次清宫手术导致的子宫腔粘连，该造影技术也能起到松解粘连的效果。

1. 适应证

（1）针对子宫发生的病变，包括炎症、结核和肿瘤等情况。

（2）针对子宫与输卵管的发育异常，如子宫的定位或结构问题。

（3）用于诊断输卵管的通畅与否，查找阻塞的原因及其具体位置。

（4）在实施各类避孕手术后，对输卵管的状况进行监测。

2. 禁忌证

（1）急性生殖器官炎症。

（2）子宫出血、月经来潮前及行经期间。

（3）孕期、产后不超过 6 个月及人工流产术后不满 1 个月。

（4）子宫癌变。

（5）对碘元素过敏者。

3. 对比剂　普遍选用的碘含量较高的非离子型对比剂，如碘-370 型或碘制油剂。

4. 造影前准备

（1）造影时间：月经干净后第 3~7 天，月经周期较长者，可适当推迟，周期短者可测量基础体温，安排在排卵前进行检查。

（2）阴道内滴虫、真菌检查阴性及颈管清洁度在“+”以内方可造影检查，必要时需做支原体、衣原体检查。

（3）对于习惯性流产者，若为了解宫颈功能情况，需测基础体温，当基础体温上升第 3 天进行检查。

（4）手术当日测量体温，若超过 37.5℃则不能进行检查；术前排空大小便，术前半小时肌内注射阿托品 0.5mg 解痉。

（5）对比剂注射前应加热至体温。仔细审查 X 射线检查申请表，掌握患者病情，确立检查目标。清除受检者检查部位可能造成伪影的衣物等。推荐使用胃肠造影机进行造影检查。

5. 造影技术　受检者仰卧于造影检查台上，两膝弯曲，造影前先拍摄盆腔前后位图像，上缘包括髂嵴，下缘达耻骨联合下方 3cm；对女性外阴及阴道进行彻底消毒，并铺设无菌手术覆盖布；随后置入窥器，对阴道和宫颈部位实施消毒处理；接着将装有对比剂的造影设备尖端部分准确放入宫颈口内；在 X 线的实时观察下，逐渐注入对比剂。

6. 摄影技术　在 X 射线的监视下逐渐输入对比剂；观察到对比剂从输卵管的伞端溢出，随后进行影像记录。这一过程涉及的影像资料包括：子宫腔内对比剂的充满状况、输卵管从头到尾的显影情况，以及对比剂在输卵管内扩散至盆腔的图像。若使用含碘的溶液作为对比剂，则在显影 20 分钟后进行盆腔的前后位摄影。

7. 照片显示　子宫位于耻骨联合上方，宫腔为倒置三角形，充盈对比剂的子宫腔，密度均匀，边缘光滑。宫颈管的边缘呈现出羽毛状或棕榈状般的形态。输卵管从子宫角向盆腔的两侧延伸，展现出曲折而柔韧的线状结构，其从内至外依次细分为间质部、峡部、壶腹部和伞部。

8. 注意事项

（1）在手术前对外阴、阴道及宫颈进行彻底消毒处理，以预防感染风险。

（2）执行手术时应手法细腻，防止对子宫及宫颈黏膜造成不必要的损害。

（3）在注入对比剂时，应控制剂量和压力，避免对子宫内膜和输卵管造成伤害。

（4）输卵管因痉挛现象而呈现出阻塞的假象时，可根据需要使用解痉药物或实施针对性的输卵管显影检查。

（5）手术过程中，若观察到对比剂反流至间质或血管内，应立刻中断显影操作，移除显影工具，并采取措施减轻子宫腔内压。一旦受检者感觉到胸部压迫感或者刺激性咳嗽等不适，应指导其采取头部向下、脚部抬高的姿势，实施氧气吸入治疗，如有需要，可肌内注射地塞米松 5mg，同时配合止咳药物和抗生素治疗，对于情况危重者，则必须入院进行观察。

第四节　其他部位造影检查技术

一、“T”形管胆道造影

在完成胆系手术后，通过胆总管中植入的“T”型引流管注入对比剂，以此呈现胆管的影像，该过程亦被称作“T”型管胆道显影。

1. 适应证　手术后对胆管进行检查，以确认是否存在残留的结石、寄生虫、胆管狭窄问题，以及胆总管与十二指肠的通畅性，进而判断是否需要停止引流或实施再次手术。

2. 禁忌证　①患有胆道感染或出血状况。②心脏、肝脏、肾脏功能严重受损。③甲状腺功能过度活跃。④对碘制剂有过敏反应者。

3. 对比剂的选择　一般采用76%的复方泛影葡胺或碘海醇注射剂，剂量控制在20~40ml。在使用对比剂之前，适当升温处理，有助于降低对人体的刺激性。

4. 造影前准备

（1）受检者准备：造影前2~3天受检者禁用不透射X线药物，造影前6小时禁食，无须禁水，造影前排空尿液。

（2）摄影前准备：细致审查X线检查申请表，掌握患者状况，确切检查目标，若申请单上的检查目的或摄影位置表述不明确，需与医生进行核实确认。依据被检区域挑选恰当规格的成像感应器，确保X线影像的标识信息（涵盖患者识别码、成像日期、显影序列编号及左右方位的标注等）完整无误。启动设备进行预热，制定并优化拍摄参数，移除检查部位附近可能产生伪影的杂乱物品等。

5. 造影技术　受检者仰卧于摄影台上，双下肢伸直，双臂保持与身体平行，射线探测器的顶端轻微覆盖部分肺部区域，底部紧邻耻骨联合处。X射线的中心轴线从胸骨剑突至耻骨联合连线的正中央，垂直穿过探测器，直达胆囊部位。造影前先摄取上腹部区域相应图像。观察T管位置，经T管缓慢注入对比剂，待造影检查者发出指令，即可曝光摄影。在执行曝光操作的时刻把握上，必须严格遵循医疗人员的要求，在保持匀速呼吸的过程中，依照指示准确地完成曝光动作。必要时加照斜位可清楚显示肝管各支形态。当肝内外胆管显影满意后，并见对比剂进入近端肠管后由造影操作者阅片，造影结束。

6. 照片显示　图像中可见肝内胆管及分支显影，由胆道插入的T管远端开口端。肝外胆管可见对比剂充盈良好的各部显示及部分近端肠管形态；肝脏内的管道系统犹如树状分支，从细微处逐步扩展至粗壮部分，其轮廓分明，密度一致，能延伸至肝管的三至四级分支。胆总管则呈现为一条宽带状结构，相对较粗，位于脊柱右缘影像无体外异物伪影、运动伪影和切割伪影等（图17-11）。

7. 注意事项　检查时首先由对比剂注射操作者检查T管位置。造影过程中出现对比剂不良反应时，要立即终止检查，按照相应规定立即开始救治。

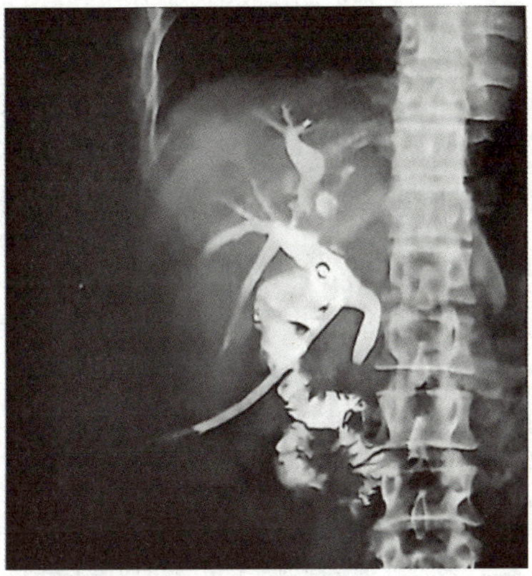

图 17-11　“T”型胆管造影

二、小儿肠套叠空气灌肠复位

1. 适应证

（1）依据临床表现，高度怀疑儿童可能患有肠套叠。

（2）肠套叠病程未超过 48 小时且未出现血便，或病程在 24 小时内虽有血便但未延长。

2. 禁忌证

（1）儿童出现休克、脱水、肠道坏疽或腹部刺激症状。

（2）站立位腹部 X 线片显示有穿孔迹象。

3. 造影前准备　在对患者进行气灌肠之前，需仔细检验气灌肠设备的运作状态是否正常，确认 Foley 管的气囊是否存在漏气现象。在实施这项检查操作时，需要利用铅橡皮材料对患儿的生殖器官进行防护。在整个复位过程中，临床医生需亲自现场监督，并首先给予患儿镇静和缓解痉挛的药物，如氯丙嗪、阿托品。

4. 造影方法　需拍摄俯卧位及站立位腹部平片，必要时经肛门插管注入造影剂。将 Foley 管经肛门缓慢插入，向球囊注入 10~15ml 气体固定并连接空气灌肠装置。首先执行诊断性空气灌肠，所用压力维持在 8kPa（60mmHg），在 X 线透视下监控气体的行进轨迹。一旦在荧光屏上发现类似杯口的形状和软组织构成的阴影，便立即拍照，以便确诊肠套叠的情况。针对已确诊的病例，若无肠套叠复位的相关禁忌，可逐步提升压力进行复位，一般使用的压力范围在 10.7~13.3kPa（80~100mmHg），但需注意压力不得超过 16.0kPa（120mmHg）。在保持这样的气压约 5 分钟后，暂停操作，如有需要，可以对肿块部位进行恰当的按压处理。肠套叠复位成功时可见气体突然进入小肠，回肠充气，透亮度顿时增高，肿块消失。

三、窦道及瘘管造影

1. 适应证

（1）先天性窦道及瘘管等，如甲状舌管瘘、颈部窦道及瘘管（鳃瘘）等。

（2）感染性窦道及瘘管，如慢性骨髓炎、软组织脓肿等。

（3）创伤或手术后并发的窦道及瘘管。

2. 禁忌证

（1）窦道、瘘管有急性炎症。

（2）对碘过敏者。

3. 对比剂 常用非离子型碘对比剂。

4. 造影技术 患者取卧位，瘘口朝上。常规瘘口及其皮肤消毒后，经瘘口插入造影导管（如窦道及瘘管内原有引流管，可利用引流管做造影导管）；用纱布及胶布将导管固定后，于透视监视下经导管缓慢注入对比剂，至对比剂略有溢出时为止，然后透视下选择显示窦道、瘘管及病灶最清楚的位置与角度点片。

5. 注意事项

（1）对比剂的选择应根据窦道及瘘管的大小和部位。窦道及瘘管较大者宜选用浓度较高的对比剂；窦道及瘘管较细者则宜选用浓度较低的对比剂。用量多少取决于腔道的大小。

（2）对比剂的注入应在透视下进行，以便掌握对比剂的引入途径和分布范围及选择适当的摄片位置与角度。

（3）至少应摄取互相垂直的两张照片，摄片前应将溢于皮肤、衣服、床单及诊断床上的对比剂全部清除、擦净，以免混淆诊断，必要时应于瘘口做金属标记。

▶知识拓展

新技术与发展趋势

1. **各部位数字化造影** 提高图像分辨率和诊断准确性。
2. **三维重建技术** 提供更直观的解剖信息。
3. **低剂量对比剂技术** 减少对比剂用量，降低肾毒性。
4. **人工智能辅助诊断** 提高诊断效率和准确性。

—• 考试知识点总结 •—

—• 本章小结 •—

—• 协和云课堂······ 拓展练习及参考答案 •—

(李凌玮 杨 新)

参考文献

[1] 北京医轩国际医学研究院. 影像医学技术研究 [M]. 南昌：江西科学技术出版社，2019.

[2] 陈克敏，龚向阳，李澄，等. 长三角地区临床放射质量控制标准 [M]. 上海：上海科学技术出版社，2022.

[3] 冯希超. 浅谈质量控制管理对基层医院数字化 X 线摄影效果的影响 [J]. 影像研究与医学应用，2019，3 (8)：231-232.

[4] 韩晓玲，邓飞燕，马冰，等. 电离辐射铅防护用具的应用与管理专家共识 [J]. 介入放射学杂志，2024，33 (9)：939-943.

[5] 何三纲. 口腔解剖生理学 [M]. 北京：人民卫生出版社，2020.

[6] 姜浩力，杨大志，赖彩红，等. PDCA 质量管理在腰椎横突骨折 X 线片影像学检查中的应用 [J]. 解放军预防医学杂志，2019，37 (5)：67-68.

[7] 姜丽，赵染洲，王子军，等. 医用胶片、报告自助打印系统的应用 [J]. 转化医学杂志，2016，5 (6)：357-359.

[8] 蒋争春. 数字 X 线摄影的质量控制 [J]. 现代医用影像学，2019，28 (12)：2607-2609.

[9] 雷迪，万莉，邵明刚. 医院使用云胶片替代传统医用胶片的效益分析 [J]. 北京生物医学工程，2023， (2)：184-187.

[10] 李萌，樊先茂. 医学影像检查技术 [M]. 北京：人民卫生出版社，2017.

[11] 李萌，张晓康. X 线摄影检查技术 [M]. 北京：人民卫生出版社，2020.

[12] 李迅茹. 放射物理与防护 [M]. 北京：人民卫生出版社，2002.

[13] 李真林，刘启榆，汪小舟. 实用数字化 X 线成像技术 [M]. 成都：四川大学出版社，2021.

[14] 刘文华，李国岱. 光热干式打印成像技术及热敏胶片的应用 [J]. 实用放射学杂志，2002；(3)：247.

[15] 鲁周. 电离辐射危害种种 [J]. 现代职业安全，2007，(2)：89.

[16] 罗焕江. KONICA DRYPRO 793 型医用干式激光打印机的保养与维护 [J]. 北京生物医学工程，2010，28；29 (1)：109-109.

[17] 施海鸥，陈园园，胡世俊. 质量控制管理对数字化 X 线摄影图像质量的影响 [J]. 沈阳药科大学学报，2021，38 (S1)：134-135.

[18] 石明国，李雪梅，王喜林. 数字化干式打印成像技术原理及应用 [J]. 实用放射学杂志，2002，189 (12)：1101-1103.

[19] 石小华，马新武. 医学影像技术质量管理 [M]. 东营：中国石油大学出版社，2019.

[20] 田连琛，原雅艺，党旭红 . 线粒体作为电离辐射损伤的靶点 [J/OL]. 生物化学与生物物理进展. https：//doi.org/10. 16476/j. pibb. 2024. 0394.

[21] 王鹏程，李迅茹. 放射物理与防护 [M]. 北京：人民卫生出版社，2020.

[22] 王鹏程. 放射物理与辐射防护 [M]. 北京：人民卫生出版社，2016.

[23] 姚建新. 浅谈数字成像激光打印技术 [J]. 实用医技杂志，2002，9 (4)：286.

[24] 于兹喜，郑可国. 医学影像检查技术学 [M]. 北京：人民卫生出版社，2020.

[25] 于兹喜. 医学影像检查技术学 [M]. 北京：人民卫生出版社，2010.

[26] 余建明，李真林. 医学影像技术学 [M]. 北京：上海科学出版社，2018.

[27] 余建明，曾勇明. 医学影像检查技术学 [M]. 北京：人民卫生出版社，2016.

[28] 张毅，贾卫伟，孟玉莲，等. 医学影像胶片及报告自动打印系统的设计与实施 [J]. 中国医学装备，2019，16

（2）：140-141.

［29］赵书臣，孙晓红，张风雷，等．干式激光打印机在放射科数字化影像中的应用体会［J］．医疗卫生装备，2010，31（4）：383-384.

［30］中华人民共和国国家卫生健康委员会．放射诊断放射防护要求：BZ130-2020［S］．北京：中国标准出版社，2020.

［31］中华人民共和国国家质量监督检验检疫总局．电离辐射防护与辐射源安全基本标准：GB 18871—2002［S］．北京：中国标准出版社，2004.

［32］周曙明．医院“云胶片”服务平台构建［J］．中国医学装备，2019，16（2）：140-141．2018，33（4）：180-181.